现代著名老中医名著重刊丛书·《第三辑》

金匮要略浅述

谭日强　编著

U0803884

人民卫生出版社

图书在版编目(CIP)数据

金匮要略浅述/谭日强编著.—北京：
人民卫生出版社,2006.12
(现代著名老中医名著重刊丛书　第三辑)
ISBN 978-7-117-08266-2

Ⅰ.金…　Ⅱ.谭…　Ⅲ.金匮要略方论-概论
Ⅳ.R222.3

中国版本图书馆CIP数据核字(2006)第142749号

人卫智网	**www.ipmph.com**	**医学教育、学术、考试、健康，购书智慧智能综合服务平台**
人卫官网	**www.pmph.com**	**人卫官方资讯发布平台**

现代著名老中医名著重刊丛书

第三辑

金匮要略浅述

编　　著：谭日强
出版发行：人民卫生出版社(中继线010-59780011)
地　　址：北京市朝阳区潘家园南里19号
邮　　编：100021
E-mail：pmph @ pmph.com
购书热线：010-59787592　010-59787584　010-65264830
印　　刷：北京盛通数码印刷有限公司
经　　销：新华书店
开　　本：850×1168　1/32　　**印张**：14.25
字　　数：353千字
版　　次：2006年12月第1版　2024年1月第1版第6次印刷
标准书号：ISBN 978-7-117-08266-2
定　　价：26.00元

出版说明

自20世纪60年代开始，我社先后组织出版了一批著名老中医经验整理著作，包括医论医话等。半个世纪过去了，这批著作对我国近代中医学术的发展产生了积极的推动作用，整理出版著名老中医经验的重大意义正在日益彰显，这些著名老中医在我国近代中医发展史上占有重要地位。他们当中的代表如秦伯未、施今墨、蒲辅周等著名医家，既熟通旧学，又勤修新知；既提倡继承传统中医，又不排斥西医诊疗技术的应用，在中医学发展过程中起到了承前启后的作用。这批著作均成于他们的垂暮之年，有的甚至撰写于病榻之前，无论是亲自撰述，还是口传身授，或是其弟子整理，都集中反映了他们毕生所学和临床经验之精华，诸位名老中医不吝秘术、广求传播，所秉承的正是力求为民除瘼的一片赤诚之心。诸位先贤治学严谨，厚积薄发，所述医案，辨证明晰，治必效验，不仅具有很强的临床实用性，其中也不乏具有创造性的建树；医话著作则娓娓道来，深入浅出，是学习中医的难得佳作，为近世不可多得的传世之作。

由于原版书出版的时间已久，已很难见到，部分著作甚至已成为学习中医者的收藏珍品，为促进中医临床和中医学术水平的提高，我社决定将一批名医名著编为《现代著名老中医名著重刊丛书》分批出版，以飨读者。

第一辑收录13种名著：

《中医临证备要》　　《施今墨临床经验集》
《蒲辅周医案》　　《蒲辅周医疗经验》
《岳美中论医集》　　《岳美中医案集》
《郭士魁临床经验选集——杂病证治》
《钱伯煊妇科医案》　　《朱小南妇科经验选》
《赵心波儿科临床经验选编》　　《赵锡武医疗经验》
《朱仁康临床经验集——皮肤外科》
《张赞臣临床经验选编》

第二辑收录14种名著：

《中医入门》　　《章太炎医论》
《冉雪峰医案》　　《菊人医话》
《赵炳南临床经验集》　　《刘奉五妇科经验》
《关幼波临床经验选》　　《女科证治》
《从病例谈辨证论治》　　《读古医书随笔》
《金寿山医论选集》　　《刘寿山正骨经验》
《韦文贵眼科临床经验选》　　《陆瘦燕针灸论著医案选》

第三辑收录20种名著：

《内经类证》　　《金子久专辑》
《清代名医医案精华》　　《陈良夫专辑》
《清代名医医话精华》　　《杨志一医论医案集》
《中医对几种急性传染病的辨证论治》
《赵绍琴临证400法》　　《潘澄濂医论集》
《叶熙春专辑》　　《范文甫专辑》

《临诊一得录》
《妇科知要》
《中医儿科临床浅解》
《伤寒挈要》
《金匮要略简释》
《金匮要略浅述》
《温病纵横》
《临证会要》
《针灸临床经验辑要》

这批名著原于20世纪60年代前后至80年代初在我社出版，自发行以来一直受到读者的广泛欢迎，其中多数品种的发行量都达到了数十万册，在中医界产生了很大的影响，对提高中医临床水平和中医事业的发展起到了极大的推动作用。

为使读者能够原汁原味地阅读名老中医原著，我们在重刊时采取尽可能保持原书原貌的原则，主要修改了原著中疏漏的少量印制错误，规范了文字用法和体例层次，在版式上则按照现在读者的阅读习惯予以编排。此外，为不影响原书内容的准确性，避免因换算造成的人为错误，部分旧制的药名、病名、医学术语、计量单位、现已淘汰的检测项目与方法等均未改动，保留了原貌。对于犀角、虎骨等现已禁止使用的药品，本次重刊也未予改动，希冀读者在临证时使用相应的代用品。

人民卫生出版社

2006年11月

前言

《金匮要略》,是《伤寒杂病论》中的有关杂病部分,为后汉张仲景所著,是一部理论与实践相结合的中医古典著作。其内容包括内、外、妇、产各科,但绝大部分是论述内科的证治。其学术思想,与《伤寒论》同样是以《内经》的理论体系为基础,以辨证论治的方法为主导,千百年来,在中医临床上,一直起着指导作用。其中不少方剂,既适用于杂病,亦适用于伤寒,疗效很好,后世许多方剂,都是在这些经方的基础上发展起来的,所以称为群方之祖。

《金匮要略》原书,早已散佚,到了宋代,才由翰林学士王洙在馆阁日于蠹简中发现出来,虽经林亿等校订,其中残缺错误之处仍多,较《伤寒论》尤为难读。所以历来注《伤寒论》的不下百数十家,而注《金匮要略》的仅数十家。其编注的方式,有的是根据原文逐条注释的,如清代官订的《医宗金鉴》,尤在泾的《金匮心典》等;有的是在自己的著作中引用《金匮》条文或方剂加以阐述的,如喻嘉言的《医门法律》,张路玉的《张氏医通》等;有的是集各家的注解加以评注的,如日医丹波元简的《金匮玉函要略辑义》,丹波元坚的《金匮玉函要略述义》等;晚近也有用西医的理论来解释的;亦有用通俗的语言来译释的;还有用综合的方式加以概述的。虽各家的编写方式不同,但对原文的奥义均能有所阐发,可作学习《金匮要略》的参考。

本书初稿是1964年写成的,原拟作为我院试用教材,旋因全国统一中医教材《金匮要略讲义》出版,所以搁置下来了。为了适应广大医务人员学习古典医著的需要,现将这部稿子重新加以修改和补充,每条原文,参考有关文献作了校勘;对难解的字句作了注释;浅述部分,包括提要、释义和方解在内,并加了按语;对部分简缺的条文,提出了补正的意见;每个方剂,选录了历代名医有关医案和编者个人临床治验;每篇篇首,扼要地介绍了全篇大意;篇末又系统地小结了全篇内容,并附有内容归纳表,以备读者在系统学习、全面掌握的基础上,独立思考,巩固提高。本书可供基层医务人员、西医学习中医、医药院校学生自学参考之用。

本书采用横排形式,书中所有"右方"、"右×味"等"右"字,按现在版式应改为"上"字,但为了保存古书原貌,不予改动,望读者注意。

本书在编写过程中,我院党委非常重视,始终给予了大力支持。在这次修改工作中,承苏健吾、周衡等同志在注音、标点、校对等方面,给了有力的帮助,谨在此一并致以衷心的感谢。惟编者学习不够,水平不高,其中错误之处,请同志们批评指正。

编　者

1980年10月于湖南中医学院

附：主要参考书目简称表

《素问》:《黄帝内经素问》
《灵枢》:《灵枢经》
《难经》:《黄帝八十一难经》
《脉经》:《王氏脉经》
《巢源》:《诸病源候论》巢元方等 610
《千金》:《备急千金要方》孙思邈 652
《千金翼》:《千金翼方》孙思邈 682
《外台》:《外台秘要》王焘 752
《衍义》:《金匮方论衍义》赵以德 1368
《医灯续焰》王绍隆、潘揖 1650
《论注》:《金匮要略论注》徐忠可 1671
《直解》:《金匮要略直解》程云来 1673
《补注》:《金匮玉函经二注》周扬俊 1687
《编注》:《金匮要略编注》沈明宗 1692
《本义》:《金匮要略方论本义》魏念庭 1720
《心典》:《金匮要略心典》尤在泾 1729
《金鉴》:《医宗金鉴·订正金匮要略注》吴谦等 1742
《悬解》:《金匮悬解》黄坤载 1756
《浅注》:《金匮要略浅注》陈修园 1803
《补正》:《金匮要略浅注补正》唐容川
《本旨》:《医门棒喝·伤寒论本旨》章虚谷 1825
《高注》:《高注金匮要略》高学山 1872
《发微》:《金匮要略发微》曹颖甫 1931
《孙氏医学丛书六种·伤寒杂病论章句》孙鼎宜 1932
《辑义》:《金匮玉函要略辑义》(日)丹波元简 1806
《述义》:《金匮玉函要略述义》(日)丹波元坚 1842

金匮要略方论原序

张仲景为《伤寒杂病论》合十六卷，今世但传《伤寒论》十卷，杂病未见其书，或于诸家方中载其一二矣。翰林学士王洙在馆阁日，于蠹简中得仲景《金匮玉函要略方》三卷，上则辨伤寒，中则论杂病，下则载其方，并序妇人；乃录而传之士流，才数家耳。尝以对方证对者施之于人，其效若神。然而或有证而无方，或有方而无证，救疾治病，其有未备。国家诏儒臣校正医书，臣奇先校正《伤寒论》，次校定《金匮玉函经》，今又校成此书。仍以逐方次于证候之下，使仓卒之际，便于检用也；又采散在诸家之方，附于逐篇之末，以广其法。以其伤寒文多节略，故断自杂病以下，终于饮食禁忌，凡二十五篇；除重复，合二百六十二方，勒成上中下三卷，依旧名曰《金匮方论》。臣奇尝读《魏志·华佗传》云：出书一卷曰，此书可以活人；每观华佗凡所疗病，多尚奇怪，不合圣人之经，臣奇谓活人者，必仲景之书也。大哉炎农圣法，属我盛旦；恭惟主上丕承大统，抚育元元，颁行方书，拯济疾苦，使和气盈溢，而万物莫不尽和矣。太子右赞善大夫臣高保衡，尚书都官员外郎臣孙奇，尚书司封郎中充秘阁校理臣林亿等传上。

目录

卷上

脏腑经络先后病脉证第一

论十三首　脉证二条

本篇是论述脏腑经络先后病脉证的一般法则。本书各篇篇名下，均标有论若干首，脉证若干条，方若干首等数字，但与各篇实际内容不尽相符。本篇论十三首，当作十五首，脉证二条，《正脉》本作三条，今从赵刻及诸注本作二条。

脏腑经络是一个有机的整体，脏腑有病可以影响到经络，经络有病可以传入到脏腑，病分先后，治有缓急。本书以脏腑经络为辨证的纲领，以先后缓急为治疗的总则，所以把它列为首篇，相当于杂病学的概论。本篇论述的范围比较广泛，包括摄生、预防、病因、病机、诊法、治则、预后和护理等各方面，都作了原则性的提示。我们首先必须领会本篇的主要精神，对学习以后各篇将有帮助。

【原文】

1. 问曰：上工①治未病，何也？师曰：夫治未病者，见肝之病，知肝传脾，当先实脾；四季脾王②不受邪，即勿补之。中工③不晓相传，见肝之病，不解实脾，惟治肝也。

夫肝之病，补用酸，助用焦苦，益用甘味之药调之。酸入肝，焦苦入心，甘入脾；脾能伤肾，肾气微弱，则水不行；水不行，则心火气盛，则伤肺；肺被伤，则金气不行；金气不行，则肝气盛，则肝自愈。此治肝补脾之要妙也。肝虚则用此法，实则不在用之。

经曰：虚虚实实，补不足，损有余，是其义也。余藏准此。

【校勘】

《衍义》本及《金鉴》，“心火气盛”下，更有“心火气盛”四字；“肝气盛”下，更有“肝气盛”三字。“伤肾”，《三因方》作“制肾”。

【注释】

①上工：指学识经验都好的医生。

②四季脾王：四季，即三、六、九、十二各月之末十八天，为脾土当旺之时。王（wàng 音旺），义同旺。

③中工：指一般的医生。

【浅述】

本条首段举肝病为例，论述上工治未病的意义。

上工治未病，举例来说：临床上见到了肝实的病，根据五行生克的理论，肝木能乘脾土，从而知道肝病会影响到脾，故当首先补脾，以充实脾的抵抗力；若是四季脾土当旺之时，脾的本身足以抵抗病邪，则无须补脾。中工不懂得疾病传变的道理，也不理解实脾的意义，只是见肝治肝，这样不但肝病治不好，还可能引起脾的病变。

次段与肝实对比，论述肝虚正治的方法。

肝虚的病，主要用酸味的药来生肝，即以补肝之体；辅用焦苦的药来清心，兼以护肝之阴；更用甘味的药来调脾，并以缓肝之急；这是肝虚正治的方法。自酸入肝以下十五句，文义牵强，疑是后人旁注，误入正文，因为肝病实脾，原是肝实脾虚的治法，目的是在预防肝病的传变，并不是要使肺肾都受到伤害。今将酸入肝、焦苦入心弃而不论，专从肝入脾一句着眼，认为是治肝补脾之要妙，于理难通，且脾能伤肾，亦可生金，肾伤则水不生木，金旺则木受其制，这样怎能收到肝气盛则肝自愈的效果呢？可知肝虚则用此法，实则不在用之两句，是承上文益用甘味之药调之而来，说明调补助益之法，只适应于肝虚的病，肝实则不适应这种治法。

末段引据经旨，论述虚实异治的法则。

经曰：虚虚实实，补不足，损有余；与《灵枢·九针十二原》及《难经·八十一难》所说的意义大致相同。也就是说：虚证不要用泻法使其更虚，实证不要用补法使其更实，应当用补法治不足的虚证，用泻法治有余的实证，才是正确的治疗方法。不但肝病如此，其余各脏的病，亦可以此为准，进行辨证论治。

【按语】

本条总的精神，是根据五行生克的理论，举肝病为例，说明内脏的相互联系和疾病的传变规律，启示学者应具有整体观念和预防思想，正确地掌握辨证论治的法则。原文次段自酸入肝以下十五句，注家尤在泾、程云来、陆渊雷等，均曾对此提出过疑义；而黄坤载、曹颖甫等，并将这段文字删掉了。但本书仍予保留，以供读者探讨。

【原文】

2. 夫人禀五常[①]，因风气[②]而生长，风气虽能生万物，亦能害万物，如水能浮舟，亦能覆舟。若五脏元真[③]通畅，人即安和；客气邪风[④]，中人多死。千般疢难[⑤]，不越三条：一者，经络受邪入脏腑，为内所因也；二者，四肢九窍，血脉相传，壅塞不通，为外皮肤所中也；三者，房室金刃虫兽所伤。以此详之，病由都尽。

若人能养慎，不令邪风干忤经络，适中经络，未流传腑脏，即医治之；四肢才觉重滞，即导引[⑥]吐纳[⑦]，针灸膏摩[⑧]，勿令九窍闭塞；更能无犯王法，禽兽灾伤，房室勿令竭乏，服食节其冷热苦酸辛甘，不遗形体有衰，病则无由入其腠理。腠者，是三焦通会元真之处，为血气所注；理者，是皮肤脏腑之文理也。

【校勘】

“禀”，徐、沈注本及《金鉴》均作“秉”。“才”，赵刻作“㑺”，义同。

【注释】

①五常：即五行运化的常道，也就是各种物质运动的一般规律。

②风气：指自然界的气候。

③五脏元真：指五脏的元气真气。

④客气邪风：客气是对主气说的；邪风是对正风说的。客气邪风，就是不正常的气候。

⑤疢难：疢，（chèn 音趁）。疢难，即疾患的意思。

⑥导引：《一切经音义》说：“凡人自摩自捏，伸缩手足，除劳去烦，名曰导引；若别人握搦身体，或摩或捏，即名按摩。”

⑦吐纳：口吐浊气曰吐故，鼻纳清气曰纳新，是一种调整呼吸的养生方法。

⑧膏摩：是用药膏熨摩体表的外治方法。

【浅述】

本条首段论述人与自然的联系和疾病发生的原因。

古人认为人是禀着五行运化的常道，在自然气候中生长的。虽然正常的气候，对一切生物的生长有利，反常的气候，则有害于一切生物的生长，正如水能浮舟，亦能覆舟一样。问题在于生物对自然气候的适应能力怎样。若人体正气充足，一切机能活动正常，能适应自然气候的变化，人即安和无病；若人体的机能活动发生障碍，又遇着外界不正常的气候，在外因通过内因的作用下，轻则发生疾病，重则引起死亡。人的疾患虽有多种，究其发生原因，不外以下三条：第一是经络受了病邪，传于脏腑，这属于内因；第二是皮肤中了病邪，引起四肢、九窍、血脉发生障碍，这属于外因；第三是房室劳伤、金刃创伤、虫兽咬伤等，属于不内外因。这样，就把疾病发生的原因，基本上概括起来了。

次段论述早期治疗和摄生预防的重要意义。

若人能谨慎保养,不使邪风侵犯经络,即或受了邪风,在适中经络尚未流传脏腑的时候,及早进行治疗,则内因经络所受之邪,就不致为患了。当四肢才觉重滞不适的时候,即进行自摩自捏,伸缩手足的导引方法,或口吐浊气、鼻纳清气的呼吸法,或用针刺艾灸,或用药膏熨摩,使四肢血脉流通,九窍不致闭塞,则外因皮肤所中的病就可痊愈了。更能遵守国家法令,避免虫兽伤害,节制房事,不使精气竭乏,则不内外因所致的各种伤害就可避免了。在衣服饮食方面,注意冷热适宜,少吃过于苦、酸、辛、甘的食品,使形体不衰,则病邪无从进入腠理了。腠是三焦的正气和体液通会流注的地方,理是皮肤脏腑的文理。三焦有多种解释,这里是指元气体液流通的道路。

【按语】

以上总的说明了机体内在环境和外界环境的统一联系，而致病因素是在外因通过内因的作用下才发病的。因此，强调摄生养慎和早期治疗，在预防疾病的发生和发展上具有特殊重要的意义。首段所说的三种病因，是以客气邪风为主，由经络受邪的为内因，由皮肤所中的为外因，其非客气邪风所致的各种伤害为不内外因，与后世陈无择《三因方》以六淫邪气所感为外因，五脏情志所伤为内因，其不从邪气情志所生者为不内外因的意义不同，学者注意及之。

【原文】

3. 问曰：病人有气色见于面部，愿闻其说。师曰：鼻头色青，腹中痛，苦冷者死（原注：一云腹中冷，苦痛者死）；鼻头色微黑者，有水气①。色黄者，胸上有寒；色白者，亡血也；

设微赤非时者，死；其目正圆者痉，不治。又色青为痛，色黑为劳，色赤为风，色黄者便难，色鲜明者有留饮②。

【校勘】

《千金翼》引："仲景曰：鼻头色青者，腹中冷；苦痛者死；鼻头色微黑者，有水气；色白者无血，色黄者胸中有寒，色赤者为风，色青者为痛，色鲜明者有留饮。""胸上"，周注本作"胸中"。"痉"，《正脉》本及赵刻本，均作"痓"，今从尤、魏注本及《金鉴》作"痉"。

【注释】

①水气：病名，详本书《水气病篇》。

②留饮：即水饮之留而不行者，见本书《痰饮咳嗽病篇》。

【浅述】

本条论述望诊病人气色的方法。

五脏六腑之精华，隐于皮肤之内的为气，显于皮肤之外的为色，故望诊病人的气色，可以测知所患的疾病和预后。鼻居面部的中央，属土主脾，它的正常色泽，应如罗裹雄黄。若鼻头色青，青为肝色属木，木乘土位，故主腹痛。苦冷，有作腹中冷解的，有作四肢冷解的，并通。因脾主腹中，亦主四肢，苦冷则脾阳衰败，故死。鼻头色微黑，黑为肾色属水，水反侮土，故主水气。面色黄，每见于黄疸病人，其证多上腹部不适，故认为胸上有寒。面色白，为血不荣于色的表现，故主亡血。若面色微赤而非夏令之时，则为虚阳上浮的表现，故死。其目正圆直视者，每见于严重的痉病，为阴绝阳强的表现，故不治。又面色青，为血流不畅，主痛证；面色黑，为精气内伤，主肾劳；面色赤，为上部充血，主风热；面色黄，为湿热郁蒸，主小便难；面色鲜明，为水气，主有留饮。

【按语】

关于色黄者胸上有寒，色白者亡血也，究系望诊何部，注家见解不一。沈明宗、魏念庭、朱光被等，认为是鼻部的气色，其说本于《千金》；尤在泾则认为色黄者，面黄也，色白者亦面白也，其说与临床实践较为切合。观察面部的气色，只是望诊方法的一部分，临床时还须注意唇、口、齿、舌、咽喉、爪甲和全身皮肤的色泽，并结合其他诊法进行全面检查，才能作出正确的诊断和处理。

【原文】

4. 师曰：病人语声寂然[①]，喜惊呼者，骨节间病；语声喑喑[②]然不彻者，心膈间病；语声啾啾[③]然细而长者，头中病（原注：一作痛）。

【校勘】

“寂然”，徐、尤、陈、黄等注本，均作“寂寂然”。《千金翼》，下二“语声”，均作“言声”。

【注释】

①寂然：形容语声寂静。

②喑喑（yīn 音阴）：形容语声低微不清彻。

③啾啾（jiū 音揪）：形容语声细长。

【浅述】

本条论述闻诊病人语声的方法。

病人语声寂寂然喜惊呼的，必系骨节间病，因为骨节间有了病，运动受到限制，不动则痛缓，故平时语声寂静，偶动则痛剧，故突然发出惊叫。语声喑喑然而不清彻的，必系心膈间病，因为心膈间有了病，气机受阻，故语声低微而不清亮。语声啾啾然而细长的，必系头中有病，因为头中有了病，若高声叫喊，则脑部被震，头痛增剧，故语声不得不细，但心膈间无病，气机无阻，故声虽细而音却长。这是从闻诊病人的语声来推断疾病的方法。

【按语】

关于头中病，《金鉴》认为“头字当是腹字，病人语声啾啾然细而长者，谓唧唧哝哝小而悠长，因不敢使气急促动中，故知腹中病也”；徐忠可谓“头中有病，则唯恐音气之上攻，故抑小其语声而引长发细耳”。《金鉴》之说未妥，徐说与临床所见比较切合。

【原文】

5. 师曰：息①摇肩②者，心中坚；息引胸中上气者，咳；息张口短气者，肺痿③唾沫。

【注释】

①息：一呼一吸为一息。

②摇肩：即抬肩。

③肺痿：病名，详本书《肺痿肺痈咳嗽上气病脉证治第七》篇。

【浅述】

本条论述望闻合诊呼吸形态的方法。

肺居胸中而司呼吸，胸中窒塞，呼吸不利，故息摇肩者，为胸中坚满之病；肺失清肃，气逆不降，故息引胸中上气者，为咳；肺的组织痿弱，弹性减少，津液化为涎沫，气机被阻，故张口呼吸而仍短气者，为肺痿唾沫之证。

【按语】

本条根据呼吸的三种不同形态，分析三种不同的病情，足见其诊法之细致。联系临床，息摇肩者，可能为今之哮喘病；息引胸者，可能为今之气管炎；息张口者，可能为今之肺气肿。特为指出，以供探讨。

【原文】

6. 师曰：吸而微数，其病在中焦①，实也，当下之即愈，虚者不治。在上焦①者，其吸促；在下焦①者，其吸远；此皆难治。呼吸动摇振振者，不治。

【注释】

①上焦、中焦、下焦：这里上焦是指胸腔部分，中焦是指腹腔部分，下焦是指盆腔部分。

【浅述】

本条论述闻诊吸气困难的方法。

病在中焦，气机阻滞，必有腹满气胀之患，故吸气困难而微数，实则邪实，正气未虚，故可下之而愈；虚则正虚，不任攻下，故为不治。病在上焦，气失肃降，必有咳逆上气之患，故吸气困难而短促；病在下焦，气不摄纳，必有冲气上逆之患，故吸气困难而深远。一般说来，呼气困难，多属实证，实则易治；吸气困难，多属虚证，故皆难治。若呼吸时出现动摇振颤的现象，则元气将脱，故为不治。

【按语】

以上三条，根据《灵枢·五音五味》“闻其声而知其形”，及《难经·六十一难》“闻其音以别其病”的精神，说明了闻诊语声和呼吸的大法。沈明宗将本条的吸而微数，作息而微数，并认为吸远的远字当作迟字；《金鉴》认为吸促的促字当是远字，吸远的远字当是促字；两说似有未妥。

【原文】

7. 师曰：寸口[①]脉动者，因其王时而动，假令肝王色青，四时各随其色，肝色青而反色白，非其时色脉，皆当病。

【注释】

①寸口：本书凡寸口与关上、尺中并举的，是专指两手寸部脉位而言；如单举寸口、或与人迎、趺阳并举的，即包括两手寸、关、尺三部脉位在内。

【浅述】

本条论述四时色脉相应的重要性。

寸口，包括寸、关、尺三部脉位而言。人体是与天时气候相适应的，故寸口的脉搏因其旺时而动。例如春时木旺，则肝应之，其色当青，其脉当弦，四时各随其色，这是正常现象。假使春令的色当青而反白，脉应弦而反浮，非其时色脉，这是不正常的现象，故皆当病。

【按语】

丹波元坚说:“此条上文言脉不言色，下文言色不言脉，是互文见意，故结以非其时色脉句。”徐忠可说:“色反时，病也；脉反时，亦病也；色反脉，脉反色，亦病也；故曰非其时色脉皆当病。”两说并当参考。

【原文】

8. 问曰：有未至而至①，有至而不至，有至而不去，有至而太过，何谓也？师曰：冬至②之后，甲子③夜半，少阳起，少阳④之时，阳始生，天得温和。以未得甲子，天因温和，此为未至而至也；以得甲子，而天未温和，为至而不至也；以得甲子，而天大寒不解，此为至而不去也；以得甲子，而天温如盛夏五六月时，此为至而太过也。

【校勘】

“天未温和”下，俞本有“此”字。

【注释】

①未至而至：上“至”字指季节至，下“至”字指气候至。以下三句同。

②冬至：节令的名称，为全年二十四个节令之一。

③甲子：是用十天干、十二地支配合起来计算年月日的。从甲子始至癸亥终，共为六十个。这里是代表六十天的时间。

④少阳：三阴三阳的王时，始于少阳，终于厥阴，王各六十日，六六三百六十日以成一岁。详见《难经·七难》。

【浅述】

本条论述气候的太过、不及，是导致疾病的重要因素。

季节的推移有常，气候的变化无定，因此，气候与季节不尽一致。例如冬至之后的六十天，正是雨水季节，其时少阳当令，冰雪解冻，阳气开始生长，天气逐渐温和，这是正常的气候。如未到雨水季节，天气就已温和，这叫未至而至；如已到雨水季节，而天气还未温和，这叫至而不至；如已到雨水季节，而天气仍和大寒一样冰雪不解，这叫至而不去；如已到雨水季节，而天气过温如盛夏五六月一样，这叫至而太过。这些都是不正常的气候，容易导致疾病的发生。

【按语】

春温、夏热、秋凉、冬寒，是四时正常的气候，若非其时而有其气，便是反常的气候，风、寒、暑、湿、燥、火六淫，也就是气候的太过或不及形成的。人在气交之中，如能适应自然气候的变化，就可避免六淫邪气的侵害，否则容易导致疾病的发生。本条根据天人相应的整体观念，说明人与自然气候相适应的重要性。

【原文】

9. 师曰：病人脉浮者在前，其病在表；浮者在后，其病在里。腰痛背强不能行，必短气而极①也。

【注释】

①极：杨雄《方言》：极，疲也。

【浅述】

本条论述同一脉象，因出现的部位不同，而病有在表、在里之别。

浮者在前，是指浮脉见于关前寸口，关前为阳，浮脉主表，故知病在太阳之表，多属外感实证；浮者在后，是指浮脉见于关后尺部，关后为阴，浮则为虚，故知病在少阴之里，多属内伤虚证。腰为肾之府，肾脉贯脊，故腰痛背强不能行；少阴肾虚，不能纳气，故短气而疲极。

【按语】

一说浮者在前，指浮脉见于病的前期，主表实；浮者在后，指浮脉见于病的后期，主里虚，亦通。但无论其见于关前关后，或病的前期后期，总须根据脉的有力、无力，并结合其他症状，分别虚实，进行处理。

【原文】

10. 问曰：经云“厥阳独行”何谓也？师曰：此为有阳无阴，故称厥阳。

【浅述】

本条论述阳气偏胜形成厥阳独行的严重后果。

人身阴阳，必须保持相对的平衡协调，才能维持正常的生理，如果这种平衡协调的关系遭到了破坏，就会引起阴阳偏胜的病变。例如厥阳独行，就是阳气偏胜之极，形成有阳无阴，有升无降，孤阳上行的严重后果。

【按语】

本条的厥阳独行一语，《内经》《难经》均无可考，所称“经云”，或系另有所据。注家程云来、李彣臣等，认为厥阳即阳厥，并引《内经·厥论》，又以阳厥为热厥，其说亦可参考。

【原文】

11. 问曰：寸脉沉大而滑，沉则为实，滑则为气，实气相搏，血气入脏即死，入腑即愈，此为卒厥[①]，何谓也？师曰：唇口青身冷，为入脏即死，如身和汗自出，为入腑即愈。

【校勘】

《脉经》不设问答，“卒厥下”，有“不知人”三字；“唇”下，无口字；“如身”下，有“温”字。

【注释】

①卒厥：卒同猝。卒厥，即突然昏厥的病证。

【浅述】

本条论述卒厥的脉症和机转。

寸脉沉大而滑，即寸、关、尺三部重按鼓指滑利有力的脉象。沉大则为血实，滑大则为气盛，血之与气并走于上，故卒然昏厥。凡病势极重，邪入已深的为入脏，预后不良；病势较轻，邪入尚浅的为入腑，预后良好。如唇口色青，身体厥冷，则循环发生障碍，心阳已告衰竭，故为入脏即死；如身尚温和，微汗自出，则心阳未致衰竭，病邪尚能外出，故为入腑即愈。

【按语】

《素问·调经论》说："血与气并，则为实焉；血之与气，并走于上，则为大厥，厥则暴死，气复返则生，不返则死。"与本条所说的卒厥的机转是相同的。

【原文】

12. 问曰：脉脱，入脏即死，入腑即愈，何谓也？师曰：非为一病，百病皆然。譬如浸淫疮①，从口起流向四肢者，可治；从四肢流来入口者，不可治。病在外者可治，入里者即死。

【注释】

①浸淫疮：病名，详见本书《疮痈肠痈浸淫病篇》。

【浅述】

本条举脉脱浸淫疮为例，论述疾病的转归和预后。

脉脱，是指脉绝如脱，乍伏不见。其转归，与卒厥同样，以入脏的预后不良，入腑的预后良好，不仅脉脱如此，其他的病也是这样。譬如浸淫疮，从口起流向四肢者，是病势由内向外，故为可治；从四肢流来入口者，是病势由外入内，故不可治。总的说来，凡病在外的可治，入里的即死，这是推断预后的一般法则。

【按语】

本条与上条，都是根据《素问·阳明脉解篇》"厥逆连脏则死，连经则生。"及《难经·五十四难》"脏病难治，腑病易治"的精神，以入脏即死，入腑即愈，说明疾病的转归和预后，并不是指某一脏器的实质病变。

【原文】

13. 问曰：阳病十八，何谓也？师曰：头痛、项、腰、脊、臂、脚掣痛。阴病十八，何谓也？师曰：咳上气、喘、哕、咽、肠鸣胀满、心痛拘急。五脏病各有十八，合为九十病。人又有六微，微有十八病，合为一百八病。五劳①、七伤②、六极③、妇人三十六病④，不在其中。

清邪居上，浊邪居下，大邪中表，小邪中里，檕饪⑤之邪，从口入者，宿食也。五邪中人，各有法度：风中于前，寒中于暮，湿伤于下，雾伤于上；风令脉浮，寒令脉急，雾伤皮腠，湿流关节，食伤脾胃；极寒伤经，极热伤络。

【校勘】

“檕饪”，《正脉》本及尤注作“槃饪”，徐注作“檕饨”，沈注作“檕饦”，今依赵刻本作“檕饪”。

【注释】

①五劳：《素问·宣明五气篇》及《灵枢·九针论》，均以久视伤血，久卧伤气，久坐伤肉，久立伤骨，久行伤筋为五劳所伤；《巢源》、《千金》，以志劳、思劳、忧劳、心劳、疲劳、为五劳；《巢源》又有肺劳、肝劳、心劳、脾劳、肾劳之说。

②七伤：本书《虚劳病篇》大黄䗪虫丸条，有食伤、忧伤、饮伤、房室伤、饥伤、劳伤、经络荣卫气伤。《巢源》以大饱伤脾、大怒气逆伤肝，强力举重、久坐湿地伤肾，形寒寒饮伤肺，忧愁思虑伤心，风雨寒暑伤形，大恐惧不节伤志为七伤。

③六极：《巢源》、《千金》及《圣济总录》，均以气极、血极、筋极、骨极、肌极（《千金》作髓极）、精极为六极。

④妇人三十六病：据《巢源·妇人带下三十六疾候》，是指十二癥、九痛、七害、五伤、三痼。《千金》同。

⑤檕饪：檕，gǔ 音古，即榖也；饪，rèn 音任，熟食也。檕饪之邪，即饮食之邪。陈修圆云：“《康熙字典》檕字注云，读与馨同；吴医唐立三云，饪为烹调生熟之节。则檕饪句，为馨香可口过食之而停滞也。”其说亦可参考。

【浅述】

本条第一段，是按经络脏腑，将各种错综复杂的病证进行分类。

六淫致病的规律，一般是先犯经络，后传脏腑。先就经络方面的病来分类：阳病，指三阳经的病，病在三阳，其证有六，即头痛、项痛、腰痛、脊痛、臂痛、脚掣痛等是，以三乘六，故合为一十八病；阴病，指三阴经的病，病在三阴，其证亦有六，即咳嗽上气、喘息、哕逆、咽哽、肠鸣胀满、心痛拘急等是，以三乘六，故合为一十八病。再就脏腑方面的病来分类：五脏病各有十八，六淫之邪，传于五脏，有病气、病血、气血两病三者之分，三六为一十八，再以五乘之，故合为九十病。六微即六腑，腑病较脏病为轻，故称六微。微有十八病，六淫之邪传于六腑，也有病气、病血、气血两病三者之分，三六为一十八，再以六乘之，故合为一百零八病。至于五劳、七伤、六极，则属于起居饮食情志所生的病；妇人三十六病，则属于带脉以下的病，均非六淫邪气所致，故不计算在内。

第二段论述各种病邪的特性，及其发病的规律。

五邪中人，各有法度：一、清邪，指雾露之邪，轻清上浮，故易伤上而病肤腠；二、浊邪，指湿浊之邪，重浊下凝，故易伤下而病关节；三、大邪，即风邪，风性轻扬，故易中表而令脉浮，多发于午前；四、小邪，即寒邪，寒性凝敛，故易中里而令脉紧，多发于午后；五、槃饪之邪，即饮食之邪，从口入者，饮食不节，消化不良，故伤脾胃而病宿食。脉之大而直行者为经，小而横行者为络，经在内属阴，络在外属阳；寒为阴邪，故极寒伤经；热为阳邪，故极热伤络；这是以类相从的道理。

【按语】

疾病在发展过程中所出现的各种症状，是错综复杂的，本条已按经络脏腑归类的方法，分为二百三十四病，虽具体的病种今无可考，但在第二段说明了各种病邪的特性，有清、浊、大、小之分，而其发病规律，有上、下、表、里的不同，这样，对疾病的发生和发展，就有了一个概括的认识。

【原文】

14. 问曰：病有急当救里救表者，何谓也？师曰：病医下之，续得下利清谷①不止，身体疼痛者，急当救里；后身体疼痛，清便自调者，急当救表也。

【注释】

①清谷：清、同圊；《广雅》：圊、厕也。清谷，即大便完谷不化。

【浅述】

本条论述表里同病，须分先后缓急治疗的法则。

先表后里，原为一般的治疗法则，但有时又当先救其里，后治其表。例如病在表，于法应当解表，而医反下之，误伤其里，以致续得下利清谷不止的里虚证，这时虽有身体疼痛的表实证，而里虚已急，故当急救其里，使外邪不致内陷；待救里之后，大便恢复正常，如身体仍然疼痛者，再治其表。这是根据病的表里虚实，分别先后缓急的治疗法则。

【按语】

本条可与《伤寒论·太阳病篇》“伤寒，医下之，续得下利清谷不止，身疼痛者，急当救里；后身疼痛，圊便自调者，急当救表；救里宜四逆汤，救表宜桂枝汤”条参看。

【原文】

15. 夫病痼疾，加以卒病，当先治其卒病，后乃治其痼疾也。

【浅述】

本条论述新旧同病，须分先后缓急治疗的法则。

痼疾，指旧病，即顽固难愈的慢性病；卒病，指新病，即新近感染的急性病。急性病邪气方盛，必须迅速控制，慢性病正气多虚，只宜缓缓图治。所以患有旧病的人，加患了新病，应当根据疾病的缓急先治其新病，后治其旧病，否则，新病未愈，旧病增剧，必将导致不良的后果。

【按语】

本条宜与上条互参，上条是根据病的表里虚实，先扶正后驱邪，本条是根据病的新旧虚实，先驱邪后扶正。总的来说，治病应分标本缓急，急则治其标，缓则治其本，这是辨证论治的重要法则。

【原文】

16. 师曰：五脏病，各有得者愈；五脏病，各有所恶，各随其所不喜者为病。病者素不应食，而反暴思之，必发热也。

【校勘】

徐、尤、陈注本，“得”上有“所”字；程注云：“‘暴思之’，娄全善作‘暴食之’，为是。”

【浅述】

本条论述问诊病人的喜恶，从而因人制宜地进行治疗和护理。

五脏病各有所得，即得其所宜；各有所恶，即恶其所不宜；所得即其所喜，所恶即其所不喜。五脏病的喜恶宜忌，包括时令、气候、情志、饮食、居处等各方面，得其所宜，则有助于脏气的恢复，不利于病邪的发展，故愈；失其所宜，则有助于病邪的发展，不利于脏气的恢复，故病。例如患者素所不喜的食物，反而突然想吃了，这是由于脏气为病邪所改变，引起食欲反常的现象，若食之则能助长病邪，故必发热。一说暴思之，当作暴食之，意思是指患者平素的食欲不好，一旦食欲好转，只宜糜粥自养，若任意暴食之，则食入于阴，长气于阳，故必发热；亦通。

【按语】

本条是根据《灵枢·师传》“临病人问所便”，《素问·疏五过论》“凡欲诊病者，必问饮食居处”，及《难经·六十一难》"问其所欲五味，以知其病之所起所在"的精神，说明了解病者的喜恶，因人制宜地进行治疗和护理；对提高疗效，将有很大帮助。

【原文】

17. 夫诸病在脏，欲攻之，当随其所得而攻之，如渴者，与猪苓汤。余皆仿此。

【浅述】

本条论述各种疾病，当随其所宜而治之的法则。

诸病在脏，应当随其所宜而治之。如渴而小便不利，由于水与热结，阴气受伤而致者，用猪苓汤育阴利水，就是随其所宜而治之的具体例证。渴的治法如此，其余的病，都可仿此类推。

【按语】

本条"攻之"的攻字，注家多作攻下解，从所举渴者与猪苓汤的例子来看，当作治字解。如《伤寒论·太阳病篇》："先温其里，乃攻其表，温里宜四逆汤，攻表宜桂枝汤。"及"反与桂枝汤以攻其表"各条的攻字，都作治字解，则本条的攻之，应作治之解，更为明显了。

小　　结

本篇的主要精神，综合起来有以下几点：

一、上工治未病的预防思想。上工治未病有两个涵义：一是未病前预防疾病的发生，二是已病后预防疾病的传变。本篇所论："若人能养慎，不令邪风干忤经络"，更能遵守国法，避免虫兽伤害，"房室勿令竭乏，服食节其冷热苦辛酸甘，不遗形体有衰，病则无由入其腠理"。就是强调摄生养慎，对未病前预防疾病的发生，有着积极的意义。又如："见肝之病，知肝传脾，当先实脾。""适中经络，未流传脏腑，即医治之；四肢才觉重滞，即导引吐纳，针灸膏摩，勿令九窍闭塞。"就是强调早期治疗，对已病后，预防疾病的传变，有着重要的作用。由此可见，祖国医学对讲究卫生，预防疾病，早期治疗，预防传变，早就有了一定的认识。

二、人与自然相应的整体观念。人体必须与自然气候相适应，才能维持正常的生理生活，否则就要生病。本篇所论："人禀五常，因风气而生长，风气虽能生万物，亦能害万物。"天时气候有"未至而至，至而不至，至而不去，至而太过"等变化。说明正常的气候，对于一切生物的生长虽然有利；反常的气候，对于一切生物的生长则有害。又如："五脏元真通畅，人即安和，客气邪风，中人多死。"说明"客气邪风"，是导致疾病的重要因素，而"五脏元真通畅"，身体康强，在抵抗病邪方面，起着决定性的作用。因此，人们应当加强体质锻炼，努力改造自然，使之能更好的相适应，这对减少疾病，提高健康水平，具有重要的意义。

三、阴阳五行学说的具体运用。阴阳五行学说，是我国古代自发的朴素的辩证法唯物论思想。阴阳代表事物矛盾的普遍法则，在祖国医学中，借以说明机体生理功能、病理变化的互相对立、互相依存、互相消长、互相转化的关系。本篇所论，如有阳无阴的"厥阳"，实气相搏的"卒厥"，就是根据阴阳偏盛的理论，来阐明其发病机理的。五行代表物质运动的一般规律，在祖国医学中，用以说明机体内在环境、内外环境的互相联系、互相影响、互相资生、互相克制的关系。本篇所论，如肝病实脾的治法，病人面部的气色，四时相应的色脉，就是根据五行生克的规律，来说明其相互关系的。由此可见，阴阳五行学说，对祖国医学理论的形成和发展，具有深远的影响。

四、辨证论治的一般法则。本篇所论，在病因病机方面：是以客气邪风为主，由经络受邪，传入脏腑的为内因；由皮肤所中，血脉相传的为外因；其非客气邪风所致的各种伤害，为不内外因；并说明了各种病邪的特性，有清、浊、大、小之分，而其发病有上、下、表、里之别。在诊法治则方面：提示了问、闻、望、切四诊大法，说明了浮者在前，其病在表，浮者在后，其病在里的辨证方法；并根据病的表里虚实，新病痼疾，分别先后缓急，提示了“补不足，损有余”及“随其所得而攻之”的治疗原则。在转归预后方面：是以病势由外向内，由浅入深，由轻转重的为入脏；病势由内向外，由深出浅，由重转轻的为入腑；并举卒厥、脉脱、浸淫疮为例，指出了病在外的可治，入里的难治，入脏的预后不良，入腑的预后良好。此外，还按经络脏腑归类的方法，对各种错综复杂的病症，进行了分类。以上这些，都是临床上必须掌握的一般法则。

总的说来，本篇是在《内经》和《难经》的理论基础上，进一步结合临床实践，系统地论述了脏腑经络先后病脉证的一般法则。后世医家，也有怀疑本篇不是仲景原文的，我们认为问题不在于是否仲景原文，而在于它的内容实质，因本书年代久远，曾经散乱，是否仲景原文，无法考证，如其内容荒谬，无裨实用，虽是仲景原文，亦不可取；如其内容精当，确能指导临床，即属后人手笔，也值得我们学习。

附：本篇内容归纳表

- 人与自然
  - 气候变化——有未至而至，有至而不至，有至而不去，有至而太过 (8)
  - 天人相应——若五脏元真通畅，人即安和 …………
  - 不相适应——客气邪风，中人多死
- 病因病机
  - 发病原因
    - 1.经络受邪，传入脏腑，为内所因 } 客气邪风致病
    - 2.皮肤所中，血脉相传，为外所因 } 客气邪风致病
    - 3.房室金刃，虫兽灾伤，其他伤害 ………… (2)
  - 病邪特性
    - 雾——清邪居上——伤皮腠
    - 湿——浊邪居下——流关节
    - 风——大邪中表——脉　浮
    - 寒——小邪中里——脉　急
    - 食——槃饪之邪——伤脾胃
    - 极寒——伤经；极热——伤络 (13)
  - 阴阳偏胜——有阳无阴——厥阳 ………… (10)

- 病证分类 (13)
  - 经络受病
    - 阳病十八——1.头痛 2.项痛 3.腰痛 4.脊痛 5.臂痛 6.脚掣痛(以三乘六，合为十八病)
    - 阴病十八——1.咳上气 2.喘 3.哕 4.咽 5.肠鸣胀满 6.心痛拘急(以三乘六，合为十八病)
  - 脏腑受病——六淫之邪
    - 病 气
    - 病 血
    - 气血两病
    - 五脏病各有十八，合为九十病；六微有十八病，合为一百八病
  - 饮食起居情志所生各病——五劳、七伤、六极
  - 妇科带下各病——妇人三十六病
- 预防(上工治未病)
  - 未病前——摄生养慎 (2)
    - 不令邪风干忤经络
    - 不触犯国家法令
    - 避免金刃虫兽灾伤
    - 房室勿令竭乏
    - 服食节其冷热苦酸辛甘
    - ——不遗形体有衰病，则无由入其腠理
  - 已病后
    - 早期治疗——适中经络，未流传脏腑，即医治之，四肢才觉重滞，即导引吐纳，针灸膏摩
    - 预防传变——见肝之病，知肝传脾，当先实脾 (1)
- 诊法
  - 望诊 (3)
    - 鼻头色
      - 青——腹中痛
      - 微黑——有水气
    - 面 色
      - 黄——胸上有寒
      - 白——亡血
    - 面 目
      - 青——为痛
      - 黑——为劳
      - 赤——为风，微赤非时者死
      - 黄——便难
      - 鲜明——有留饮
      - 目——正圆者痉，不治
  - 闻诊
    - 闻语声 (4)
      - 寂然喜惊呼者——骨节间病
      - 喑喑然不彻者——心膈间病
      - 啾啾然细长者——头中病
    - 辨呼吸
      - (5)
        - 息摇肩——心中坚
        - 息引胸中上气——咳
        - 息张口短气——肺痿吐沫
      - (6)
        - 吸而微数——病在中焦
          - 实证——下之愈
          - 虚证——难治
        - 吸促——病在上焦；吸远——病在下焦——皆难治
        - 呼吸动摇振振——不治

- 切诊
  - 色脉合参
    - 寸口脉动，因其旺时而动(色脉相应——无病
    - 非其时色脉——皆当病
    - (7)
  - 脉象举例
    - 脉浮
      - 在前(寸口)——病在表
      - 在后(尺中)——病在里
      - (9)
    - 寸脉
      - 沉大——为血实
      - 滑——为气盛
      - 实气相搏、卒厥 (10)
- 问诊
  - 了解病人的喜恶
    - 五脏病各有所得者——愈
    - 各有所恶，各随其所不喜——为病
  - 病例——病者素不应食，而反暴思之——必发热
  - (16)

治则
- 治疗总则
  - 无虚虚，无实实，补不足，损有余 (1)
  - 诸病在脏，当随其所得而攻之 (17)
- 辨证施治
  - 表里同病
    - 病医下之，续得下利清谷不止，身体疼痛——急当救里；后身疼痛，圊便自调——急当救表 (14)
  - 新旧同病
    - 卒病——先治
    - 痼疾——后治
    - (15)

转归预后
- 病例
  - 脉脱(脉搏乍伏不见)
    - 入脏即死
    - 入腑即愈
  - 卒厥
    - 唇口青、身冷——为入脏，即死
    - 身和、汗自出——为入腑即愈
  - 浸淫疮
    - 从口起流向四肢——可治
    - 从四肢流来入口——难治
- 百病
  - 在外——可治(易治)
  - 入里——即死(难治)
- (11)
- (12)

注：本表括弧内数字，是指原文的条数。下同。

痉湿暍病脉证第二

论一首　脉证十二条　方十一首

本篇是论述痉、湿、暍三种疾病的脉证和治疗。痉，赵刻及《正脉》本作痓，今据《千金》、《衍义》本及沈、魏、尤、陈注本，作痉。篇名脉证下，俞桥本有治字，是。脉证十二条，当作十六条。

痉（jìng 音劲），《说文》："痉，强急也"；暍（yē 音椰），《说文》："暍，伤暑也。"痉、湿、暍，《内经》均有记载；《素问·至真要大论》："诸痉项强，皆属于湿，诸暴强直，皆属于风"；《阴阳应象大论》："地之湿气，感则害皮肉筋脉"；《刺志论》："气虚身热，得之伤暑"。本篇所论，痉，以项背强急为主征；湿，以关节疼痛为主征；暍，以脉虚身热为主征。由于三者初起都有太阳病的见证，所以合为一篇讨论；又以其与伤寒相似，故并见于《伤寒论》后。

【原文】

1. 太阳病，发热无汗，反恶寒者，名曰刚痉①

2. 太阳病，发热汗出，而不恶寒，名曰柔痉。

【校勘】

赵刻及《正脉》本，此两条及以下各条的"痉"字，均作"痓"，原注云：一作"痉"，余同。《衍义》及沈、魏、尤、陈注本，并作"痉"，今从之。《甲乙经》无"反恶寒"之"反"字；《玉函》、《千金翼》"反"上有"而"字；《巢源》无"不恶寒"之"不"字。《脉经》"不恶寒"下细注：一云"恶寒"。

【注释】

①痉：《广韵》：风强病也。旧本作痓，《广雅》：痓，恶也。一说痓是病名，痉是证名，存参。

【浅述】

此两条论述外感风邪引起的痉病。

痉病发生的原因，有外感风邪引起的，也有误治伤阴所致的。此两条所论的痉病，就是由于外感风邪引起的，风为阳邪，病从太阳开始，故有发热的见证，因机体有表实、表虚的不同，故症状的表现，有刚痉、柔痉的区别。刚痉表实无汗，阳不外达，故反恶寒；柔痉表虚汗出，阳能外达，故不恶寒。

【按语】

此两条没有明显指出痉病的主征，是省文。尤在泾说："痉者强也，其病在筋，故必兼有颈项强急，头热足寒，目赤头摇，口噤背反等证，仲景不言者，以痉字该之也"，其说可参。

【原文】

3. 太阳病，发热，脉沉而细者，名曰痉，为难治。

【校勘】

《伤寒论》、《玉函》、《脉经》，均无"为难治"三字。

【浅述】

本条论述痉病脉沉细者难治。

太阳病发热，在痉病脉当弦紧，今见少阴沉细之脉，为邪盛正虚之象；正不胜邪，故为难治。一说发热为阳证，沉细为阴脉，阳证而见阴脉，是脉证不相适应，所以难治，亦通。

【按语】

《伤寒论》、《玉函经》、《脉经》，并无"为难治"三字，但痉病在太阳阶段，即见少阴沉细的脉象，则精血已虚，自属难治之证，不可忽视。

【原文】

4. 太阳病，发汗太多，因致痉。

5. 夫风病[①]，下之则痉，复发汗，必拘急。

6. 疮家[②]，虽身疼痛，不可发汗，汗出则痉。

【注释】

①风病：有两种解释，一说是太阳中风，一说是风温病，并通。

②疮家：指久患疮疡或金刃创伤的患者。

【浅述】

此三条论述误治伤阴所致的痉病。

太阳病，于法本宜汗解，但不可过汗，如发汗太多，耗伤津液，可能导致痉病。

风病，风为阳邪，最易伤阴，若误下之，则阴液下夺，容易发生痉病；复发其汗，则阴液外泄，必致筋脉拘急。

疮家，流脓失血，阴液已伤，虽有身痛表证，不可发汗，汗出则阴液更伤，筋脉失养，亦可引起痉病。

【按语】

前三条是说明外感风邪，干忤经络所致的痉病，此三条是说明误治伤阴，筋脉失养所致的痉病，在治疗方法上，前者宜解肌生津，后者宜养阴滋液。

【原文】

7. 病者身热足寒，颈项强急，恶寒，时头热，面赤目赤，独头动摇，卒口噤[①]背反张[②]者，痉病也。若发其汗者，寒湿相得，其表益虚，即恶寒甚；发其汗已，其脉如蛇[③]。（原注：一云其脉浛浛。）

【校勘】

《伤寒论》，"病"下无"者"字，"目赤"间有"脉"字，"动"作"面"；无"若发其汗"以下二十五字。《玉函》、《脉经》，无"若发其汗"以下十七字。《脉经》作"痉病发其汗已，其脉浛浛如蛇"，置"暴腹胀大者"条首。"相得"，程、徐注本作"相搏"。原注"浛浛"，赵刻本作"浛"，《衍义》本作"沧沧"。

【注释】

①口噤：即牙关紧闭。

②背反张：即角弓反张。

③其脉如蛇：即筋脉拘急已极的真脏脉。参见《五脏风寒积聚篇》肝死脏条。

【浅述】

本条论述痉病的主要症状。

痉病，邪在太阳，则身热恶寒；邪入阳明，则面目俱赤；风乘于上，则头摇口噤；阳并于上，则头热足寒；筋脉痉挛，则项背强急，角弓反张；这是痉病的主症。若发其汗以下六句，文义不属，不便强解。

【按语】

《伤寒论·痉湿暍篇》，无"若发其汗"以下二十五字，宜从。日医轩邨宁熙说："若发其汗以下十七字，盖湿病中之文，今错在此也"；其说亦可参考。

【原文】

8. 暴腹胀大者，为欲解；脉如故，反伏弦者痉。

【校勘】

沈注本，"脉"上有"其"字；《玉函》、"伏"作"复"；《脉经》条末细注云："一云'痉脉出欲已'。"

【浅述】

本条论述痉病的两种转归。

痉病患者，因筋脉强直，项背反张，其腹部往往凹陷如舟状，今一变凹陷而为胀大，可知项背反张的症状有所缓解，故为欲解。若其脉弦如故，反加沉伏者，则筋脉强直的现象，并未解除，仍将发痉。

【按语】

《金鉴》认为："上条'若发其汗'六句，当移于此条之首，文义始属；此条暴腹胀大者，衍文也，当删之"；唐容川认为“此当与上合为一节”；但本书仍按原来的面貌保存下来，以待学者进一步考证。

【原文】

9. 夫痉脉，按之紧如弦①，直上下行。（原注：一作筑筑而弦。《脉经》云：痉家，其脉伏坚，直上下。）

【校勘】

《玉函》、《脉经》、《甲乙经》，均作“痉脉来，按之筑筑而弦,直上下行”。原注《脉经》云十二字,脉经置“痉脉来”条后，另为一条;《正脉》本原作大书,今依赵刻本作细注。

【注释】

①如弦：业师孙鼎宜说:“如弦，《脉经》作而弦，而如古通。”

【浅述】

本条论述痉病的主要脉象。

痉病筋脉强直不柔，故其脉按之紧而弦，紧脉状如转索，紧张有力，弦脉如张弓弦，端直以长；直上下行，即寸、关、尺三部的脉，都见紧张弦直，这是痉病的主要脉象。

【按语】

前第七条说明痉病的主要症状，本条说明痉病的主要脉象，前后合看，则痉病的主症、主脉较为全备。

【原文】

10. 痉病有灸疮，难治。

【浅述】

本条论述痉病有灸疮的难治。

痉为风强病，风为阳邪，最易伤阴，若误用火灸，化脓成疮，则风火交炽，阴不易复，故为难治。

【按语】

陈修园说:“此节言痉病误灸之难治也，师不出方，《伤寒论》火逆诸方，亦恐其过温，余用风引汤减去桂枝、干姜一半，研末煮服，往往获效。”其说可供临床参考。

【原文】

11. 太阳病，其证备，身体强几几[①]然，脉反沉迟，此为痉，栝蒌桂枝汤主之。

栝蒌桂枝汤方：

栝蒌根二两　桂枝三两　芍药三两　甘草二两　生姜三两　大枣十二枚

右六味，以水九升，煮取三升，分温三服，取微汗；汗不出，食顷啜[②]热粥发。

【校勘】

《玉函》，“脉”下无“反”字。

【注释】

①几（shū 音殊）：几几然，本指小鸟羽毛未丰，欲飞不能的样子；此处形容身体强直，不能俯仰自如。

②啜（chùo 音绰）：食也。

【浅述】

本条论述柔痉初起的证治。

太阳病，其证备，是指太阳中风，头痛发热汗出之证都已具备，身体强几几然，即身体强直，不能俯仰自如的样子。但太阳中风，脉当浮缓，今脉反沉迟，则是风淫于外，津伤于内，荣卫的流行不畅所致，为柔痉初起的脉证。栝蒌桂枝汤：栝蒌根清热滋液，合桂枝汤以调和荣卫，故主治之。方中栝蒌根，当依古本用三两，桂枝依古本去皮为宜。

【按语】

本条证与《伤寒论》太阳病桂枝加葛根汤证，很相类似，但彼则项背强几几，此则身体强几几，彼轻此重；彼则邪盛于表，故加葛根，重在解肌；此则津伤于里，故加栝蒌根，重在滋液。医者宜比较参看。

【治例】

费左，身热不退，头项强痛，角弓反张，神昏谵语，渴喜冷饮，脉象弦数，苔薄腻，舌红。前医叠投表散之剂，汗出太多，高年气阴本亏，重汗乏阴，以致阴虚不能敛阳，二元不入于阳，若见风动呃逆，则无望矣。急予桂枝、羚羊，未识能转危为安否？粉葛根钱半，硃茯神三钱，生石决四钱，川桂枝三分，羚羊片五分，鲜石菖蒲一钱，嫩钩尖三钱（后入），天花粉三钱，天竹黄钱半，鲜竹叶三十张，鲜芦根一尺、去节。（《丁甘仁医案》）

【原文】

12. 太阳病，无汗而小便反少，气上冲胸，口噤不得语，欲作刚痉，葛根汤主之。

葛根汤方：

葛根四两　麻黄三两，去节　桂枝二两，去皮　芍药二两　甘草二两，炙　生姜三两　大枣十二枚

右七味，㕮咀[①]，以水一斗，先煮麻黄葛根，减二升，去沫，内[②]诸药，煮取三升，去滓，温服一升，覆取微似汗，不须啜粥，余如桂枝汤法将息及禁忌。

【注释】

①㕮咀：即口嚼；古人于药物，无刀剉法，但以口嚼细，与现在将药切成饮片相同。

②内：同纳。

【浅述】

本条论述刚痉初起的证治。

太阳病，无汗而小便反少，是津液不能输布所致。无汗则邪不外达，小便少则邪不下行，故气上冲胸，口噤不得语；若病势继续发展，必将出现卧不着席，脚挛龂齿等证，所以说欲作刚痉。葛根汤：葛根输布津液以解项背之强急；麻黄解表发汗，以开腠理之闭塞；合桂枝汤以调和荣卫，故主治之。方中的桂，当依《伤寒论》用桂枝，并以去皮为宜。

【按语】

本条可与《伤寒论》太阳病葛根汤证互参；但葛根汤毕竟是一个发汗的方剂，使用时必须很好地掌握，只取微似汗出，不须啜粥助汗，以免过汗伤液，于病不利，医者慎之。

【治例】

马左，形寒畏冷，遍身骨楚，头项强痛，泛泛作恶，小溲短少，脉紧急，苔薄腻，太阳、阳明两经同病，急与葛根汤散其寒邪，不致缠绵是幸。粉葛根钱半，云苓三钱，炒谷芽三钱，川桂枝五分，姜半夏三钱，陈佩兰钱半，净麻黄五分，陈广皮钱半，炒香豉三钱，煨姜二片。(《丁甘仁医案》)

【原文】

13. 痉为病（原注：一本痉上有刚字），胸满口噤，卧不着席，脚挛急，必齘齿[①]，可与大承气汤。

大承气汤方：

大黄四两，酒洗　厚朴半斤，炙，去皮　枳实五枚，炙　芒硝三合

右四味，以水一斗，先煮二物，取五升，去滓，内大黄，煮取二升，去滓，内芒硝，更上微火一二沸，分温再服，得下止服。

【校勘】

《玉函》、《脉经》，条首有“刚”字，“必”上有“其人”二字。“齘”，徐、沈注本作“介”。

【注释】

①齘齿：齘（xiè 音械）：齘齿，即牙关紧闭，切齿有声。

【浅述】

本条论述痉病邪入阳明之里的证治。

痉病邪入阳明之里，则较邪在太阳之表病势更为严重，所有胸满口噤齘齿，卧不着席，脚挛急等证，就是由气上冲胸，口噤不语，身体强几几的进一步发展而来，这是热甚伤津，筋

脉失养所致。大承气汤：枳、朴泄满，硝、黄泻热，故可与之，但临床时，必须斟酌病情，慎重使用，并掌握“得下止服”的原则，以免过下伤阴，于病不利。

【按语】

前两条是说明痉病邪在太阳之表的证治，故刚痉用葛根汤解肌生津，柔痉用栝蒌桂枝汤和营滋液；本条是说明痉病邪入阳明之里的证治，故可与大承气汤，急下存阴。总之，误汗误下，固可伤阴耗液，如汗下得当，亦可却邪愈病，全在医者灵活掌握，辨证施治。

【治例】

编者治验：李某，女，7岁，患流行性乙型脑炎，其证高热汗出，口噤龂齿，项背反张，手脚痉挛，大便七日未解，曾经灌肠，排出粪便不多，指纹青紫，脉沉弦数。此阳明燥热、腑实不通，当急下存阴，再议其他。用大承气汤：枳实3克、厚朴3克、大黄6克、玄明粉6克，水煎如法，鼻饲一剂，大便得通，高热稍退，后用羚角钩藤汤加减而愈。

【原文】

14. 太阳病，关节疼痛而烦，脉沉而细（原注：一作缓）者，此名湿痹①（原注：《玉函》云中湿）。湿痹之候，小便不利，大便反快，但当利其小便。

【校勘】

《玉函》、《脉经》、《千金翼》，“细”，作“缓”；“此名湿痹”，作“为中湿”。《脉经》细注：“论云：中湿，为湿痹之候，其人小便不利，大便反快，但当利其小便”。徐、沈、朱注本，“此名湿痹，湿痹之候”八字，作“此名中湿，亦曰湿痹，其候”十字。

【注释】

①湿痹：痹（bì 音闭），《说文》：湿病也。湿痹，即湿流关节，发生疼痛的病证。

【浅述】

本条论述湿痹的脉证和治法。

湿病，一般有外湿和内湿之分。外湿多因汗出当风，或久伤取冷所致，临床表现以身体疼重为主征；内湿多因运化失常，水湿内停所致，临床表现以小便不利为主征。但内湿和外湿又是相互影响的，如素有内湿，脾不健运，容易招致外湿；外感湿邪，影响脾的运化，又可产生内湿。其治法，外湿宜取微汗，内湿当利小便。本条所论，就是内外合邪所致的湿痹证治。湿由外感，故病从太阳开始，湿流关节，阳气被郁，故关节疼痛而烦；湿为阴邪，其性濡滞，故脉沉而细；气化不行，泌别失常，故小便不利，大便反快。此因内湿重于外湿，故但当利其小便，使湿从小便而去，其病自愈。

【按语】

本条仅提示了治疗内湿的原则，没有举出具体的方剂，后世医家，有的主张用甘草附子汤，有的主张用五苓散，从“但当利其小便”的治则来看，自以五苓散比较适宜。

【原文】

15. 湿家之为病，一身尽痛（原注：一云疼烦）；发热，身色如熏黄也。

【校勘】

“尽疼”，《玉函》作“疼烦”。《脉经》，“身色”下无“如”字。《伤寒论》，“如”下有“似”字。

【浅述】

本条论述湿病发黄的证候。

湿家，指素有湿病的患者。湿邪侵袭皮肉筋脉，故一身尽疼；阳为湿郁，久而化热，故发热；湿与热合，交蒸互郁，故身色熏黄；熏黄，即色如烟熏，黄而带暗，这是湿重于热的表现。

【按语】

湿邪伤人，往往相兼为患，兼风则为风湿，兼寒则为寒湿，兼热则为湿热。本条所论，就是湿郁化热的证候，但系湿重于热，故身黄如烟熏色，与热重于湿、身黄如橘色者不同。

【原文】

16. 湿家，其人但头汗出，背强，欲得被覆向火，若下之早则哕①，或胸满、小便不利（原注：一云利），舌上如胎者，以丹田②有热，胸上有寒，渴欲得饮而不能饮，则口燥烦也。

【校勘】

“不利”，《玉函》、《脉经》、《千金翼》，作“利”；《脉经》细注：一云“不利”。《脉经》、《千金翼》，“渴欲”下无“得”字，“口燥”下无“烦”字。《伤寒论》，“胸上”，作“胸中”；“得饮”，作“得水”。

【注释】

①哕：有声无物为哕，详见本书《呕吐哕病篇》。

②丹田：穴名，在脐下三寸，但这里是泛指脐下的部位。

【浅述】

本条论述湿病误下的变证。

湿郁太阳之表，阳气不能外达，故但头汗出，背强恶寒，欲得覆被向火；若医者不与除湿通阳而早下之，则阳气下陷，寒湿上泛，故在胃则哕，在胸则满，在下则小便不利，在舌上则白滑如苔；清阳不升，浊阴不降，则丹田有热，胸上有寒；寒湿不化，津液不生，所以口燥心烦，渴欲得饮而不能饮，这是湿病误下的变证。

【按语】

丹波元简：“胸上有寒，丹田有热，……此寒热互误，……盖火性炎上，水性就下，……舌上如胎而口燥者，上热之征；渴欲得饮而不能饮者，下冷之验。”其说可参。

【原文】

17. 湿家，下之，额上汗出，微喘，小便利（原注：一云不利）者死；若下利不止者亦死。

【浅述】

本条论述湿病误下的死证。

素患湿病的人，阳气原已虚弱，若误下之，不但伤其阳，并亦伤其阴。阳从上越，则额上汗出，气息微喘；阴从下脱，则小便利，下利不止，阴阳离决，故为死证。

【按语】

上条的头汗出，见于未下之前，是阳不外达之象，下后小便不利，是阴能自固之象，故尚可治。本条的额汗出，见于已下之后，是阳从上越之象，下后小便利、下利不止，是阴从下脱之象，故预后不良。

【原文】

18. 风湿相搏，一身尽疼痛，法当汗出而解，值天阴雨不止，医云：此可发汗，汗之病不愈者何也？盖发其汗，汗大出者，但风气去，湿气在，是故不愈也。若治风湿者，发其汗，但微微似欲出汗者，风湿俱去也。

【校勘】

《伤寒论》、《玉函》、《脉经》、《千金翼》，条首有“问曰”二字；“医”，作“师”；“盖”，作“答曰”二字。《玉函》、《千金翼》，“雨”下有“溜”字；“湿气在”，《玉函》作“湿气仍在”，《脉经》、《千金翼》作“湿气续在”。“似欲出汗”，《衍义》本作“似欲汗出”。

【浅述】

本条论述风湿病与外界气候的关系及其发汗的方法。

风湿相搏，一身尽疼，于法本当汗解，又值天时阴雨不止，外界潮湿太重，足使疼痛增剧，更须发汗，以助体内湿气蒸发，但汗之病仍不愈，这是汗不得法的缘故。因风性轻扬，可以急祛，湿性濡滞，只宜渐解，汗大出，则风气去而湿气在，故令不愈。由此可见，对风湿病的治疗，只宜采取微似出汗的方法，使其缓缓蒸发，则风湿俱去，其病自愈。

【按语】

风湿病，每因气候潮湿，病情增剧；一经发汗，可使疼痛缓解，但不可发汗太多，损伤卫阳。从《伤寒论》麻黄汤、桂枝汤、葛根汤等方来看，均在服法内强调了复取微汗的方法，可见凡须发汗的病，都不可使其大汗，医者注意及之。

【原文】

19. 湿家病，身疼发热，面黄而喘，头痛鼻塞而烦，其脉大，自能饮食，腹中和无病，病在头中寒湿，故鼻塞，内①药鼻中则愈（原注：《脉经》云：病人喘，而无湿家病以下至而喘十一字）。

【校勘】

《脉经》、《千金翼》，“湿家病至而喘”十一字，作“病人喘”三字；“身疼”，《伤寒论》作“身上疼痛”；两“塞”字，《千金翼》均作“窒”（原注：十一字，《正脉》本及《衍义》本，作十三字，今按《脉经》实脱字数改）。

【注释】

①内（nà 音纳）：义同纳。

【浅述】

本条论述头中寒湿的证治。

湿家病，阳为湿郁，故身疼发热，面黄而喘；头中寒湿，则头痛鼻塞；腹中无病，则自能饮食；其脉大而不沉细，则邪入尚浅；病在头而不在腹，故只须纳药鼻中，使肺气宣通，寒湿自散即愈。

【按语】

纳药鼻中，究用何药，原文未曾指出，历代医家，多用瓜蒂一味为末，吹入鼻中，或用绵裹塞鼻中，令出黄水，可备临床参考。

【原文】

20. 湿家身烦疼，可与麻黄加术汤，发其汗为宜，慎不可以火攻[①]之。

麻黄加术汤方：

麻黄三两，去节　桂枝二两，去皮　甘草二两，炙　杏仁七十个，去皮尖　白术四两

右五味，以水九升，先煮麻黄，减二升，去上沫，内诸药，煮取二升半，去滓，温服八合，复取微似汗。

【注释】

①火攻：指烧针、艾灸、熨熏等法。陆渊雷说："火攻乃汉末俗医常用之法，故仲景屡以为戒。"

【浅述】

本条论述寒湿在表的证治和禁忌。

寒湿在表，阳气被郁，故身体烦疼。麻黄汤功能发汗散寒，加白术以健脾去湿，故可与之。但不可用火攻劫汗，恐火气虽微，内攻有力，导致发黄鼻衄等变证，医者慎之。

【按语】

喻嘉言说："麻黄得术，则虽发汗不致多汗，术得麻黄，并可行表里之湿，下趋水道，又两相维持也。"程云来说："若以火攻之，则湿热相搏，血气流溢，迫而为衄，郁而为黄，非其治法。"两说可参。

【治例】

编者治验：陈某，男，46岁，运输工人。因劳动汗出遇雨，感受寒湿，发热恶寒，头痛如蒙，一身疼重无汗，舌苔薄白，脉象弦紧。此寒束肤表，湿留肌腠所致，治宜解表散寒、发汗除湿，用麻黄加术汤：麻黄3克，杏仁9克，桂枝10克，甘草3克，白术10克，服二剂，寒热已除，头身疼止，惟食欲未复，疲乏无力，后用五味异功散加姜枣三剂，调理收功。

【原文】

21. 病者一身尽疼，发热日晡所[①]剧者，名风湿。此病伤于汗出当风，或久伤取冷所致也，可与麻黄杏仁薏苡甘草汤。

麻黄杏仁薏苡甘草汤方：

麻黄去节，半两，汤泡　甘草一两，炙　薏苡仁半两　杏仁十个，去皮尖，炒

右剉麻豆大，每服四钱匕，水盏半，煮八分，去滓，温服，有微汗，避风。

【校勘】

《玉函》、《脉经》，“日晡”下，无“所”字，有“即”字；《脉经》，“名”作“此为”；“风湿”下，作“汗出所致也”五字，无“此病”以下二十七字。

【注释】

①日晡所：晡（bū 音逋）；日晡所，即傍晚的时候。

【浅述】

本条论述风湿在表的证治和成因。

风湿相搏，故病者一身尽痛；阳为湿郁，故傍晚时发热增高。其成因，或汗出当风，湿气不得外泄；或久坐湿地，取冷着凉所致。麻杏苡甘汤：麻黄、杏仁，宣肺发表，苡仁、甘草，健脾渗湿，故可与之。温服取微汗避风，则风湿俱去，其病自愈。

【按语】

《金鉴》说：“湿家一身尽疼，风湿亦一身尽疼，然湿家痛则重着不能转侧，风湿痛则轻掣不可屈伸，此痛之有别者也。湿家发热，早暮不分微甚，风湿之热，日晡所必剧。”其说可参。但从第二十三条来看，风湿掣痛，亦有不能转侧的证候，因此，对风湿与湿家的鉴别，除了身痛发热外，还须结合脉象、舌苔、大小便等情况，进行比较分析。

【治例】

编者治验：张某，男，15岁，中学生。一周前发热头痛，

鼻塞流涕，咽痛咳嗽，周身不适，学校卫生科给服 APC、青霉素喉片等药，头痛咽痛已好，但仍发热咳嗽、四肢关节游走疼痛、局部红肿，小便短赤，经医院化验室检查：血沉 36 毫米/小时，抗“O”800 单位。诊断为急性风湿病，舌苔黄腻，脉象滑数。拟发表解热、除湿宣痹，用麻杏苡甘汤：麻黄 3 克，杏仁 10 克，薏苡仁 15 克，蚕砂 12 克，赤小豆 15 克。服 5 剂，发热已退，咳嗽亦止。后用宣痹汤连服 20 余剂，关节肿痛全消，抗“O”、血沉正常。

【原文】

22. 风湿，脉浮身重，汗出恶风者，防己黄芪汤主之。

防己黄芪汤方：

防己一两　甘草半两，炒　白术七钱半　黄芪一两一分，去芦

右剉麻豆大，每抄五钱匕，生姜四片，大枣一枚，水盏半，煎八分，去滓温服，良久再服。喘者加麻黄半两。胃中不和者加芍药三分。气上冲者加桂枝三分。下有陈寒者加细辛三分。服后当如虫行皮中，从腰下如冰，后坐被上，又以一被绕腰下，温令微汗差。

【浅述】

本条论述风湿表虚的脉证和治疗。

风湿在表，故脉浮身重；卫阳不固，故汗出恶风。防己黄芪汤：防己祛湿，黄芪固表，白术、甘草，燥湿健脾，生姜、大枣，散寒和胃，故主治之。服后如虫行皮中，是卫阳复振，驱邪外出的现象，从腰以下如冰，即下有陈寒的表现，故宜坐被围腰，温令微汗即差。

【按语】

防己黄芪汤，亦见于本书《水气病篇》，并治风水脉浮，头汗出，表无他病，但下重，从腰以上和，腰以下当肿及阴，难以屈伸。可互参。

【治例】

编者治验：王某，女，25岁。患急性风湿病已月余，肘膝关节肿痛，西医用青霉素、维生素B_1、阿司匹林等药，关节肿痛减轻，但汗出不止、身重恶风，舌苔白滑、脉象浮缓，此卫阳不固，汗出太多，风邪虽去，湿气仍在之故。治宜益卫固表、除湿蠲痹，用防已黄芪汤：防已12克、白术10克、黄芪15克、甘草3克、生姜三片、大枣一枚，加防风10克、桂枝6克、酒芍10克。服五剂，汗出恶风遂止，关节肿痛亦有好转。

【原文】

23. 伤寒八九日，风湿相搏，身体疼烦，不能自转侧，不呕不渴，脉浮虚而涩者，桂枝附子汤主之；若大便坚，小便自利者，去桂加白术汤主之。

桂枝附子汤方：

桂枝四两，去皮　生姜三两，切　附子三枚，炮，去皮，破八片　甘草二两，炙　大枣十二枚，擘

右五味，以水六升，煮取二升，去滓，分温三服。

白术附子汤方：

白术二两　附子一枚半，炮，去皮　甘草一两，炙　生姜一两半，切　大枣六枚

右五味，以水三升，煮取一升，去滓，分温三服。一服觉身痹，半日许再服，三服都尽，其人如冒状，勿怪，即是术附并走皮中，逐水气未得除故耳。

【校勘】

“不渴”下，《千金翼》有“下已”二字，《外台》有“下之”二字；“浮虚而涩”，《千金翼》作“浮而紧”。《伤寒论》，“若”下，有“其人”二字。“去桂加白术汤”，《脉经》、《千金翼》作“术附子汤”，“坚”，作“鞕”，《脉经》、《外台》同。宋版《伤寒论》注：一云“脐下心下鞕”。

【浅述】

本条论述风湿在表的阳虚证治。

伤寒八九日，正当阳明、少阳主气之时，邪传少阳则呕，邪入阳明则渴；伤寒表解，则身当不疼；伤寒里实，则脉沉实而滑。今风湿相搏，邪尚在表，故身体疼烦，不能自转侧；邪未入里，故不渴不呕；风湿在表，阳气虚弱，故脉浮虚而涩。桂枝附子汤：桂枝解肌祛风，附子温阳止痛，生姜、草、枣，散寒和胃，故主治之。若湿淫于内，小便不利，大便反快，则当利其小便；今湿不在内，大便坚，小便自利，则不须利其小便。桂枝解肌，亦能化膀胱之气而利小便，故去之；白术健脾，能与附子并走皮中以逐水气，故加之。一服觉身体麻痹，三服如昏冒状，这是术附所起的抗病反应，湿气未得骤除的缘故，所以不要疑惧惊怪。

【按语】

本条亦见于《伤寒论·太阳病篇》，白术附子汤方后云："此本一方二法，以大便坚，小便自利，去桂也；以大便不坚，小便不利，当加桂。"据此，则桂枝附子汤所主，可能还有大便不坚，小便不利之证。

【治例】

编者治验：王某，男，46岁。患慢性风湿性关节炎，因感受寒湿复发，四肢关节冷痛，时过农历端阳节，仍穿冬季衣服而不觉热，前医曾给服五积散、阿司匹林等药，汗出不止，恶寒日甚，脉象沉细而涩。此汗多亡阳，心液亦伤，急宜强心温阳、兼顾心液，用桂枝附子汤：桂枝10克、附片15克、炙草10克、生姜三片、大枣五枚，加党参30克、白芍12克，服五剂，汗出已止，关节痛减。后用原方加黄芪、当归五剂，以益气血。

黄某，男，35岁。其人素有内湿，大便溏软，又因春插下水，感受寒湿，发热恶寒、一身尽痛无汗，小便不利，大便反快，舌苔白滑，脉浮而濡。此内湿招致外湿，内外合邪为病。用麻黄加术汤，服二剂，寒热已除，身痛亦止，惟食欲未复，大便仍溏，拟温阳化湿、健脾扶正，用白术附子汤：白术12克、附片6克、甘草3克、生姜三片、大枣三枚，加茯苓10克，嘱服三剂以善其后。

【原文】

24. 风湿相搏，骨节疼烦，掣痛不得屈伸，近之则痛剧，汗出短气，小便不利，恶风不欲去衣，或身微肿者，甘草附子汤主之。

甘草附子汤方：

甘草二两，炙　附子二枚，炮，去皮　白术二两　桂枝四两，去皮

右四味，以水六升，煮取三升，去滓，温服一升，日三服。初服得微汗则解，能食；汗出复烦者，服五合，恐一升多者，服六、七合为妙。

【校勘】

“疼烦”《伤寒论》成注本作“烦疼”。

【浅述】

本条论述风湿并重的阳虚证治。

风湿并重，两相搏结，故骨节疼烦，掣痛不可屈伸，近之则痛剧；卫阳不固，正气虚弱，故汗出短气，恶风不欲去衣；决渎失职，气化不行，故小便不利，或身微肿。甘草附子汤：炙甘草缓急补中，附子温经止痛，桂枝祛风，白术除湿，故主治之。但附子用量较重，必须注意方后服法，初服一升，得微汗则解；如恐一升太多者，则服六七合；如汗出复烦者，只服五合，不必尽剂。

【按语】

本条与上条，都是风湿相搏的阳虚证治，故三方均用附子温阳止痛。但桂枝附子汤治风重于湿，故以桂枝为主；白术附子汤治湿重于风，故以白术为主；甘草附子汤治风湿并重，故桂枝白术同用。

【治例】

编者治验：杜某，女，45岁。患风湿性心脏病，心悸短气，汗出恶风，关节冷痛，小便不利，下肢浮肿，按之凹陷，脉象沉细不整。此风湿相搏，日久不愈，邪从寒化，累及心阳所致。治宜强心通阳、温脾化湿，用甘草附子汤：炙草10克、附子10克、白术10克、桂枝6克，加防己10克、茯苓12克，服三剂，汗出恶风已止，关节冷痛减轻。后用真武汤加桂枝、防己，下肢浮肿亦消，但仍心悸短气，心律不齐，嘱用柏子养心丸成药常服，善自调理。半年后随访，已能参加一般家务劳动。

【原文】

25. 太阳中暍，发热恶寒，身重而疼痛，其脉弦细芤迟；小便已洒洒然毛耸[①]，手足逆冷，小有劳身即热，口开前板齿燥。若发其汗，则恶寒甚，加温针则发热甚，数下之则淋甚。

【校勘】

《脉经》“则恶寒甚”，作“恶寒则甚”；“发热”下，有“益”字；“则淋甚”，作“淋复甚”。

【注释】

①洒洒然毛耸：形容小便后洒淅寒战的样子。

【浅述】

本条论述中暑的脉证和误治的情况。

中暍即中暑，亦即伤暑。暑为六淫之一，病从太阳开始，故有发热恶寒的见证；暑多兼湿，故身重疼痛；暑伤气液，故其脉或见弦细、或见芤迟；小便后身体寒战，手足逆冷，为阳气弱的表现；稍有劳作身即发热，口开前板齿燥，为阴液虚的表现。若医者误为伤寒而发其汗，则阳更弱，故恶寒甚；若因其恶寒而加温针，则阴更虚，故发热甚；若因其发热而数下之，则津液更伤，故小便如淋而涩甚；这是临床时应该引以为禁的。

【按语】

本篇所论的中暍，即《素问·刺志论》所说的伤暑，与后世所说的夏月远行，忽然头痛壮热，汗出大渴，无气以动，昏晕闷倒的中暑不同，医者注意区别。

【原文】

26. 太阳中热者，暍是也。汗出恶寒，身热而渴，白虎加人参汤主之。

白虎加人参汤方：

知母六两　石膏一斤，碎　甘草二两　粳米六合　人参三两

右五味，以水一斗，煮米熟汤成，去滓，温服一升，日三服。

【校勘】

《伤寒论》、《脉经》，此条列在上条之前。“汗出”上有“其人”二字；“渴”下，有“也”字。《伤寒论》，无“白虎加人参汤主之”八字；《玉函》、《脉经》，无“加人参”三字。

【浅述】

本条论述暑热偏重的证治。

中热即中暍。太阳中暍，腠理开泄，故汗出恶寒；热蒸肌腠，气液被伤，故身热口渴。白虎加人参汤：石膏辛寒以清表热，知母苦寒以清里热，甘草、粳米，甘平养胃，人参甘寒，益气生津，故主治之。

【按语】

中暍恶寒，与伤寒恶寒的病机不同，伤寒恶寒，是因腠理闭塞，阳气不能外达所致；中暍恶寒，是因腠理开泄，汗出太多所致。徐灵胎说：“凡汗出多之病，无不恶寒者，以其恶寒汗出而误认为寒，妄用热剂，则立危矣。”其说当参。

【治例】

编者治验：李某，女，35岁，小学教师。因盛夏田间劳动，感受暑邪，发热汗出，烦渴喜饮，如当风乘凉，则皮肤粟起，汗出减少，体温增高；如用热水抹澡，则汗出增多，体温

稍降，口渴益甚。小便赤涩，脉象虚大。此暑热蒸淫，腠理空疏，汗出太多，气阴两伤之故。法当清热去暑、益气生津为治，用白虎加人参汤：石膏15克、知母10克、粳米10克、甘草3克、党参12克，服二剂，热退汗止，惟口尚渴，精神未复，后用生脉散泡水作饮料，以益气阴。

【原文】

27. 太阳中暍，身热疼重而脉微弱，此以夏月伤冷水，水行皮中所致也，一物瓜蒂汤主之。

一物瓜蒂汤方：

瓜蒂二七个

右剉，以水一升，煮取五合，去滓顿服。

【校勘】

《伤寒论》、《玉函》、《脉经》，均无“一物瓜蒂汤主之”七字，古本作“猪苓加人参汤主之”。

【浅述】

本条论述暑湿偏重的证治。

暑兼湿热，故身热疼重，湿则伤阳，故脉微弱，这是由于夏月贪凉饮冷，或汗出入水，水行皮中，阳气被遏所致。一物瓜蒂汤：瓜蒂主身面四肢浮肿，水气去则暑无所依，而病自解，故主治之。

【按语】

瓜蒂一物，一般用于催吐，似与本条脉证不合；《伤寒论》、《玉函》、《脉经》，并无一物瓜蒂汤主之七字，古本作猪苓加人参汤主之，可参。

小　　结

痉病是以表现的证状而命名。凡疾病过程中，出现口噤不语，项背反张等证的，就叫做痉，其脉按之紧弦，直上下行。本篇所论的痉病，其成因有二，一为外感风邪，干忤经络所致，一为误治伤阴，筋脉失养所致。外感所致的痉病，病从太阳开始，故有发热恶寒的见证，而以无汗表实为刚痉，汗出表虚为柔痉。其治疗：如刚痉无汗，而小便反少，气上冲胸，口噤不得语的，用葛根汤解肌生津；柔痉汗出，身体强几几然，脉反沉迟的，用栝蒌桂枝汤和营滋液；如邪入阳明，里实热盛，胸满口噤，卧不著席，脚挛龂齿的，用大承气汤急下存阴；但这些方剂，只适用于外感风邪所致的痉病，若误治伤阴所致的痉病，则宜养阴镇痉为治。又痉病初起、脉见沉细的，或痉病误灸、化脓成疮的，均属难治，并须注意。

湿病，是以致病的因素而命名的，一般有外湿和内湿之分。外湿多因汗出当风，或久伤取冷所致，临床表现以身体疼重为主征；内湿多因运化失常，水湿内停所致，临床表现以小便不利为主征。但外湿和内湿又是相互影响的，如素有内湿，脾不健运，容易招致外湿；外感湿邪，影响脾的运化，又可产生内湿。本篇所论治湿大法，湿在表的宜取微汗，湿在里的当利小便，忌用火攻和下法。但湿邪伤人，往往相兼为患，兼风则为风湿，兼寒则为寒湿，兼热则为湿热。如寒湿表实，身热烦疼的，用麻黄加术汤发汗去湿；风湿表实，身疼发热，日晡时增剧的，用麻杏苡甘汤解表渗湿；风湿表虚，脉浮身重，汗出恶风的，用防己黄芪汤固表行湿。风湿在表，阳气虚弱的，用三附子汤分别施治：如风重于湿，身体疼烦，不能自转侧的，用桂枝附子汤通阳化湿；湿重于风，其人大便坚，小便自利的，用白术附子汤助阳逐湿；风湿并重，骨节掣痛，不可屈伸，小便不利，或身微肿的，用甘草附子汤温经除湿。如头中寒湿，身疼发热，面黄而喘，头痛鼻塞，自能饮食的，则不须服药，但纳药鼻中，宣泄寒湿即愈。

中暍即中热，亦即中暑。本篇所论的中暍，即《素问·刺志论》所说的伤暑，其发生的原因，是因夏月感受暑热之气，或贪凉饮冷，汗出入水所致。病从太阳开始，故有发热恶寒的见证，暑多兼湿，故身重疼痛，暑伤气液，故见弦细或芤迟的脉象。其治疗，宜清暑除湿，兼顾气液，忌用汗下温针等法。如暑热偏重，汗出恶寒，身热口渴的，用白虎加人参汤清热生津；如暑湿偏重，身热疼重，脉象微弱的，用一物瓜蒂汤祛暑除湿；但瓜蒂一物，一般多用于催吐，有的注家认为此方药证不合，疑为错出，后人用十味香薷饮、藿香正气散、五苓散、六和汤等方，对暑月伤冷，暑湿合邪为患，治疗有效，可备临床参考。

总的说来，本篇所论的痉，是以外感风邪所致的痉病为主，与《巢源》所载由于破伤风所致的产后中风痉、金疮中风痉、小儿中风痉等病，及温病后期，由于肝肾阴虚所致的痉厥不同。所论的湿，着重在汗出当风、或久伤取冷的外湿方面，对于运化失常、水湿内停的内湿则比较简略。所论的暍，是指夏季伤暑而言，与《巢源》所说："夏月炎热，人冒涉途路，热毒入内，与五脏相并，……致阴气卒绝，阳气暴壅，经络不通，故奄然闷绝，谓之暍"者不同，医者注意及之。

附：本篇内容归纳表

痉
- 主证——身热足寒,颈项强急,恶寒,时头热,面赤目赤,独头动摇,卒口噤,背反张 (7)
- 主脉——按之紧弦,直上下行 (9)
- 外感风邪致痉
  - 辨证
    - 刚痉——太阳病,发热无汗,反恶寒 (1)
    - 柔痉——太阳病,发热汗出,不恶寒 (2)
  - 治疗
    - 刚痉 (12)
      - 证状——太阳病,无汗,小便反少,气上冲胸,口噤不得语
      - 方剂——葛根汤(解肌生津)
    - 柔痉 (11)
      - 脉证——太阳病,其证备,身体强几几然,脉反沉迟
      - 方剂——栝蒌桂枝汤(和营滋液)
    - 邪入阳明 (13)
      - 证状——胸满口噤,卧不著席,脚挛急,必齘齿
      - 方剂——可与大承气汤(急下存阴)

- 误治伤阴致痉
  - 太阳病——发汗太多，因致痉 (4)
  - 风　病——下之则痉，复发汗，必拘急 (5)
  - 疮　家——虽身疼痛，不可发汗，汗出则痉 (6)
- 预后
  - 难治
    - 太阳病,发热、脉沉而细者——痉 (3)
    - 痉病,有灸疮 (10)
  - (8)
    - 暴腹胀大者——欲解
    - 脉如故,反伏弦者——痉

湿

- 辨证
  - 湿痹 (14)
    - 脉证——太阳病，关节疼痛而烦，脉沉而细
    - 主征——小便不利，大便反快
    - 治法——但当利其小便
  - 风湿 (18)
    - 证状——风湿相搏，一身尽疼痛
    - 治法——但微微似欲出汗，风湿俱去
  - 湿热——一身尽疼，发热，身色如熏黄 (15)
- 治疗
  - 寒湿
    - 轻证 (19)
      - 脉证——身疼发热,面黄而喘,头痛,鼻塞而烦,自能饮食,其脉大
      - 病机——病在头中寒湿，腹中和，无病
      - 治法——内药鼻中则愈(历代医家多用瓜蒂散)
    - 表实 (20)
      - 证状——身烦疼
      - 禁忌——慎不可以火攻之
      - 方剂——麻黄加术汤(发汗去湿)
  - 风湿
    - 表实 (21)
      - 病因——汗出当风或久伤取冷所致
      - 证状——一身尽疼发热，日晡所剧
      - 方剂——麻杏苡甘汤(解表渗湿)
    - 表虚 (22)
      - 脉证——脉浮身重、汗出恶风
      - 方剂——防己黄芪汤(固表行湿)
    - 阳虚
      - 风湿偏重 (23)
        - 脉证——身体疼烦，不能自转侧，不呕不渴，脉浮虚而涩
        - 方剂
          - 风重于湿——桂枝附子汤(通阳化湿)
          - 湿重于风——白术附子汤(助阳逐湿)
      - 风湿并重 (24)
        - 证状——骨节疼烦,掣痛不得屈伸，汗出短气,恶风,小便不利,或身微肿
        - 方剂——甘草附子汤(湿经除湿)
- 误下
  - 变证——湿家,但头汗出,背强,欲得被复向火,若下之早,则哕,胸满，小便不利,舌上如胎,渴欲得饮而不能饮，则口燥烦 (16)
  - 死证——额上汗出,微喘,小便不利者死,下利不止者亦死 (17)

- 暍 (25)
  - 中暑脉证
    - 脉象——弦细或芤迟
    - 证状——发热恶寒，身重疼痛，小便已洒洒然毛耸，手足逆冷，小有劳身即热，口开前板齿燥
  - 误治变证（忌用汗下温针等法）
    - 若发汗——恶寒甚
    - 加温针——发热甚
    - 数下之——淋　甚
  - 辨证治疗
    - 暑热偏重 (26)
      - 证状——汗出恶寒，身热而渴
      - 方剂——白虎加人参汤(清热生津)
    - 暑湿偏重 (27)
      - 脉证——身热疼痛，而脉微弱
      - 病因——夏月伤冷水，水行皮中所致
      - 方剂——一物瓜蒂汤(祛暑除湿)

百合狐惑阴阳毒病证治第三

论一首　证三条　方十二首

本篇是论述百合、狐惑、阴阳毒三病的脉证和治疗。证三条，当作二条；方十二首，赵刻及《正脉》本均阙苦参汤一方，今据徐、沈、尤注及《金鉴》补入。

百合、狐惑、阴阳毒，《肘后》、《脉经》、《巢源》、《千金》、《外台》等均有记载。百合、狐惑，《千金》、《外台》列于伤寒门，阴阳毒，《巢源》既见于伤寒候，又见于时气候，可知此三者均与伤寒有关，而阴阳毒又与天行时气有关。本篇所论，百合病是以精神恍惚，口苦小便赤为主征，狐惑病是以咽喉及前后二阴蚀烂为主征，阴阳毒是以发斑咽喉疼为主征。由于三者表现的某些症状颇相类似，所以合为一篇讨论，以资识别。

【原文】

1. 论曰：百合病者，百脉一宗①，悉致其病也。意欲食复不能食，常默默②，欲卧不能卧，欲行不能行，饮食或有美时，或有不用闻食臭时，如寒无寒，如热无热；口苦小便赤；诸药不能治，得药则剧吐利，如有神灵者；身形如和，其脉微数。每溺③时头痛者，六十日乃愈；若溺时头不痛淅然④者，四十日愈；若溺时快然，但头眩者，二十日愈。其证或未病而预见，或病四五日而出，或病二十日、或一月微见者，各随证治之。

【校勘】

“默默”，《正脉》本作“默然”，《衍义》作“默默然”，今据赵刻本作“默默”。赵刻，“饮食”上，有“欲”字。“不用闻食臭”之“用”字，徐、沈注本作“欲”。“快然”，魏注本作“快然”，非。“微见”，《千金》作“后见”；《巢源》作“复见”。

【注释】

①百脉一宗：指全身所有的经脉是同出一源的。

②默默：即静默不语。

③溺：即小便。

④淅然：形容小便时洒淅寒战的样子。

【浅述】

本条论述百合病的脉证、预后及其发病情况。

百合病的发生，有因伤寒虚劳大病之后，余热未净，阴液未复，影响百脉不和所致的；有因平时忧虑过多，情志不遂，影响机体功能失调所致的。肺朝百脉而主治节，百脉一宗，悉致其病，故表现的症状，意兴索然，默默不语，欲食不能食，欲卧不能卧，欲行不能行，食欲有时好，有时不好，如寒无寒，如热无热，神志恍惚，如有神灵。阴虚内热，故口苦小便赤，其脉微数；身形如和，内无实热可攻，故诸药不能治，有时吃了药以后，可以吐泻得很厉害。肺主通调水道，下输膀胱，足太阳之脉上额交巅，故从小便的畅利与否，头部的感觉怎样，可以推断病情的轻重和病程的长短。原文所示病愈日期，只是约计的日数，并非绝对的时间。由于致病的原因不同，故其发病的先后不一，或未病而预见，或病四五日而出，或二十日或一月而后见。其治法宜按以下各条，随证施治。

【按语】

魏念庭说：“百合病用百合，盖古有百合病之名，即用百合一味而瘳此疾，因得名也，如《伤寒论》条内云，太阳病桂枝证，亦病因药而得名之义也”；其说可参。

【原文】

2. 百合病，发汗后者，百合知母汤主之。

3. 百合病，下之后者，滑石代赭汤主之。

4. 百合病，吐之后者，百合鸡子汤主之。

百合知母汤方：

百合七枚，擘　知母三两，切

右先以水洗百合，渍一宿，当白沫出，去其水；更以泉水二升，煎取一升，去滓；别以泉水二升煎知母，取一升，去滓，后合和煎取一升五合，分温再服。

滑石代赭汤方：

百合七枚，擘　滑石三两，碎，绵裹　代赭石如弹丸大一枚，碎，绵裹

右先以水洗百合，渍一宿，当白沫出，去其水，更以泉水二升，煎取一升，去滓，别以泉水二升，煎滑石代赭，取一升，去滓；后合和重煎，取一升五合，分温服。

百合鸡子汤方：

百合七枚，擘　鸡子黄一枚

右先以水洗百合，渍一宿，当白沫出，去其水，更以泉水二升，煎取一升，去滓；内鸡子黄搅匀，煎五分，温服。

【校勘】

“发汗后者”，《千金》作“已经发汗之后更发者”，《外台》作“发汗已更发者”；“下之后”、“吐之后”两条文义并同。“百合鸡子汤”，赵刻及《正脉》本作“用后方”三字，今从《衍义》及尤注本改。

【浅述】

此三条论述百合病误治以后的救逆方法。

百合病，本无实邪可攻，汗、吐、下三法，误用其一，都是诛伐无过，徒足以伤其正，故宜甘平微寒之百合补虚清热为主。如系汗之后者，汗伤阴液，必有烦热口渴之证，故合知母清热生津。如系下之后者，下伤中气，必有痞满噫气之证，故合滑石、代赭清热降逆，且以利小便而涩大便。如系吐之后

者，吐伤胃气，必有心中不适之证，故合鸡子黄补虚安中。三方均用泉水煮药，取其澄澈清冷，共奏清热养阴之效。

【按语】

此三条，陈修园认为是百合病见于汗、吐、下之后者，意即汗吐下以后所致的百合病，其实此三条是说明百合病经过汗吐下误治以后的处理，下第五条是说明百合病不经吐、下、发汗，病形如初的治疗，前后合看，文意更为明显。

【治例】

王孟英："此病仲景以百合主治，即以百合名其病，其实余热逗留肺经之证，凡温、暑、湿、热诸病后皆有之，不必疫也。肺主魄，魄不安则如有神灵；肺失清肃则小便赤，百合功专清肺，故以为君也。忆辛丑暮春，于役兰溪，在严州舟次，见一女子患此证，其父母以为祟也，余询其起于时证之后，察其脉数。第百合无觅处，遂以苇茎、麦冬、丝瓜子、冬瓜皮、知母为方，服之一剂知，二剂已。"（录自《温热经纬》）

【原文】

5. 百合病，不经吐下发汗，病形如初者，百合地黄汤主之。

百合地黄汤方：

百合七枚，擘　生地黄汁一升

右以水洗百合，渍一宿，当白沫出，去其水，更以泉水二升，煎取一升，去滓，内地黄汁，煎取一升五合，分温再服。中病勿更服，大便当如漆。

【浅述】

本条论述百合病未经误治的正治方法。

百合病，未经吐、下、发汗误治，其病形如初起时一样，仍是精神不安，口苦、小便赤，其脉微数，可知阴虚内热的情况，并未改变。百合地黄汤：百合补虚清热，生地凉血养阴，故主治之，这是百合病的正治方法。唯生地黄汁，多服能令便溏，故方后指出中病勿更服。大便如漆，系生地黄汁所染，与消化道出血大便色黑者不同。

【按语】

前三条是说明百合病误治以后的救逆方法，本条是说明百合病未经误治的正治方法。尤在泾说:“大便如漆，热除之验也”；曹颖甫说:“败血以浸润而当下，观其分温再服，大便如漆，可为明证”；程云来说:“如漆，生地黄汁也”；程说为是。

【治例】

张路玉:“内翰孟端士尊堂太夫人，虚火不时上升，自汗不止，心神恍惚，欲食不能食，欲卧不能卧，口苦、小便难，溺则洒淅头晕。自去岁迄今，历更诸医，每用一药，辄增一病，……遂致畏药如蝎，唯日用人参钱许，入粥饮和服，聊藉支撑。交春虚火倍剧，火气一升，则周身大汗，神气骎骎欲脱，唯倦极少寐，则汗不出而神思稍宁，觉后少顷，火气复升，汗亦随至，较之盗汗迥殊。直至仲春中浣，邀石顽诊之，其脉微数，而左尺与左寸倍于他部，气口按之，似有似无。诊后，欵述从前所患，并用药转剧之由。石顽曰：此本平时思虑伤脾，脾阴受困，而厥阳之火尽归于心，扰其百脉致病，病名百合，此证惟仲景《金匮要略》言之甚详，本文原云诸药不能治，所以每服一药，辄增一病，惟百合地黄汤为其专药，奈病久中气亏乏殆尽，复经药误而成坏病，姑先用生脉散加百合、茯神、龙齿以安其神，稍兼萸、连以折其势，数剂稍安，即令勿药以养胃气，但令日用鲜百合煮汤服之……。”（节录自《张氏医通》）

【原文】

6. 百合病，一月不解，变成渴者，百合洗方主之。

7. 百合病，渴不差[①]者，栝蒌牡蛎散主之。

8. 百合病，变发热者（原注：一作发寒热），百合滑石散主之。

百合洗方：

右以百合一升，以水一斗，渍之一宿，以洗身，洗已食煮饼，勿以盐豉也。

栝蒌牡蛎散方：

栝蒌根　牡蛎熬，分等

右为细末，饮服方寸匕，日三服。

百合滑石散方：

百合一两，炙　滑石三两

右为散，饮服方寸匕，日三服，当微利者止服，热则除。

【校勘】

“一月”，《千金》作“经月”。“栝蒌牡蛎散主之”，赵刻本作“用后方主之”。

【注释】

①不差：差，同瘥；不差，即病不愈的意思。

【浅述】

此三条论述百合病的变证及其治疗。

百合病，除误治者外，原无口渴之证，病经一月不解，变成渴者，是肺胃阴虚，水津不布，故用百合浸水外洗皮毛，以利百脉，并食煮饼，以养胃气，咸能增渴，所以不用盐豉。如用百合洗方而渴仍不止者，是津液不复，虚热上浮，故用栝蒌牡蛎散，以栝蒌根生津止渴，牡蛎引热下行。百合病如热无热，本不发热，今变发热者，是阴虚内热的现象，故用百合补虚，滑石清热，使热从小便而出，又恐过利伤阴，所以方后指出当微利者止服。

【按语】

煮饼，《千金》《外台》作白汤饼，《外台》注：“今馎饦也”。《总病论》说：“煮饼，是切面条，汤煮水淘过，热汤渍食之”；《活人书》注：“煮饼，即淡熟面条也”；要之，百合浸水洗后食煮饼，与白虎汤、竹叶石膏汤之用粳米，同样是以养胃生津止渴为目的。

【治例】

编者治验：谢某，女，23岁。患神经官能症，主诉经常头痛、失眠、眼冒金花、口干口苦、手足心烧、食欲有时好有时不好、月经提前、量少、小便短赤、大便秘结，若问其有无其他不适，则恍惚去来疑似有无之间，其人营养中等，面色如常，舌润无苔、边尖俱赤，脉象弦细而数。病已年余，西药如谷维素、安定片、利眠宁、维磷补汁之类；中药如丹栀逍遥散、天王补心丹、六味地黄丸之类，遍尝不效。此《金匮》所谓“百脉一宗，悉致其病”，治宜滋养心肺之阴、佐以清热镇静，用百合地黄汤、百合知母汤、栝蒌牡蛎散、百合滑石汤合为一方：百合23克、生地15克、知母10克、滑石10克、花粉12克、生牡蛎20克，加淮小麦15克、生白芍10克、炙草6克、大枣三枚，服十剂，口苦口干已好，小便转清，于原方去知母、滑石、花粉，加沙参15克、麦冬10克、枣仁10克、阿胶10克（蒸兑）、鸡子黄二枚（冲服），连进二十余剂，诸证悉平。

【原文】

9. 百合病，见于阴者，以阳法救之；见于阳者，以阴法救之。见阳攻阴，复发其汗，此为逆[①]；见阴攻阳，乃复下之，此亦为逆。

【校勘】

《脉经》，两“为逆”下，均有“其病难治”四字。《千金》此条作：“论曰：百合病，见在于阴而攻其阳，则阴不得解也，复发其汗，为逆也；见在于阳而攻其阴，则阳不得解也，复下之，其病不愈”。

【注释】

①逆：指误治而言。

【浅述】

本条论述百合病的治疗原则及其误治情况。

百合病，本为邪少虚多之证，见于阴者，多属阳虚，法当温养其阳；见于阳者，多属阴虚，法当滋养其阴；使阴平阳秘，精神乃治，这是百合病的治疗原则。若病见于阳，不予养阴以配阳，而反攻其阴，则阴更伤，复发其汗，并伤其阳，这是错误的治疗；病见于阴，不予扶阳以和阴，而反攻其阳，则阳更伤，乃复下之，并伤其阴，也是错误的治疗。

【按语】

百合病，治宜平剂调补，不可妄施攻伐。所谓“见于阴者以阳法救之，见于阳者以阴法救之”，即《灵枢·五色》所说的“用阳和阴，用阴和阳”的道理。由此可见，百合病有阴虚证，也有阳虚证，本篇所论，是以百合病的阴虚证治为主，对百合病的阳虚证治，仅在治法上作了原则性的提示。

【原文】

10. 狐惑之为病，状如伤寒，默默欲眠，目不得闭，卧起不安，蚀[①]于喉为惑，蚀于阴为狐。不欲饮食，恶闻食臭，其面乍赤乍黑乍白。蚀于上部则声喝[②]（原注：一作嗄），甘草泻心汤主之。

11. 蚀于下部，则咽干，苦参汤洗之。

12. 蚀于肛者，雄黄熏之。

甘草泻心汤方：

甘草四两，炙　黄芩　人参　干姜各三两　黄连一两　半夏半升　大枣十二枚

右七味，水一斗，煮取六升，去滓再煎，温服一升，日三服。

苦参汤方：

苦参一升

以水一斗，煎取七升，去滓熏洗，日三。

（此方赵刻及《正脉》本均阙，今据徐、沈、尤注及《金鉴》补

入)

雄黄熏法：(此四字据尤、陈注本补)

雄黄

右一味为末，筒瓦二枚合之烧，向肛熏之。

(原注：《脉经》云：病人或从呼吸，上蚀其咽；或从下焦，蚀其肛阴。蚀上为惑，蚀下为狐。狐惑病者，猪苓散主之)

【校勘】

“状”，《脉经》、《千金》，作“其气”二字；“目不得闭”，《巢源》作“目挛不得卧”，《外台》作“目瞑不得眠”。《脉经》、《巢源》、《千金》、《外台》，“为狐”下，并有“狐惑之病”四字。“乍”，《巢源》、《千金》，作“翕”；“喝”，《巢源》、《外台》作“嗄”。《脉经》无“甘草”二字，《千金》、《外台》同，然方则载甘草泻心汤。《巢源》，“咽干”下，有“此皆湿毒气所为也”八字；《脉经》、《千金》、《外台》，“苦参汤”下有“淹”字；《千金》、《外台》，“肛”下有“外”字，《衍义》及程注本，“雄黄”下有“散”字。

【注释】

①蚀：即腐蚀的意思。

②声喝：即声音嘶嗄。

【浅述】

此三条论述狐惑病的证状和治疗。

狐惑病，是因其病狐疑惑乱症见多端而定名。本病系由湿热郁遏而成，湿为阴邪，可有恶寒，热为阳邪，可发低热，故其表现，状如伤寒而非伤寒；湿热之邪，侵扰心神，故默默欲眠而目不得闭，甚则卧起不安，其面乍赤乍黑乍白。不欲饮食，恶闻食臭，即湿热中阻之故；蚀于喉为惑，为湿热上蒸所致；蚀于阴为狐，为湿热下注所致；蚀于上部则咽喉溃烂，故声嘶；蚀于下部则津不上承，故咽干。甘草泻心汤：甘草、参、枣，补虚安中；姜、夏温燥除湿，芩、连苦寒清热，故主治之。蚀于阴者，外用苦参汤洗之，取其除湿清热；蚀于肛者，则以雄黄熏之，取其解毒杀虫。

【按语】

狐惑病，颇似今之口、眼、生殖器综合征。主要表现为：一，口腔损害，如口腔黏膜、扁桃体及咽部发生单个或多个浅表溃疡；二，眼部损害，如虹膜睫状体炎、结合膜炎、角膜炎、脉络膜炎、视网膜出血等；三，生殖器损害，如外生殖器、会阴部及肛门周围发生大小不等的浅表溃疡。部分病例可累及胃肠道，引起食欲减退，或溃疡性结肠炎。

【治例】

编者治验：穆某，女，30岁。患狐惑病，其证如下阴无病，则口腔咽喉溃烂疼痛；如口腔病好，则阴道阴唇溃烂疼痛，如此交替发作已一年余，颇似眼、口、生殖器综合征，但未见有眼科疾患。因按狐惑病处理，用甘草泻心汤：甘草15克、党参10克、黄芩10克、黄连5克、法夏10克、大枣三枚，水煎内服。口腔溃烂时，用锡类散吹之；下阴溃烂时，用苦参汤洗之。经反复治疗半年之久，其病始愈。后以此案告之同事张某，其邻妇有患此症者，用上法治之亦效。

【原文】

13. 病者脉数，无热微烦，默默但欲卧，汗出，初得之三四日，目赤如鸠[①]眼，七八日目四眥[②]（原注：一本此有黄字）黑，若能食者，脓已成也；赤小豆当归散主之。

赤小豆当归散方：

赤小豆三升，浸令芽出，曝干　当归三两（原本缺两数，今据《千金》补）

右二味，杵为散，浆水服方寸匕，日三服。（浆水：浆，酢也；炊粟米熟，投冷水中，浸五六日，味酢，生白花，色类浆，故名；见《本草蒙筌》）

【校勘】

《脉经》、《千金》，并作“目四眥黄黑”。

【注释】

①鸠：鸟名，两眼有红斑，俗称斑鸠。

②眥：（zì 音恣）：即眼角。

【浅述】

本条论述狐惑病变生痈脓的证治。

狐惑病，是因湿热郁遏为患，热为阳邪，故脉数微烦；湿为阴邪，故默默欲卧；无热汗出，则病不在表而在里；初得之三四日，目赤如鸠眼，为血热充斥的表现；七八日目四眥黑，为瘀热在里的表现；若能食者，则病不在胃而在肠，湿热下注，则伤血脉，变生痈脓。赤小豆当归散：功能清湿热、排痈脓，故肠痈便脓痔血并主之。

【按语】

本条，《脉经》、《千金》、《外台》，均列于狐惑门，《伤寒总病论》亦认为是狐惑病，徐忠可认为是狐惑病的类似证，魏念庭认为是阴阳毒，曹颖甫认为是《疮痈篇》脱文误录于此，本书仍依《脉经》、《千金》、《外台》属之狐惑病。

【治例】

《丁甘仁医案》：潘（左），外痔焮痛，脱肛便血，气阴两虚，大肠湿热留恋，今拟调益气阴，清化湿热；全当归二钱，杜赤豆一两，细生地四钱，粉丹皮钱半，京赤芍二钱，净槐米三钱包，抱茯神三钱，地榆炭三钱，橘白络一钱，生苡仁三钱，干柿饼三钱，脏连丸一钱包，外用黄连膏。

【原文】

14. 阳毒之为病，面赤斑斑如锦文，咽喉痛，唾脓血，五日可治，七日不可治，升麻鳖甲汤主之。

15. 阴毒之为病，面目青，身痛如被杖，咽喉痛，五日可治，七日不可治，升麻鳖甲汤去雄黄蜀椒主之。

升麻鳖甲汤方：

升麻二两　当归一两　蜀椒炒，去汗，一两　甘草二两　鳖甲手指大一片，炙　雄黄半两，研

右六味，以水四升，煮取一升，顿服之，老小再服取汗。（原注：《肘后》、《千金方》阳毒用升麻汤，无鳖甲，有桂；阴毒用甘草汤，无雄黄。）

【校勘】

《脉经》、《千金》，阳毒用升麻汤，阴毒用甘草汤。

【浅述】

此两条论述阴阳毒的证治和预后。

阴阳毒，以发斑、咽喉痛为主证，与后世所称的烂喉丹痧相似。本病的发生，多因时气温毒，由口鼻吸入所致。阴毒阳毒，是一病二证，不以寒热分阴阳，是以证候分阴阳，即表现面赤斑斑如锦文，咽喉痛，唾脓血等充血现象的为阳毒；表现面目青，身痛如被杖，咽喉痛等郁血现象的为阴毒。一般来说，阴毒邪入血分，病势较重；阳毒邪在营分，病势较轻。但本病变化迅速，必须及早治疗，病在五天之内，斑毒尚可透发，故为可治；若病达七日以上，斑毒每多内陷，故不可治。升麻鳖甲汤：升麻、甘草，解毒透斑，鳖甲、当归，疏邪活血，故阴毒阳毒并主治之；雄黄苦平解毒，阳毒用之，尚无不可，蜀椒辛温刺激，用于阳毒，恐非所宜，医者慎之。

【按语】

阴阳毒，《千金》、《外台》均列于伤寒门，《巢源》有时气阴阳毒候，又有伤寒阴阳毒候。所谓伤寒，是指广义的伤寒而言，与《素问·热论》所说的“今夫热病者，皆伤寒之类也”意义相同。因古人把一切急性热病，都属于伤寒范围之内，可知伤寒阴阳毒，也就是热病引起的阴阳毒。

【治例】

编者治验：次女赛男，于一九五六年三月患猩红热，初起恶寒发热、头痛咽痛、下颌淋巴结肿大、舌苔薄白、脉象浮

数。服银翘散二剂，恶寒已罢，仍发热咽痛。服普济消毒饮去升麻、柴胡三剂，另用冰硼散吹喉，咽痛减轻，热仍不退，颈面出现红色斑疹，惟口唇四周苍白，舌绛无苔，脉象滑数，印象为猩红热。为了避免传染给其他孩子，急送长沙市传染病院，经化验室检查，白细胞计数增高，中性增高，符合猩红热诊断，一面肌注青霉素，一面用升麻鳖甲汤：升麻3克、鳖甲10克、当归3克，去雄黄、蜀椒，加银花10克、连翘10克、牛子10克、生地12克、丹皮10克、赤芍6克、桔梗3克、甘草3克，服三剂，红疹遍及四肢，压之可渐退色，继用原方去升麻、当归、桔梗，加元参、麦冬、大青叶，三剂，皮疹消退，体温正常，痊愈出院。

小　结

百合病是以百合为治疗主药而定名，可由热病转归而来，亦可因情志不遂引起。因其百脉不和，故见症恍惚去来，莫可名状，但口苦，小便赤，脉微数，是其常见之征，亦为辨证的依据。本病的治疗方法，以百合地黄汤，养阴清热为主。如经误汗之后者，用百合知母汤清热生津；如经误下之后者，用滑石代赭汤清热降逆；如经误吐之后者，用百合鸡子汤补虚安中；这是百合病误治以后的救逆方法。若病经一月不解，变成渴者，配用百合洗方，外洗皮毛，以利百脉；如渴仍不止，再用栝蒌牡蛎散生津止渴；如阴虚内热，表现于外而复发热者，用百合滑石散补虚清热，使热从小便而出；这是治疗百合病变证的方法。

狐惑病，是因其病狐疑惑乱，症见多端而定名。由于湿热之邪，郁遏生虫，或酝酿成毒所致。临床症状，以咽喉、前后二阴蚀烂和目赤为特征。其治疗，以内服甘草泻心汤燥湿清热，赤小豆当归散排脓解毒为主。并配合外治法：蚀于下者，用苦参汤洗之；蚀于肛者，以雄黄熏之；则疗效更好。

阴阳毒病是因时气温毒侵入营血所致,邪在营分者为阳毒,邪入血分者为阴毒。因为两者同是一种病毒,故以解毒透斑之升麻鳖甲汤为主方,加减施治。惟方中蜀椒一味,辛温刺激,用于阳毒,恐非所宜。徐灵胎说:“蜀椒辛热之品,阳毒用而阴毒反去之,疑误;《活人》阳毒升麻汤,用犀角、射干、黄芩、人参,无当归、蜀椒、鳖甲、雄黄,颇切当。”可备临床选用。

总的说来,本篇所论百合、狐惑、阴阳毒三者,百合病的常默默欲卧不得卧,与狐惑病的默默欲眠,卧起不安;又狐惑病的蚀于喉,与阴阳毒的咽喉痛,均有其相似之处。但三者致病的因素各别,其治法也不相同,百合病着重在阴虚内热,故以养阴清热为主;狐惑病是因湿热蕴毒为患,故以除湿清热为主;阴阳毒多因温毒时气感染而成,故以解毒透斑为主;医者注意分别施治。

附:本篇内容归纳表

- 百合病
  - 病机——百脉一宗,悉致其病。
  - 脉证——口苦、小便赤,身形如和,其脉微数。
  - 精神证状——意欲食,复不能食;常默默,欲卧不能卧,欲行不能行,饮食或有美时,或有不用闻食臭时;如寒无寒,如热无热,诸药不能治,得药则剧吐利,如有神灵者。
  - 发病情况——各随证治之。
    - 或未病而预见
    - 或病四五日而出
    - 或病二十日或一月微见
  - 预后
    - 每溺时头痛者——六十日愈
    - 若溺时头不痛淅然者——四十日愈
    - 若溺时快然,但头眩者——二十日愈 (1)
  - 治疗
    - 总则 (9)
      - 见于阴者,以阳法救之——见阴攻阳,乃复下之,为逆。
      - 见于阳者,以阴法救之——见阳攻阴,复发其汗,为逆。
    - 正治方法 (5)
      - 病情——不经吐下发汗,病形如初
      - 方剂——百合地黄汤(补虚清热)
    - 救逆方法
      - 发汗后者——百合知母汤(清热生津) (2)
      - 下之后者——滑石代赭汤(清热降逆) (3)
      - 吐之后者——百合鸡子汤(补虚安中) (4)

- 变证处理
  - 变渴
    - 病情——一月不解，变成渴者
    - 治法
      - 百合洗方——外洗皮毛，以利百脉 (6)
      - 渴不差者——栝蒌牡蛎散(生津止渴) (7)
  - 变发热——百合滑石散(补虚除热) (8)

- 狐惑病
  - 证状——状如伤寒，默默欲眠，目不得闭，卧起不安，不欲饮食，恶闻食臭，其面乍赤乍黑乍白
  - 辨证
    - 蚀于阴——为狐，咽干
    - 蚀于喉——为惑，声嗄
  - (10)
  - 治疗
    - 内服——甘草泻心汤(除湿清热)
    - 外治
      - 蚀于下部——苦参汤洗之(清热除湿) (11)
      - 蚀于肛者——雄黄薰之(解毒杀虫) (12)
    - 生痈化脓
      - 脉证——脉数无热微烦，默默但欲卧，汗出初得之三四日，目赤如鸠眼，七八日目四眦黑，若能食者，脓已成
      - 方剂——赤小豆当归散(解毒、排痈脓)
      - (13)

- 阴阳毒
  - 证状
    - 阳毒——面赤斑斑如锦文、咽喉痛、唾脓血
    - 阴毒——面目青，身痛如被杖，咽喉痛
  - 预后——五日可治，七日不可治
  - 治疗
    - 阳毒——升麻鳖甲汤
    - 阴毒——升麻鳖甲汤去雄黄蜀椒
    - (解毒透斑疏邪活血)
  - (14)

疟病脉证并治第四

证二条　方六首

本篇是论述疟疾的脉证和治疗的专篇。证二条，方六首，包括原方三首，附方三首。

疟疾，《内经》早有记载。《素问·生气通天论》和《阴阳应象大论》说："夏伤于暑，秋必痎疟"；又《疟论》说："夫痎疟皆生于风。……疟之始发也，先起于毫毛，伸欠乃作，寒慄鼓颔，腰脊俱痛，寒去则内外皆热，头痛如破，渴欲冷饮"；可见祖国医学对疟疾的成因和证候，在两千年前就有了一定的认识。本篇在《内经》的基础上，进一步结合临床实践，论述了疟疾的脉象、治则、转归预后，和温疟、瘅疟、牡疟等不同类型的证治，为后世对疟疾的辨证治疗，提示了重要的法则。

【原文】

1. 师曰：疟脉自弦，弦数者多热，弦迟者多寒。弦小紧者下之差，弦迟者可温之，弦紧者可发汗针灸也，浮大者可吐之，弦数者风发也，以饮食消息①止之。

【校勘】

"弦紧者"，《脉经》作"若脉紧数者"，《巢源》作"脉数而紧者"。"脉浮大者"下，《巢源》有"不可针灸"四字。《外台》引仲景《伤寒论》，"风发"作"风疾"；"消息止之"，作"消息之"。

【注释】

①消息：这里是指斟酌的意思。

【浅述】

本条论述疟疾的脉象和治法。

疟疾是常见的传染病之一，流行的因素与天时气候地域环境有关，多发于夏秋两季。临床表现，以寒战发热头痛汗出为主证，发作常有一定的间隔时间。本条是讨论疟疾的脉象和治法。疟疾多属少阳，故其脉多见弦象。其病有热多者，有寒多者，也有因风而发者。其邪有在半表者，有在半里者，也有在胸膈之间者。故在脉象上出现单纯弦脉的很少，兼见其他脉象的较多。如热多者则脉弦数；寒多者则脉弦迟，可温之；邪在里者，脉弦小紧，可下之；邪在表者则脉弦紧，可发汗、或用针灸疗法；邪在胸膈之间者，则脉浮大，可吐之；因风而发者，风为阳邪，脉亦弦数，当从患者的饮食情况来决定治法：如热多喜饮者则用清法止之，如热多能食者则用下法止之。这是凭脉辨证，随证施治的法则。

【按语】

关于弦数者多热，原文未明言治法，从下文“弦数者风发也，以饮食消息止之”来看，也是或清或下，当从患者的饮食情况来决定。丹波元坚说:“弦数者多热，即白虎加桂枝汤、柴胡去半夏加栝蒌汤证也；弦小紧者下之差，鳖甲煎丸是也；弦迟者可温之，柴胡桂枝干姜汤是也；弦紧者可发汗，牡蛎汤是也；浮大者可吐之，蜀漆散是也”。其说可参。

【原文】

2. 病疟，以月一日发，当以十五日愈，设不差，当月尽解，如其不差，当云何？师曰：此结为症瘕[①]，名曰疟母，急治之，宜鳖甲煎丸。

鳖甲煎丸方：

鳖甲十二分，炙　乌扇三分，烧　黄芩三分　柴胡六分　鼠妇三分，熬　干姜三分　大黄三分　芍药五分　桂枝三分　葶苈一分，熬　石韦三分，去毛　厚朴三分　牡丹五分，去心　瞿麦二分　紫葳三分　半夏一分　人参一分　䗪虫五分，熬　阿胶三分，

炙　蜂窠四分，炙　赤消十二分　蜣螂六分，熬　桃仁二分

右二十三味，为末，取锻竈下灰一斗，清酒一斛五斗浸灰，候酒尽一半，著鳖甲于中，煮令泛烂如胶漆，绞取汁，内诸药，煎为丸，如梧子大，空心服七丸，日三服（原注：《千金方》用鳖甲十二片，又有海藻三分，大戟一分，䗪虫五分，无鼠妇、赤消二味，以鳖甲煎和诸药为丸）。

【校勘】

《脉经》，"病疟"，作"疟病"；无"以"下至"师曰"此二十六字；"疟母"下，无"急治之"三字。《外台》"病疟"上，有"问"字；"其"，作"期"。

【注释】

①症瘕（zhēng jiǎ 音征假）：即腹内的痞块。

【浅述】

本条论述疟疾的预后和疟母的治法。

古以五日为一候，三候为一气，十五日就是一个节气。人与天时相应，故疟疾治疗得法，一般到十五日就该好了；如果还没有好，再过一个节气，到三十日就该痊愈了；假如还不痊愈，成了慢性疟疾，就有结为症瘕的可能。症瘕在左胁下，名为疟母，亦即现时所称的脾肿大，当急治之。鳖甲煎丸：鳖甲、䗪虫、蜂窝、鼠妇（地虱）、蜣螂、煅铁灶灰，攻坚破积；丹皮、桃仁、大黄、赤硝、芍药、紫葳（凌霄）、清酒，活血通瘀；乌扇（射干）、葶苈、厚朴、半夏、石韦、瞿麦，理气行湿；柴胡、黄芩、桂枝、干姜、人参、阿胶，平调寒热，兼顾气血，故主治之。

【按语】

原文一日发，十五日愈，设不差，当月尽解，是就一般估计而言，不可拘执，总以早期治疗为好，若任其迁延失治，转为慢性，结成疟母，就难以治疗了。鳖甲煎丸，组织完密周到，功能理气活血，扶正祛邪，应用范围可不限于疟母，凡因

气血凝滞，腹内有肿块者，均可应用。

【治例】

薛生白："经月疟邪，仲景谓结为症瘕者，气血交病，病已入络，久必成满胀疟母，胶固粘着，又非峻攻可拔，当遵鳖甲煎丸之例，日饵不费，以搜络邪：鳖甲煎丸。"（录自《清代名医医案精华》）

《张聿青医案》：沈（左），久疟屡止屡发，刻虽止住，而食入不舒，左胁下按之板滞，胃钝少纳。脉濡，苔白质腻，脾胃气弱，余邪结聚肝络，拟和中运脾疏络。于潜术二钱炒，陈皮一钱，川朴一钱，制半夏一钱五分，沉香麯一钱五分，焦查炭三钱，茯苓一钱，炒竹茹一钱。鳖甲煎丸一钱五分，开水先服。

【原文】

3. 师曰：阴气孤绝，阳气独发，则热而少气烦冤①，手足热而欲呕，名曰瘅疟②；若但热不寒，邪气内藏于心，外舍分肉之间，令人消铄③肌肉。

【校勘】

《千金》、《外台》"阳气独发"下，并有"两脉微"三字。"铄"，《衍义》本作"烁"；"肌肉"，赵刻本作"脱肉"。古本，"瘅疟"下有"白虎加桂枝人参汤主之"十字，无"若"下二十四字。

【注释】

①烦冤：即烦闷不适、有苦难诉的样子。

②瘅疟（dān 音单）：瘅疟，即但热不寒的疟疾。

③消铄：铄（shuò 音灼）。消灼，即消损的意思。

【浅述】

本条论述瘅疟的病机和证状。

阴气孤绝，即阴液亏损的意思；阳气独发，即阳热亢盛的意思；阳亢阴虚，伤气耗液，故热而少气，烦闷难过；阳气独发，热邪干胃，故手足热而欲呕；但热不寒，名曰瘅疟。热邪内盛于心胸之间，外舍于肌肉之分，表里俱热，气液两伤，故消烁肌肉，令人形瘦。

【按语】

本条原文未出方治，根据瘅疟的发病机制及其表现的证状，可用白虎加人参汤清其独胜之热，救其将竭之阴，则热而少气烦呕之证自愈。

【原文】

4. 温疟者，其脉如平，身无寒但热，骨节疼烦，时呕，白虎加桂枝汤主之。

白虎加桂枝汤：

知母六两　甘草二两，炙　石膏一斤　粳米二合　桂去皮，三两

右剉，每五钱，水一盏半，煎至八分，去滓温服，汗出愈。

【校勘】

《脉经》条首两句，作“疟但见热者，温疟也，其脉平”；“时呕”下，有“朝发暮解，暮发朝解，名曰温疟”十二字。《千金》“脉”下，并无“如”字；“身无寒但热”，作“无寒，时病六七日，但见热也”。《外台》“如平”下，有“人”字；“但热”作“时热”。

【浅述】

本条论述温疟的脉证和治疗。

温疟，热多时呕，是邪在阳明的见证；骨节疼烦，是邪在太阳的见证；少阳无邪，故其脉如平而不弦。白虎汤清阳明之里，加桂枝解太阳之表，故主治之。

【按语】

温疟无寒但热，似与瘅疟无别，但《素问·疟论》以先热后寒为温疟，以但热不寒为瘅疟，可知温疟并非无寒，只是

热多寒少而已。

【治例】

编者治验：谭某，男，31岁。患温疟，发作时微恶寒，继发高烧、头痛面赤、身疼、呕吐，持续约八小时之久，然后大汗自出，高烧始退，口渴喜冷饮，小便短赤，舌红无苔，脉弦大而数。前医曾用清脾饮，未效。此阳气独盛，阴气偏虚，治宜抑阳扶阴、清热抗疟，用白虎加桂枝汤：生石膏15克、知母10克、粳米10克、甘草5克、桂枝去皮5克，加栝蒌根15克、生牡蛎30克，服三剂，病势减轻，但仍发作，后用清中驱疟饮（首乌、党参、柴胡、黄芩、花粉、知母、贝母、醋炒常山、甘草）连服五剂，其疟遂止。

【原文】

5. 疟多寒者，名曰牡疟，蜀漆散主之。

蜀漆散方：

蜀漆洗，去腥　云母烧二日夜　龙骨等分

右三味，杵为散，未发前以浆水服半钱。温疟加蜀漆半分，临发时，服一钱匕①（原注：一方云母作云实）。

【注释】

①一钱匕：指用药量。汉代用五铢钱抄药，以抄满不落下为度，谓之一钱匕。如抄一半，谓之半钱匕。

【校勘】

“牡疟”程本、《金鉴》，并作“牝疟”。

【浅述】

本条论述牡疟的证状及其治疗。

疟疾多寒，名为牡疟，是因湿痰阻遏、阳气不能外达所致。蜀漆散：蜀漆即常山之苗，得浆水能吐疟痰，云母升清气，龙骨除湿气，且以制蜀漆之过吐，故主治之。凡抗疟药，正发时服之反增烦躁，过时服之无效，故方后指出于未发前服，最宜注意。

【按语】

牡疟，有的注家认为牡当作牝，以兽类之属阴性者为牝，疟疾多寒，属于阴性，当作牝疟，其实问题不在于名称上的为牡为牝，当以表现的证状作为辨证施治的依据。

【治例】

《丁甘仁医案》：屠（右），但寒不热，名曰牡疟。间日而作，已有月余，汗多淋漓，纳谷减少，脉沉细而弦，舌中剥边薄白而腻，是阳虚失于外护，不能托邪外出，痰湿困于中宫，脾胃运化失职。高年患此，勿轻视之，亟拟助阳达邪，和中化湿：潞党参三钱，熟附块二钱，川桂枝一钱，软柴胡一钱，陈广皮一钱，姜半夏三钱，云茯苓三钱，鹿角霜三钱，煨草果八分，清炙草五分，生姜二片，红枣四枚。

【原文】

附《外台秘要》方：

牡蛎汤：治牡疟。

牡蛎四两，熬　麻黄去节，四两　甘草二两　蜀漆三两

右四味，以水八升，先煮蜀漆、麻黄，去上沫，得六升，内诸药，煮取二升，温服一升，若吐则勿更服。

【按语】

此方，《外台》载于第五卷牝疟门，引仲景《伤寒论》云：牝疟、多寒者，名牝疟，牡蛎汤主之。其方甘草用三两炙，蜀漆三两下注云：若无，用常山代之；右四味下，有“以水先洗蜀漆三遍，去腥”十字，余同。方后列有疗牝疟蜀漆散方，即本篇第五条所载的蜀漆散。丹波元坚说：“宋本《外台》作牡疟，盖其作牝者，程衍道所意改”。按程衍道，明代崇祯间人，重刻《外台秘要》者。此方云治牡疟，当系林亿等校订《金匮》时，据宋本《外台》补入。本篇及以下各篇附方，程注本及《金鉴》均删节未载，本书仍按原来的面目保留下来，以供学者研讨。

【原文】

柴胡去半夏加栝蒌汤：治疟病发渴者，亦治劳疟。

柴胡八两　人参　黄芩　甘草各三两　栝蒌根四两　生姜二两　大枣十二枚

右七味，以水一斗二升，煮取六升，去滓再煎，取一升，温服一升，日二服。

【按语】

此方，《外台》载于第五卷疗疟方门，引仲景《伤寒论》云：疟发渴者，与小柴胡去半夏加栝蒌汤。其方甘草下有炙字，大枣下有擘字，生姜用三两，日二服、作日三。方后注云：经心录疗劳疟。

【治例】

编者治验：伍某，女，40岁，患劳疟已半年，每日下午开始畏冷，旋即头痛发烧、汗出口渴，小便短赤，舌红苔薄，脉弦细数。每次服奎宁可止，但遇劳即发，此体质虚弱、正不胜邪，拟扶正祛邪，用柴胡去半夏加栝蒌汤：党参15克、柴胡10克、黄芩10克、栝蒌根12克、甘草5克、生姜三片、大枣三枚，加醋炒常山10克，服三剂疟止，继用秦艽鳖甲汤（秦艽、鳖甲、地骨皮、柴胡、青蒿、当归、知母、乌梅）加首乌、党参、甘草，服七剂后未再发。

【原文】

柴胡桂姜汤：治疟寒多，微有热，或但寒不热（原注：服一剂如神）。

柴胡半斤　桂枝三两，去皮　干姜二两　栝蒌根四两　黄芩三两　牡蛎二两，熬　甘草二两，炙

右七味，以水一斗二升，煮取六升，去滓再煎，取三升，温服一升，日三服。初服微烦，复服汗出便愈。

【按语】

此方，本出于《伤寒论·太阳病篇》；《外台》第五卷疟

病门未载，第二卷伤寒小便不利门，载有小柴胡桂姜汤，药味分量与此方同，其主治与《伤寒论》同。

【治例】

编者治验：李某，男，45 岁，患牝疟，发作时畏冷发抖，虽盖厚被两床，仍然寒战不已，头痛身疼、恶心、呕吐，面色苍白，持续约五小时，后微热汗出而解，渴喜热饮，舌苔白滑，脉象弦细而濡。此寒湿久羁，阴盛阳衰，拟温寒散湿、助阳抗疟，先用熟料五积散，寒战时间缩短，诸证相应减轻，继用柴胡桂姜汤：柴胡 10 克、酒芩 6 克、桂枝 10 克、干姜 6 克、牡蛎 15 克、甘草 3 克、栝蒌根 10 克，加醋炒常山 10 克、槟榔 10 克、草果 5 克，服三剂疟止。后用四兽饮（党参、白术、法夏、茯苓、陈皮、草果、乌梅、甘草、生姜、大枣）以巩固疗效。

小　结

疟疾，是常见的传染病之一。流行的因素，与天时气候地域环境有关，多发于夏秋两季。临床表现，以寒战发热、休作有时为主征，有一日一发的，有间日一发的，也有三日一发的，因其发作暴虐，故名疟疾。《素问·疟论》，以先寒后热为寒疟，先热后寒为温疟，但热不寒为瘅疟；本篇则以疟多寒者为牡（一作“牝”）疟，但热不寒为瘅疟，无寒但热为温疟。温疟无寒但热与瘅疟但热不寒似无区别，从《素问》以先热后寒为温疟来看，可知温疟并非无寒，只是热多寒少而已。若疟疾经久不愈，转为慢性，就有结成疟母的可能，疟母不消，疟必不愈，故当急治之。

疟疾多属少阳，故其脉多见弦象，但因其病有热多者，有寒多者，也有因风而发者；其邪有在半表者，有在半里者，也有在胸膈之间者；故出现单纯弦脉的很少，兼见其他脉象的较多。如热多者，则脉弦数，寒多者则脉弦迟，邪在里则脉弦小紧，邪在表则脉弦紧，邪在胸膈之间，则脉浮大，因风而发者，脉亦弦数。疟疾虽不离手少阳，毕竟不同于伤寒少阳病，如少阳病的寒热往来，一天可发两三次，而疟疾的发作，则有一定的间隔时间；少阳病禁用汗、吐、下法，而疟疾则根据脉证，可用汗、吐、下、和等不同治法。如牡疟多寒，由于湿痰阻遏，阳气不能外达的，用蜀漆散劫痰抗疟；疟疾经久不愈，结为疟母的，用鳖甲煎丸攻坚破积；温疟热多时呕，骨节疼烦的，用白虎加桂枝汤清热除邪；瘅疟热而少气烦呕的，篇内虽未举具体方剂，但从其发病的机制和表现的证状来看，可用白虎加人参汤清热救阴。此外，附方牡蛎汤，治牡疟；柴胡去半夏加栝蒌汤，治疟病发渴者；柴胡桂姜汤，治疟寒多微热，或但寒不热者，均有一定效果，可供临床选用。

附：本篇内容归纳表

- 疟病
  - 脉诊 (1)
    - 主脉——疟脉自弦
    - 兼脉
      - 弦数
        - 多热 / 因风而发——以饮食消息之
      - 弦　迟——多寒、可温之
      - 弦小紧——(邪在里)下之差
      - 弦　紧——(邪在表)可发汗针灸
      - 浮　大——(邪在胸膈)可吐之
  - 预后 (2)
    - 病疟以月一日发——当十五日愈
    - 设不差——当月尽解
    - 如再不差——结为症瘕，名曰疟母
  - 证治
    - 疟母 (2)
      - 病机——结为症瘕
      - 治疗——鳖甲煎丸(攻坚破积)
    - 瘅疟 (3)
      - 病机——阴气孤绝，阳气独发。邪气内藏于心，外舍分肉之间
      - 证状——但热不寒，热而少气烦冤、手足热，欲呕
    - 温疟 (4)
      - 脉证——其脉如平，身无寒但热，骨节疼烦，时呕
      - 治疗——白虎加桂枝汤(清热祛邪)
    - 牡疟 (5)
      - 证状——多寒
      - 治疗——蜀漆散(劫痰截疟)

中风历节病脉证并治第五

论一首　脉证三条　方十二首

本篇是论述中风与历节两类疾患的脉证和治疗。脉证三条，当作七条；方十二首，包括原方七首，附方五首，赵刻本作十一首，非。

本篇所论的中风，以口眼㖞斜，半身不遂为主征，是属于杂病范围的中风，与《伤寒论》太阳病发热汗出、恶风脉缓的中风不同。所论的历节，以遍历关节疼痛为主征，故名历节，后世称为痛风，以其关节疼痛剧烈，有如虎咬，故又称白虎历节。由于中风与历节，都是因风所引起的病变，所以合为一篇讨论，又因中风与痹证，历节与黄汗，某些证状，颇相类似，故篇中附带作了对比说明，以资鉴别。

【原文】

1. 夫风之为病，当半身不遂①，或但臂不遂者，此为痹；脉微而数，中风使然。

【注释】

①不遂：《巢源》作不随。是指患侧的手足不能随意运动。

【浅述】

本条论述中风的脉证和痹证的区别。

中风是因营卫先虚，邪风入中所致的脑血管意外病变。以口眼㖞斜，半身不遂为主征；如但臂不遂者，则非中风而为痹症。脉微而数，数为邪盛，微主正虚，中风的发病机理是正虚邪盛，所以说中风使然。

【按语】

中风是因营卫先虚邪风入中所致，痹证是风寒湿三气杂合闭于一处而成；中风的患侧不但运动发生障碍，而且痛痒的感觉也都消失，痹证的患处虽运动受到限制，但疼痛的感觉仍然存在，医者注意加以区别。

【原文】

2. 寸口脉浮而紧，紧则为寒，浮则为虚，寒虚相搏，邪在皮肤。浮者血虚，络脉空虚，贼邪①不泻②，或左或右，邪气反缓，正气即急，正气引邪，㖞僻不遂③。邪在于络，肌肤不仁④；邪在于经，即重不胜⑤；邪入于府，即不识人；邪入于藏，舌即难言，口吐涎。

【校勘】

“口吐涎”，《脉经》作“口吐淤涎”。

【注释】

①贼邪：指贼风邪气。

②不泻：即不去的意思。

③㖞僻不遂：指口眼㖞斜、半身不遂。

④肌肤不仁：指肌肤麻木不仁。

⑤即重不胜：即肢体觉重着，动作不能自如的意思。

【浅述】

本条论述中风的发病机制和邪入经络脏腑的证状。

寸口、包括寸、关、尺三部而言。紧脉状如转索，主寒；浮脉按之不足，主虚。寒虚相搏，则外在皮肤的贼邪，内乘络脉的空虚，中于一侧，留而不泻，于是或左或右的经脉，受邪的一侧，反而弛缓，正常的一侧，即形拘急，在邪正相引、失却平衡的情况下，出现口眼㖞斜，半身不遂的症状。脉之小而浅者为络，邪在于络，影响卫气的运行，故肌肤不仁；脉之大而深者为经，邪在于经，影响荣血的周流，故肢重不胜；若病邪继续深入，由腑及脏，则可出现昏不识人；或舌蹇难言，口吐涎等严重证状。

【按语】

本条所说的“入府”、“入脏”，与首篇第二条所说的“适中经络，未流传脏腑”，及第十一第十二条所说的“入脏”“入腑”，同样是表示邪入的浅深，病势的轻重，并不必拘于何脏何腑，宜前后参看。

【原文】

侯氏黑散：治大风、四肢烦重，心中恶寒不足者（原注：《外台》治风癫）。

菊花四十分　白术十分　细辛三分　茯苓三分　牡蛎三分　桔梗八分　防风十分　人参三分　矾石三分　黄芩五分　当归三分　干姜三分　芎䓖三分　桂枝三分

右十四味，杵为散，酒服方寸匕，日一服。初服二十日，温酒调服，禁一切鱼肉大蒜。常宜冷食，六十日止，即药积在腹中不下也，热食即下矣，冷食自能助药力。

【按语】

此方及以下三方，先标方名，后列主治，似与仲景方体例不合。程注本及《金鉴》均删节未载，尤在泾说是宋孙奇等所附。但《巢源》寒食散发候云：“仲景经有侯氏黑散，紫石英方”；《外台》第十五卷风癫门，引《古今录验》侯氏黑散疗风癫方，其方有钟乳矾石，无桔梗，凡十五味，方后细注云：“张仲景此方，更有桔梗八分，无钟乳矾石，以温酒下之，禁一切鱼肉大蒜，常宜冷食，六十日上，即药积在腹中不下也，热食即下矣，冷食自能助药力”：据此；可知此方本系仲景方。

【治例】

编者治验：谭某，男，71岁。有高血压病史十多年，因晚上起床小便，猝倒于地，昏不识人，痰涎壅盛，右侧手足偏瘫、舌苔黄腻、脉象弦滑。此痰热内蕴、风阳上扰，拟清热涤痰、镇痉熄风，用涤痰汤去人参、枳实、半夏，加钩藤、菊花、牛膝、地龙、水牛角等味，服五剂痰涎减少，神志渐清。仍用原方去半夏、远志，加川贝、白芍，再服五剂，舌苔已去，脉象弦缓。后用侯氏黑散加减：党参10克、白术10克、茯苓10克、当归10克、川芎3克、菊花10克、黄芩6克、防风10克、生牡蛎30克，去细辛、矾石、桂枝、干姜，加钩藤15克、白芍10克、牛膝12克、杜仲12克、桑寄生15克，作汤剂服，调理半年，言语运动恢复，能任一般轻活。

【原文】

3. 寸口脉迟而缓，迟则为寒，缓则为虚，荣缓则为亡血，卫缓则为中风。邪气中经，则身痒而瘾疹①；心气不足，邪气入中，则胸满而短气。

【校勘】

“中经”，沈注本作“入经”。

【注释】

①瘾疹：即风疹之类。

【浅述】

本条论述因虚招风两种不同的症状。

迟脉至数迟慢，主寒；缓脉体状弛缓，主虚；营行脉中，营虚则亡血；卫行脉外，卫虚则中风。腠理不密，邪气中经，则所入尚浅，血为风动，故身痒而瘾疹；心气不足，邪气入中，则所中已深，气机被阻，故胸满而短气。

【按语】

关于荣缓、卫缓两句，注家的见解不一：尤在泾以沉而缓者为荣不足，浮而缓者为卫中风；黄坤载以荣缓则为里虚而亡血，卫缓则为表虚而中风；徐忠可以缓在营为血不充而亡，缓在卫为气搏风而不鼓；丹波元坚以荣缓言尺中缓者荣必虚，卫缓言寸口缓者卫必虚。但从本条文义来看，荣缓卫缓，当作荣虚卫虚解，至于何者主荣虚，何者主卫虚，则尤说较妥。

【原文】

风引汤：除热瘫痫。

大黄　干姜　龙骨各四两　桂枝　甘草　牡蛎各三两　寒

水石　滑石　赤石脂　白石脂　紫石英　石膏各六两

右十二味，杵麤[①]筛，以韦囊盛之，取三指撮，井花水三升，煮三沸，温服一升（原注：治大人风引，少小惊痫瘈疭[②]日数十发，医所不疗，除热方。巢氏云脚经宜风引汤）。

【注释】

①麤（cū 音粗）：义同粗。韦囊，是古用皮革所制的药囊。三指撮，即方寸匕余。井花水，即清晨最先汲取的井泉水。

②瘈疭（chì zòng 音斥纵）：筋脉拘急为瘈，筋脉弛缓为疭，指手足抽搐的证状。

【按语】

《千金》第十四卷风癫门，载有紫石煮散，治大人风引，小儿惊痼瘈疭，日数十发，医所不药者方；又《外台》第十五卷风痼门，引崔氏疗大人风引，少小惊痼瘈疭，日数十发，医所不能疗，除热镇心，紫石汤方；方名虽异，其药味均与此方同。《外台》方后注云："紫石汤，一本无紫石英，紫石英贵者可除之。永嘉二年，大人小儿，频行风痼之病，得发例不能言，或发热，半身掣缩，或五六日，或七八日死；张思惟合此散，所疗皆愈。此本仲景《伤寒论》方、《古今录验》、范汪同。"据此，可知此方亦系仲景方。

【治例】

肖琢如："邵阳周某，年三十，一日肩舆就余求方，云患风症，发作无时，屡医不效，出方阅之，皆普通去风药。据述风作时，手足瘈疭，面皮震动，头晕眼花，猛不可当，风息则但觉口苦头晕，手足顽麻而已。审其面色如醉，舌苔黄厚，不甚燥，尖露红点，切脉弦数，即授《金匮》风引汤，以便泄风止为度。阅半月，以书来云：服药二剂，即便泄风止，后屡发暂轻，药比有效，惟病根深锢，不时发作，恐非佳象，恳再赐方善后。余乃疏黄连阿胶汤与之，服十剂，不复作矣。"

（录自《遯园医案》）

【原文】

防己地黄汤：治病如狂状，妄行独语不休，无寒热，其脉浮。

防己一分　桂枝三分　防风三分　甘草一分

右四味，以酒一盃，渍之一宿，绞取汁；生地黄二斤，㕮咀，蒸之如斗米饭久，以铜器盛其汁，更绞地黄汁，和分再服。

【按语】

《千金》第十四卷风眩门，载有治语狂错，眼目霍霍，或言见鬼，精神昏乱，防己地黄汤其方用防己二两，生地黄五斤（别切，勿合药渍，疾小轻，用二斤。）甘草二两，桂心、防风各三两。煮服法作右五味，㕮咀，以水一斗，渍之一宿，绞汁，著一面；取其滓，著竹箦上，以地黄著药滓上，于五斗米下蒸之，以铜器承取汁，饭熟，以向前药汁合绞取之，分再服。丹波元简说："此方程氏、《金鉴》并不载，盖以为宋人所附也，未知果然否？《千金》风眩门所收，却似古之制"；按《千金》风眩门所载，系徐嗣伯方，未说是仲景方。

【治例】

编者治验：崔某，女，51岁。患慢性风湿性关节炎，其人身体羸瘦，四肢关节疼痛，手指变形，下肢肌肉萎缩，双踝关节肿大，病已经年，卧床不起，患者本人是针灸医生，曾用针灸、中药多方治疗不效，大便干结，小便尚可，舌淡无苔，脉象弦细。此营气不通，肝肾俱虚，拟养血和营，兼益肝肾，缓缓图功，师防己地黄汤意：用生地黄30克、防己10克、桂枝10克、防风10克、甘草3克、加当归10克、白芍10克、川芎3克、萆薢10克、木瓜6克、苡米12克，嘱服三十剂，踝关节肿痛渐消。仍用原方去防己、苡米，加地龙10克、红花3克，再服三十剂，关节疼痛减轻。继用原方去桂枝、防风，加牛膝、桑寄生，又服三十剂，下肢活动进步。后用原方加党参、杜仲、续断、鸡血藤等味作丸剂常服，并嘱下床适当活动，调理年余，身体渐次康复，已能上班工作，坚持来去走路。

【原文】

头风[1]摩散方：

大附子一枚炮　盐等分

右二味为散，沐了[2]，以方寸匕，已摩疢上[3]，令药力行。

【注释】

①头风：指发作性的头眩头痛，也包括了后世所说的偏头风。

②沐了：指洗头完毕。

③疢上：指痛的部位。

【按语】

《千金》第十三卷头面风门，载有头风散方，作：附子一枚，中形者，盐，如附子大；右二味，治下筛，沐头竟，以方寸匕摩顶上，日三。《外台》第十五卷头风及头痛门，引《千金》疗头风方，同，未说是仲景方。

【原文】

4. 寸口脉沉而弱，沉即主骨，弱即主筋；沉即为肾，弱即为肝。汗出入水中，如水伤心，历节黄汗出，故曰历节。

【校勘】

徐、尤、陈注本，“节”“黄”之间有“痛”字。

【浅述】

本条论述肝肾先虚、汗出入水所致的历节病。

历节病，是以遍历关节疼痛而定名。其发生的原因是多方面的，有肝肾先虚，汗出入水所致的；有气血不足，汗出当风所致的；也有厚味不节，肝肾俱伤所致的。本条所论，就是肝肾先虚，水湿内侵所致的历节病。肝主筋，肾主骨，肝肾先虚，故两手三部脉皆见沉弱，汗出入水，水湿内侵，则伤心阳，湿流关节，阳为湿郁，故历节痛黄汗出。

【按语】

丹波元坚说:“如水伤心，注家就心主汗为解，然汗出入水中，恐不遽伤及心，且历节是筋骨间病，固不干心脏，仍疑心字有讹”；业师孙鼎宜说:“如水伤心，‘如’当作‘浴’，‘心’当作‘必’，俱形误”，并认为原文的句读，应为“汗出入水中浴，水伤，必历节……。”两说存参。

【原文】

5. 趺阳脉浮而滑，滑则谷气实，浮则汗自出。

6. 少阴脉浮而弱，弱则血不足，浮则为风，风血相搏，即疼痛如掣。

7. 盛人脉涩小，短气自汗出，历节疼不可屈伸；此皆饮酒汗出当风所致。

【校勘】

“疼痛如掣”下，古本有“宜桂枝汤加当归主之”九字；赵刻本接下“盛人脉涩小”作一条。

【浅述】

此三条论述气血不足、汗出当风所致的历节病。

趺阳，胃脉，当冲阳穴，在足趺上五寸骨间动脉上。脉浮而滑，滑为谷气实，浮为风气盛，汗生于谷，风性善泄，故自汗出。

少阴，肾脉，当太溪穴，在足内踝后跟骨上动脉陷中。脉浮而弱，弱则血不足，浮则风气盛，风血相搏，故关节疼痛如掣。

盛人，即身体肥胖的人，脉见涩小，主气虚湿盛。正气虚弱，故汗出短气；湿流关节，故历节疼痛不可屈伸。凡此皆因饮酒汗出当风所致。

【按语】

陈修园说："此节分三段，皆言饮酒汗出当风而成历节也。饮酒主湿热而言，凡湿热内盛之人，皆以饮酒例之，与上节汗出入水，俱宜活看。上节拈出水字为例，以阴邪郁其内热者视诸此也；此节拈出风字为例，以阳邪搏其湿热者视诸此也。"其说可参。

【原文】

8. 诸肢节疼痛，身体尪羸[①]，脚肿如脱，头眩短气，温温欲吐，桂枝芍药知母汤主之。

桂枝芍药知母汤方：

桂枝四两　芍药三两　甘草二两　麻黄二两　生姜五两　白术五两　知母四两　防风四两　附子二两，炮

右九味，以水七升，煮取二升，温服七合，日三服。

【校勘】

"尪羸"、《脉经》作"瘣瘰"；赵刻本作"魁羸"；《正脉》本、俞本，作"尫羸"，魏注本同；今据《衍义》本，沈、尤注及《金鉴》，作"尪羸"。

【注释】

①尪羸：尪（wāng 音汪），本作尣，俗作尪；跛曲胫也，羸弱也。羸（léi 音纍），瘠也，疲弱也。身体尪羸，脚肿如脱。系指历节病患者，身体羸瘦，独脚肿大，与后世所说的鹤膝风相似。

【浅述】

本条论述历节病风湿相搏气血虚弱的证治。

风湿相搏，故四肢历节疼痛；气血虚弱，故身体尪羸，头眩短气；湿盛于下，则脚肿如脱；湿阻于中，则温温欲吐。桂枝芍药知母汤：桂枝、防风、麻黄，祛风宣痹；生姜、白术、附子，除湿温阳；芍药、知母、甘草，和阴缓痛，故主治之。

【按语】

桂枝芍药知母汤，酸苦辛甘合用，功能通阴阳、和气血，

祛风除湿，为治历节疼痛的良方。徐忠可说："桂枝行阳，知芍养阴，方中药品颇多，独挈此三味以名方者，以此证阴阳俱痹也。"其说可参。

【治例】

编者治验：彭某，女，32岁。患类风湿性关节炎已三年，四肢关节疼痛，手指变形如梭状，每遇天气阴雨或感受寒湿即发，头眩短气、温温欲吐、舌苔白滑、脉象濡缓。此风寒湿三气合邪，痹而为病，治以祛风除湿、温阳通痹，用桂枝芍药知母汤：桂枝10克、酒芍10克、知母6克、麻黄3克、防风10克、白术10克、炮附子10克、甘草3克、生姜3片，服五剂，诸证减轻。后用三痹汤（桂枝、防风、秦艽、独活、细辛、茯苓、党参、黄芪、熟地、当归、白芍、川芎、杜仲、续断、淮牛膝、大枣）以扶正祛邪。

【原文】

9. 味酸则伤筋，筋伤则缓，名曰泄；咸则伤骨，骨伤则痿，名曰枯；枯泄相搏，名曰断泄。荣气不通，卫不独行，荣卫俱微，三焦无所御，四属①断绝；身体羸瘦，独足肿大，黄汗出，胫冷，假令发热，便为历节也。

【校勘】

"四属"，程注本作"四肢"。

【注释】

①四属：《平脉法》林亿注云：四属者，谓皮、肉、脂、髓。成注同。

【浅述】

本条论述厚味不节、肝肾俱伤的历节病与黄汗的区别。

酸入肝，肝主筋，味过于酸则伤筋，筋伤则弛缓不收，其名为泄，泄、即肝气走泄的意思。咸入肾，肾主骨，味过于咸则伤骨，骨伤则痿弱无力，其名为枯，枯、即肾水枯竭的意思。枯泄相搏，名曰断泄。断泄，即荣气不通、卫气不行的意思。荣卫俱虚，则三焦的功能失职，四属的营养断绝，故身体羸瘦，独足肿大。本病须与黄汗加以区别，黄汗出、两胫冷的为黄汗，若黄汗出、两胫发热的便是历节病。

【按语】

历节也出黄汗，黄汗也有身痛，但历节两胫热，黄汗两胫冷。历节身痛浮肿，都局限在关节部分，特别是下肢关节更为明显，且运动受到限制；黄汗身痛浮肿是全身性的，运动不受限制。医者注意区别。

【原文】

10. 病历节，不可屈伸疼痛，乌头汤主之。

乌头汤方：治脚气疼痛，不可屈伸。

麻黄　芍药　黄芪各三两　甘草炙　川乌五枚，㕮咀，以蜜二升，煎取一升，即出乌头

右五味，㕮咀四味，以三升，煮取一升，去滓，内蜜煎中，更煎之，服七合，不知，尽服之。

【校勘】

《脉经》作“疼痛不可屈伸”，是。《脉经》及程、魏注本、《金鉴》，并以此条接上条“便为历节”下，作为一条。

【浅述】

本条论述慢性历节病，寒湿深入筋骨的证治。

屈而不伸者，其病在筋，伸而不屈者，其病在骨。今病历节疼痛不可屈伸，可知寒湿之邪，乘肝肾之虚，已深入筋骨，形成严重的慢性历节病了。乌头汤：乌头深入筋骨，以祛寒湿；麻黄发越阳气，领邪外出；黄芪、白芍，补虚固表，预杜亡阳之患；甘草、白蜜，缓急止痛，并解乌头之毒；故主治之。

【按语】

慢性历节病，多由寒湿内侵，深入筋骨，日久失治而成，故用乌头汤之大力行健者，以强壮振奋其机能；脚气疼痛，不

可屈伸，亦属寒湿内侵为患，故并主之。

【治例】

编者治验：徐某，男，35岁。患类风湿性关节炎，四肢关节冷痛，屈伸不利，舌苔薄白，脉象沉细。此寒邪偏胜之痛痹，拟温经散寒、通阳宣痹，用乌头汤：麻黄3克、芍药10克、黄芪10克、甘草3克、川乌10克（用白蜜30克久煮乌头取汁兑服），服三剂，四肢已温，关节疼痛减轻，仍用原方去麻黄加桂枝10克，再服三剂，关节痛已止，惟屈伸仍不灵活，后用独活寄生汤多剂，调理月余，运动恢复出院。

【原文】

矾石汤： 治脚气冲心。

矾石二两

右一味，以浆水一斗五升，煎三五沸，浸脚良。

【按语】

《千金》第七卷论风毒状云："考诸经方，往往有脚弱之论，而古人少有此疾，自永嘉南渡，衣禝士人，多有遭者。……魏周之代，盖无此病。……此病发，初得先从脚起，因即胫肿，时人号为脚气"。《外台》第十八卷引苏长史论："晋宋以前，名为缓风，古来无脚气名，后以病从脚起，初发因肿满，故名脚气。"据此，可知脚气之病，始自永嘉以后，脚气之名，始自隋唐以后，此方云治脚气冲心，系后人所附，非仲景方。

【原文】

附方：

古今录验续命汤： 治中风痱，身体不能自收，口不能言，冒昧不知痛处，或拘急不得转侧（原注：姚云：与大续命同，兼治妇人产后出血者，及老人小儿）。

麻黄　桂枝　当归　人参　石膏　干姜　甘草各三两　芎

䓖一两　杏仁四十枚

右九味，以水一斗，煮取四升，温服一升，当小汗，薄复脊凭几坐，汗出则愈，不汗更服，无所禁，勿当风。并治但伏不得卧，咳逆上气，面目浮肿。

【按语】

《外台》第十四卷风痱门，载有古今录验续命汤，主治及药味均与此方同，惟冒昧下，有“不知人”三字。麻黄用三两，芎䓖用一两，杏仁用四十枚，余各二两；方后，浮肿作洪肿；并云：“范汪方，主病及用水升数煮取多少并同，汪云是仲景方，本欠两味。”考范汪是东晋人；去汉未远，其言当有所据，可知此方系仲景方，为《金匮》所阙遗，故宋孙奇、林亿等校订时，补入篇末。

【原文】

《千金》三黄汤：治中风手足拘急，百节疼痛，烦热心乱恶寒，经日不欲饮食。

麻黄五分　独活四分　细辛二分　黄芪二分　黄芩三分

右五味，以水六升，煮取二升，分温三服。一服小汗，二服大汗。心热加大黄二分，腹满加枳实一枚，气逆加人参三分，悸加牡蛎三分，渴加栝蒌根三分，先有寒加附子一枚。

【按语】

此方《千金》载于第八卷偏风门，名仲景三黄汤。拘急，作拘挛。其方药味与此同，惟分量均以铢两计，因汉以二十四铢为一两，唐以四分为一两，如麻黄五分，《千金》作三十铢，独活四分，《千金》作一两，余药均以每分为六铢类推。煮服法，水六升作五升，分温三服，作分二服；心热，作心中热；腹满，作胀满；枳实一枚作六铢；附子上有八角二字；方后有“此方秘不传”五字。《千金翼》第十七卷中风门亦载此方，方后云：“此仲景方，神秘不传。”据此，可知此方原系仲景方。

【原文】

《近效方》术附汤：治风虚头重眩，苦极，不知食味，暖肌补中，益精气。

白术二两　附子一枚半，炮，去皮　甘草一两，炙

右三味，剉，每五钱匕，姜五片，枣一枚，水盏半，煎七分，去滓温服。

【按语】

《外台》第十五卷风头眩门，所载近效白术附子汤，有桂心，无生姜、大枣，与本书《痉湿暍病篇》的甘草附子汤药味相同，其主治的后半段云："又治风湿相搏，骨节疼痛，不得屈伸，近之则痛剧，恶风不欲去衣，身体微肿。"亦与甘草附子汤的主治相同。而这里所附近效方术附汤的药味，与《痉湿暍病篇》的白术附子汤（即去桂加白术汤）相同，与《外台》所载的近效白术附子汤不同，方后煎服法，亦系后人所改。

【原文】

崔氏八味丸：治脚气上入少腹不仁。

干地黄八两　山茱萸　薯蓣各四两　泽泻　茯苓　牡丹皮各三两　桂枝　附子炮，各一两

右八味，末之，炼蜜和丸梧子大，酒下十五丸，日再服。

【按语】

《外台》第十八卷脚气不随门，载有崔氏方五首，其中第四首云："若脚气上入少腹，少腹不仁，即服张仲景八味丸"；方用山茱萸五两，泽泻四两，桂枝三两，附子二两，余与此方同。丹波元简说："《旧唐·经籍志》：《崔氏纂要方》十卷，崔知悌撰（《新唐书·艺文志》：崔行功撰）；所谓崔氏其人也，不知者或以为仲景收录崔氏之方，故详及之。"按此方即仲景的肾气丸，并见于本书《血痹虚劳病篇》、《消渴病篇》，及《妇人杂病篇》，可互参。

【原文】

《千金方》越婢加术汤：治肉极。热则身体津脱，腠理开，汗大泄，厉风气，下焦脚弱。

麻黄六两　石膏半斤　生姜二两　甘草二两　白术四两　大枣十五枚

右六味，以水六升，先煮麻黄，去上沫，内诸药，煮取三升，分温三服，恶风加附子一枚炮。

【按语】

《千金》第十五卷肉极门云："治肉极，热则身体津液脱，腠理开，汗大泄，厉风气，下焦脚弱，越婢汤，方出第七卷中"；第七卷风毒脚气门所载越婢汤，方用麻黄、石膏、白术、附子、生姜、甘草、大枣，凡七味；而这里所附的千金方越婢加术汤，无附子，仅六味，其主治则与《千金》第十五卷肉极门所载相同。又《外台》引《千金》越婢汤，凡两见，一见于第十六卷肉极门，其方有附子，无白术，方后注云："一名起脾汤，本方无附子，删繁同"；一见于第十八卷风毒脚弱痹门，其方有附子、白术，方后注云："此仲景方，本云越婢加术汤，又无附子；胡洽云：若恶风者加附子一枚，多冷痰者加白术。"据此，可知《千金》但有越婢汤，而无越婢加术汤的方名，这里所附的千金方越婢加术汤，即本书《水气病篇》的越婢加术汤，其主治则系后人据《千金》肉极门所载，移植于此。

小　结

本篇所论的中风属于杂病范围，是因气血先虚，邪风入中所致，以口眼㖞僻，半身不遂为主证。由于体虚的程度与邪入的浅深不同，故其证状表现亦有轻重之别：邪在于络，则肌肤不仁；邪在于经，则肢重不胜；邪入于腑，则昏不识人；邪入于脏，则舌蹇难言，口吐涎。所附方剂，虽未明言治疗中风，但均系治疗因风邪引起的疾病。如风寒偏重，证见四肢烦重，心中恶寒不足者，用侯氏黑散补虚祛风；风热偏重，证见大人风引，小儿惊痫瘈疭，日数十发者，用风引汤除热熄风；由于血虚风热，病如狂状，妄行独语不休者，用防己地黄汤养血疏风；由于风乘于上，证见偏头痛者，外用头风摩散熨摩患部。后世医家对中风的认识，则进一步强调了内因的作用，如刘河间主于五志化火；李东垣认为本气自病，正气内虚；朱丹溪则强调由气血亏虚，痰湿自盛所致；张景岳更提出“非风”之论。同时，在临床上对于中风猝倒，首先辨别闭证、脱证，进行急救，待病人苏醒后，再根据病情予以治疗，这是在金匮的基础上，又有了新的发展。

历节病是以遍历关节疼痛或肿大为主证。其成因，有肝肾先虚、汗出入水所致的，有气血不足、汗出当风所致的，也有厚味不节、肝肾俱伤所致的。由于表现的证状不同，一般可分为风湿与寒湿。如风湿偏重，“诸肢节疼痛”，“脚肿如脱，头眩短气，温温欲吐”者，可用桂枝芍药知母汤祛风除湿；如寒湿偏重，深入筋骨，关节剧烈疼痛，不可屈伸者，用乌头汤祛寒除湿。后世分类，大抵前者属于行痹，后者属于痛痹。

总的来说，本篇对中风与历节的证治，都作了扼要的论述。惟篇内所载侯氏黑散、风引汤、防己地黄汤、头风摩散四方，都是先标方名后列主治，似与仲景方体例不合。此外，矾石汤治脚气冲心，崔氏八味丸治脚气入腹，似与本篇所论无关，其中必有脱简错误，故不少注家，认为本篇之方，多为后人所附。但据《千金》、《外台》所载，除防己地黄汤，《千金》系引徐嗣伯方，头风摩散，《外台》系引《千金》，未说是仲景方，矾石汤治脚气，因汉时尚无脚气病名，当为后人所附之外，其余均注明是仲景方，且都具有一定的治疗价值，故本书仍按原来面目保留下来，以备医者探讨。

附：本篇内容归纳表

- 中风
  - 辨证
    - 主　证——㖞僻不遂。(口眼㖞僻、半身不遂)　(2)
    - 中风和痹证的区别　(1)
      - 脉象——脉微而数，中风使然
      - 区别
        - 中风——半身不遂。(病重)
        - 痹证——但臂不遂(病轻)
    - 因虚招风的两种症状　(3)
      - 脉象——寸口
        - 迟——为寒
        - 缓——为虚
          - 荣虚——亡血
          - 卫虚——中风
      - 证状
        - 经气不足
        - 心气不足
        - 邪气入中
          - 身痒而瘾疹
          - 胸满而短气
    - 邪入经络脏腑的四种症状　(2)
      - 脉象——寸口
        - 浮——为虚
        - 紧——为寒
      - 病机——血虚，络脉空虚，寒虚相搏，邪在皮肤，贼邪不泻，或左或右，邪气反缓，正气即急，正气引邪，㖞僻不遂。
      - 证状
        - 邪在于络——肌肤不仁
        - 邪在于经——肢重不胜
        - 邪入于府——昏不识人
        - 邪入于脏——舌难言，口吐涎
  - 治疗
    - 风寒偏重
      - 证状——四肢烦重，心中恶寒不足
      - 方剂——侯氏黑散(补虚祛风)
    - 风热偏重
      - 证状——大人风引，少小惊痫瘛疭，日数十发
      - 方剂——风引汤(除热熄风)
    - 血虚风热
      - 脉证——病如狂状，妄行，独语不休，无寒热，其脉浮
      - 方剂——防已地黄汤(养血疏风)
    - 头风外治——头风摩散(熨摩患部)

- 辨证
  - 肝肾先虚汗出入水　(4)
    - 脉象——寸口
      - 沉——主骨——为肾
      - 弱——主筋——为肝
    - 证状——历节痛、黄汗出
  - 气血不足汗出当风——脉证
    - 寸口　(5)
      - 浮——汗自出
      - 滑——谷气实
    - 少阴　(6)
      - 浮——风气盛
      - 弱——血不足
      - 风血相搏、疼痛如掣
    - 盛人——脉涩小，短气自汗出，历节疼不可屈伸　(7)

- 历节
  - 厚味不节 肝肾俱伤 (9)
    - 饮食
      - 味过于酸——伤筋——则弛缓不收——名曰泄
      - 味过于咸——伤骨——则痿弱无力——名曰枯
    - 病机——荣气不通，卫不独行，荣卫俱微，三焦无所御，四属断绝。
    - 证状——身体羸瘦，独足肿大，黄汗出。
    - 区别——黄汗出
      - 胫冷——黄汗
      - 胫热——历节
  - 治疗
    - 风湿证 (8)
      - 证状——诸肢节疼痛，身体尪羸，脚肿如脱，头眩短气，温温欲吐
      - 方剂——桂枝芍药知母汤(祛风除湿)
    - 寒湿证 (10)
      - 证状——历节疼痛，不可屈伸
      - 方剂——乌头汤(祛寒去湿)

血痹虚劳病脉证并治第六

论一首　脉证九条　方九首

本篇是论述血痹与虚劳两类疾患的脉证和治疗。脉证九条，当作十条；方九首，如将已见于上篇的肾气丸及附方一并计算在内，实为十一首。

血痹、虚劳，《内经》、《难经》均有记载。《灵枢·九针论》说："邪入于阴则为血痹"；《素问·五脏生成篇》说："卧出而风吹之，血凝于肤者为痹。"又《宣明五气篇》有五劳之名，《难经·十四难》有五损之分。本篇所论，血痹，是因荣卫虚弱，腠理不密，外受风邪，痹于肌表血络所致；虚劳包括因气血、脏腑虚损所致的多种病证，属慢性衰弱性疾患。由于血痹与虚劳，都是因虚所致，故合为一篇讨论。但篇中论血痹的条文较少，论虚劳的条文较多，所以虚劳又是本篇的重点。

【原文】

1. 问曰：血痹病从何得之？师曰：夫尊荣人①，骨弱肌肤盛，重因疲劳汗出，卧不时动摇，加被微风，遂得之。但以脉自微，涩在寸口，关上小紧；宜针引阳气，令脉和紧去则愈。

【校勘】

"重因"，赵刻本作"重困"。"重"字，魏本及《金鉴》连上句，作"肌肤盛重"。《圣惠方》："盛"上有"充"字，"盛"下无"重"字。《脉经》："卧"上有"起"字，又"加"作"如"。《千金》："脉自微"下，更有"涩"字；无"小紧"之"小"字。《脉经》、《千金》："得"之下，并有"形如风状"四字。沈注本："小紧"上有"尺中"二字。

【注释】

①尊荣人：指养尊处优的人。

【浅述】

本条论述血痹的成因及其轻证的处理。

血痹，是因荣卫虚弱，腠理不密，外受风邪，痹于肌表血络所致；临床表现，以身体肌肤麻痹不仁为主征。患者多为养尊处优的人，由于这种人没有经过劳动锻炼，平时生活很好，所以筋骨柔弱，肌肤肥盛，又因忙于应接，疲劳过度，容易汗出，抵抗力很差，晚上睡眠不好，不时转侧动摇，偶尔失盖，如被微风所袭，便得本病。其脉自微，为阳气不足之象；涩在寸口，为血行不畅之象；关上小紧，为微风外束之象。因其邪入尚浅，不须内服汤药，故宜针刺疗法导引阳气，使血脉流畅，紧去痹通，则病自愈。

【按语】

关于但以脉自微涩在寸口关上小紧一段，诸本句读不一，有的作“但以脉自微涩在寸口，关上小紧”；有的作“但以脉自微涩，在寸口关上小紧”；要之，微是血痹的主脉，涩及小紧是兼见的脉象，本书依业师孙鼎宜所编《伤寒杂病论章句》，作“但以脉自微，涩在寸口，关上小紧”三句读。

【原文】

2. 血痹，阴阳俱微，寸口关上微，尺中小紧，外证身体不仁，如风痹状，黄芪桂枝五物汤主之。

黄芪桂枝五物汤方：

黄芪三两　芍药三两　桂枝三两　生姜六两　大枣十二枚

右五味，以水六升，煮取二升，温服七合，日三服（原注：一方有人参）。

【校勘】

“如风痹状”，《脉经》、《千金》作“如风状”。

【浅述】

本条论述血痹的主要脉证和治疗。

血痹，是荣卫俱虚的病证，故其脉无论沉取浮取，寸口、关上都见微象，唯尺中兼见小紧，表示风邪已入荣分；荣气不通，卫气不行，故外证身体不仁，如风痹状，是指如风痹的麻木，而无风痹的疼痛。因其邪入较深，必须内服汤药，黄芪桂枝五物汤，即桂枝汤去甘草、倍生姜、加黄芪组成，功能通阳行痹，调和荣卫，故主治之。

【按语】

关于阴阳俱微一句，沈明宗作阴阳荣卫俱微解，《金鉴》作脉的浮沉俱微解，并通；丹波元简说："风痹乃顽麻疼痛兼有，血痹则唯顽麻而无疼痛，历节则唯疼痛而不顽麻，三病各异"；宜参。

【治例】

编者治验：宋某，男，52 岁。患肩关节周围炎已数月，右侧肩背胀痛，右臂肌肉痠麻，运动受限。前医曾作风治，用羌防四物汤之类，未效。患者饮食尚可，二便自调，无其它不适，舌苔薄白，脉缓无力。此营卫虚弱，气血运行不畅，治以调营益卫、温通气血，用黄芪桂枝五物汤：黄芪 15 克，桂枝 10 克，白芍 10 克、生姜 3 片，大枣 3 枚，加片姜黄 5 克，服五剂，并嘱配合针灸治疗，肩背胀痛减轻，仍用原方去片姜黄，再服十剂，手臂痠麻已痊，运动亦渐恢复。

【原文】

3. 夫男子平人，脉大为劳，极虚亦为劳。

【校勘】

尤注本："极虚"上有"脉"字。

【浅述】

本条论述虚劳病的主要脉象。

虚劳病为常见的慢性虚弱性病证，范围较广，与劳伤咳血，专属于肺者不同。本病的形成，有先天和后天两方面的因素，先天由于禀赋不足，体质羸弱所致；后天由于饥饱劳役过度，或七情色欲所伤，或病后、产后失调而成。一般可分阴虚、阳虚、阴阳俱虚三个类型，也包括气虚、血虚、气血俱虚在内。本条内容，就是说明虚劳病的主要脉象。男子平人，形体外表，一如健康无病，唯其脉或大或虚，重按无力，脉大为阳气外浮之象，极虚为精气内夺之象，所以均主虚劳病。

【按语】

丹波元简说："本篇标男子二字者凡五条，未详其意，诸家亦置而无说。盖妇人有带下诸病，产乳众疾，其证似虚劳而否者，不能与男子无异，故殊以男子二字别之欤?"陆渊雷说："盖五劳六极，男子为多，七伤又全是男子生殖器病，虚劳多标男子者，殆以此也"；两说可参。

【原文】

4. 男子面色薄①者，主渴及亡血，卒喘悸，脉浮者，里虚也。

【校勘】

"里虚"，《正脉》本作"重虚"；今据赵刻本及诸本，作"里虚"。

【注释】

①面色薄：即面色薄白，血色不荣于面。

【浅述】

本条论述虚劳病血虚的脉证。

血虚则色夭不泽，故面色薄白者为亡血，血亡则津亦不足，故口渴；肾不纳气则喘，血不养心则悸，本病的喘悸，以坐卧则定，行动则发为特点，与痰饮所致的喘息不止，水气所致的心悸不断者不同，故称卒喘悸。脉浮者，沉取不足，故主里虚。

【按语】

里虚，《正脉》本作重虚；《素问·通评虚实论》："脉气上虚尺虚，是谓重虚"；《甲乙经》："脉虚气虚尺虚，是谓重虚。”可参。

【原文】

5. 男子脉虚沉弦，无寒热，短气里急，小便不利，面色白，时目瞑，兼衄，少腹满，此为劳使之然。

【校勘】

《脉经》，“时”下，更有一“时”字；“兼衄”，作“此人喜衄”。

【浅述】

本条论述虚劳病气虚血脱的脉证。

脉虚沉弦，为气虚血脱之象。病属内伤，故无寒热；阳气虚，在上则目瞑短气，在下则里急，少腹满，小便不利；阴血脱，则面色白而兼衄。这是因劳致虚，因虚成病，故为劳使之然。

【按语】

本条是承前脉虚为劳，进一步说明气虚血脱的脉证，与《灵枢·决气》所说的：“气脱者目不明，血脱者色白，夭然不泽，其脉空虚。”意义相同。

【原文】

6. 劳之为病，其脉浮大，手足烦，春夏剧，秋冬瘥；阴寒①精自出，酸削②不能行。

【校勘】

“酸削”，《巢源》作“瘦澌”，《外台》作“瘦削”。《脉经》：“劳”之上有“男子”二字；“烦”，作“煖”；“行”下，有“少阴虚满”四字。

【注释】

①阴寒：即阴头寒。

②酸削：指腰膝酸疼瘦削，无力行走。

【浅述】

本条论述虚劳病阴虚阳浮的脉证。

虚劳病，其脉浮大，为阴虚阳浮之象；阴不涵阳，故手足烦热；春夏木火当权，阳气偏盛，病属阴虚，不能与时相应，故增剧；秋冬金水主令，阴气偏盛，病与天时相适应，故稍瘥。阴损及阳，则阴头寒；阴不内守，则精自出；肾藏精主骨，精虚骨弱，故腰膝酸削不能行。

【按语】

本条是承前脉大为劳，进一步说明虚劳病阴虚阳浮的脉证。人与外界环境是互相联系的，所以机体是否能与四时气候相适应，对疾病的转归和预后，有着密切的关系。

【原文】

7. 男子脉浮弱而涩，为无子，精气清冷（原注：一作冷）。

【校勘】

“浮”，《脉经》、《巢源》，作“微”。

【浅述】

本条论述精气清冷为无子的脉象。

男子脉浮弱而涩，浮弱主肾中火虚，浮涩主肾中水虚，水虚则精清而不厚，火虚则气冷而不温，故为无子。

【按语】

本条是承前脉浮者里虚，进一步说明男子精气清冷的脉象。《巢源》说：“丈夫无子者，其精清如水，冷如冰铁，皆为无子之候。”可参。

【原文】

8. 夫失精家[①]，少腹弦急，阴头寒，目眩（原注：一作目眶痛），发落，脉极虚芤迟，为清谷亡血失精。

【校勘】

“目眩”，《脉经》作“目眶痛”。“清谷”上，《正脉》本阙“为”字，据赵刻及诸注本补。此条，赵刻及《正脉》本，原与下条合为一条，今依《脉经》、程注及丹波氏《辑义》

本，分作二条。

【注释】

①失精家：指素患遗精的人。

【浅述】

本条论述脾肾虚寒的脉证。

失精家，脉极虚芤迟，为脾肾虚寒之象；脾虚不能统血，肾虚不能藏精，故亡血失精；脾阳衰弱，故下利清谷；肾阳衰弱，故少腹弦急，阴头寒；瞳神属肾，发乃血余，精血不足，故目眩发落。

【按语】

本条是脾肾虚寒的脉证，但有证无方；下条天雄散，为温补脾肾的方剂，但有方无证；前后对勘，原文恐有脱简。从药测证，从证处方，天雄散可能是本条证的主治方剂。

【原文】

9. 脉得诸芤动微紧，男子失精，女子梦交，桂枝龙骨牡蛎汤主之。

桂枝加龙骨牡蛎汤方：（原注：《小品》云，虚弱浮热汗出者，除桂枝加白薇、附子各三分，故曰二加龙骨汤）。

桂枝　芍药　生姜各三两　甘草二两　大枣十二枚　龙骨牡蛎各三两

右七味，以水七升，煮取三升，分温三服。

【校勘】

《脉经》，“梦交”下，有“通”字；“桂枝”下，有“加”字。

【浅述】

本条论述肝肾虚寒的脉证和治疗。

脉得芤动微紧，为肝肾虚寒之象；肾虚不能藏精，肝虚不能藏魂，故男子失精，女子梦交。桂枝汤功能调阴阳、和荣卫，加龙骨以安魂，牡蛎以涩精，故主治之。

【按语】

芤、动、微、紧四脉，并非同时并见。丹波元坚说："先兄（指丹波元胤）曰：芤与微反，动与紧反，盖芤动与微紧，自是二脉，即上文脉大为劳，极虚亦为劳之意，故下一诸字也"；其说可参。

【治例】

编者治验：张某，女，42 岁。患白带，其质清稀，阴中有冷感，腰腿酸痛，睡眠多梦，经期推迟，量少色淡，舌苔薄白，脉象弦虚。此疏泄太过、阴损及阳，治以潜阳摄阴，用桂枝龙骨牡蛎汤：桂枝 10 克，白芍 15 克，炙草 10 克，生姜 3 片，大枣 5 枚，生龙骨 15 克，煅牡蛎 15 克，服五剂。白带减少，睡眠较安。后用补宫丸（鹿角霜、白芍、淮药、白术、白芷、白茯苓、煅牡蛎、乌贼骨、白薇）作汤剂五剂，诸证霍然。

【原文】

天雄散方：

天雄三两炮　白术八两　桂枝六两　龙骨三两

右四味，杵为散，酒服半钱匕，日三服，不知，稍增之。

【按语】

此方，程注本及《金鉴》，均删节未录，尤在泾亦疑为后人所附，为补阳摄阴之用。考《外台》第十六卷虚劳失精门，载有范汪疗男子虚失精，三物天雄散，其方用天雄、白术、桂心三味，无龙骨；方后细注云："张仲景方有龙骨，文仲同"；据此，可知此方系仲景方。

【原文】

10. 男子平人，脉虚弱细微者，喜盗汗也。

【校勘】

赵刻本，"喜"作"善"；《脉经》："汗"下有"出"字。

【浅述】

本条论述虚劳盗汗的脉象。

盗汗是睡时汗出，醒时汗止，一般多属阴虚，但也有阴阳俱虚的。男子平人，其脉虚弱细微，虚脉浮而无力，微脉细而无力，主阳虚；弱脉沉而无力，细脉体状俱细，主阴虚。阳虚不能外固，阴虚不能内守，故盗汗出。

【按语】

虚劳盗汗与伤寒盗汗不同，虚劳盗汗，病属内伤，伤寒盗汗，病属外感，虚劳盗汗，则脉虚弱细微，伤寒太阳盗汗，则脉浮动数，阳明盗汗，则脉但浮，三阳合病盗汗，则脉浮大。由于病的本质不同，所以出现的脉象也不同。

【原文】

11．人年五六十，其病脉大者，痹侠背行①，苦肠鸣，马刀②侠瘿③者，皆为劳得之。

【校勘】

“脉”下，程注本有“浮”字；“苦”，《正脉》本作“若”，今据《脉经》，赵刻本，作“苦”。

【注释】

①痹侠背行：侠、同挟。痹侠背行，是指背脊两侧肌肉麻木。

②马刀：瘰疬之属。结核生于腋下，形如马刀，故名。《医灯续焰》云：“马刀，蛤蛎之属，痈形似之，故名马刀”。

③侠瘿：亦瘰疬之属。《灵枢》作挟缨；结核生于颈部结缨之处，故名。

【浅述】

本条论述虚劳所致三种病证的脉象。

人年五六十，精气已衰，其病脉大者，为阳气外浮之象。太阳行身之背，风气阻于太阳之部，故背部肌肉麻痹；阳气外浮，里气虚寒，故苦肠鸣；少阳行身之侧，痰气阻于少阳之部，故在腋下则为马刀，在颈旁则为侠瘿；马刀即结核之长而大者，侠瘿即结核之圆而小者。脉大为劳，故知三者都为虚劳而得。

【按语】

痹侠背行、肠鸣、马刀侠瘿三者，各是一证，并非同时发生在一个病人身上。但三者都见大脉，同为虚劳而得，所以并在一起讨论。

【原文】

12. 脉沉小迟，名脱气①；其人疾行则喘喝②，手足逆寒，腹满，甚则溏泄，食不消化也。

【注释】

①脱气：指阳气将脱。

②喘喝：即张口喘气的样子。《素问·生气通天论》："烦则喘喝"；《灵枢·经脉》："喝喝而喘"；又《灵枢·杂病》："喘息喝喝。"

【浅述】

本条论述脾气虚寒，阳气将脱的脉证。

脉沉主里，脉小主虚，脉迟主寒，三者并见，为脾气虚寒，阳气将脱之象。阳气将脱，故其人疾行则喘喝；四肢为诸阳之本，阳气不达于四末，故手足逆冷；脾气虚寒，运化失职，故腹满溏泄，食不消化。

【按语】

脾为后天之本，今脾气虚寒，阳气将脱，自属危候，医者当于此时，急用理中、四逆辈，以挽欲脱之阳，或有可救。

【原文】

13. 脉弦而大，弦则为减，大则为芤，减则为寒，芤则为虚，虚寒相搏，此名为革；妇人则半产漏下①，男子则亡血失精。

【校勘】

此条本书《惊悸吐衄篇》，无"失精"二字；《妇人杂病篇》"漏下"之下，作"旋覆花汤主之"六字。

【注释】

①漏下：月经淋漓不断，名为漏下；妊娠期经水时下，也叫漏下，或称漏胎。

【浅述】

本条论述半产漏下亡血失精的脉象。

脉弦而大，弦则为减，主阳气减少，故为寒；大则为芤，主阴血亏虚，故为虚；虚寒相搏，即芤、弦相合的意思，故名为革；革脉如按鼓皮，为阴虚阳浮，外强中干之象，故妇人得之则半产漏下，男子得之则亡血失精。

【按语】

本条亦见于《惊悸吐衄篇》、《妇人杂病篇》及《伤寒论·辨脉法》，因半产漏下、亡血失精，与虚劳有关，故并见于此。

【原文】

14. 虚劳里急，悸衄，腹中痛，梦失精，四肢痠疼，手足烦热，咽干口燥，小建中汤主之。

小建中汤方：

桂枝三两，去皮　甘草三两，炙　大枣十二枚　芍药六两　生姜三两　胶饴一升

右六味，以水七升，煮取三升，去滓，内胶饴，更上微火消解，温服一升，日三服。呕家不可用建中汤，以甜故也。(原注：《千金》疗男女因积冷气滞，或大病后不复常，苦四肢沉重，骨肉痠疼，吸吸少气，行动喘乏，胸满气急，腰背强痛，心中虚悸，咽干唇燥，面体少色，或饮食无味，胁肋腹胀，头重不举，多卧少起，甚者积年，轻者百日，渐至瘦弱，五脏气竭，则难可复常；六脉俱不足，虚寒乏气，小腹拘急，羸瘠百病，名曰黄芪建中汤，又有人参二两)。

【浅述】

本条论述虚劳病阴阳俱不足的证治。

里急、腹中痛、四肢痠疼，为阳不足的见证；悸衄、梦失

精、手足烦热、咽干口燥，为阴不足的见证；阴阳俱不足，若专补其阳，则阳偏胜而阴更虚，若专补其阴，则阴偏胜而阳更虚，故宜调以甘药，不使有偏。小建中汤：芍药、甘草，酸甘养阴，桂枝、胶饴，辛甘养阳，生姜、大枣，调和脾胃，使中气建立，阴阳相生，则病自愈，故主治之。

【按语】

小建中汤，为建立中气、调和阴阳的良好方剂，故伤寒心中悸而烦，或腹中急痛，由于中气不足，阴阳不和者，亦主治之。

【治例】

编者治验：陈某，女，42岁。患腹痛已年余，经常脐周隐痛，用热水袋温按可止，大便镜检无异常，四肢酸痛，饮食无味，月经愆期，色淡量少，舌苔薄白，脉象沉弦，曾服理中汤无效，此里寒中虚，营卫不足，拟辛甘温阳，酸甘养阴，用小建中汤：桂枝去皮10克，白芍20克，炙草6克，生姜3片，大枣5枚，饴糖30克，服五剂，腹痛四肢酸痛均减。仍用原方加当归10克，服五剂，月经正常，食欲转佳。

【原文】

15. 虚劳里急，诸不足，黄芪建中汤主之。

黄芪建中汤方：于小建中汤内，加黄芪一两半，余依上法。气短胸满者加生姜。腹满者去枣加茯苓一两半。及疗肺虚损不足，补气，加半夏三两。

【浅述】

本条是承上条论述阴阳形气俱不足的证治。

虚劳里急，是指劳伤内损，腹里拘急；诸不足，是指阴阳形气俱不足，即上条小建中汤主治各证而阳气较虚者，故于小建中汤内，加甘温之黄芪，补虚益气，这是《内经》“劳者温之，损者益之”的道理。生姜能散逆满，故气短胸满者加生姜；大枣能令中满，茯苓能渗湿气，故腹满者去大枣加茯苓。

【按语】

黄芪建中汤方后："及疗肺虚损不足、补气加半夏三两"十四字，系后人据《删繁》建中汤的主治补入，并非仲景原文；有的注家竟将及疗肺虚损不足，与上文加茯苓一两半联系起来解，这是由于失考的缘故。

【治例】

编者治验：胡某，男，28岁。患腹痛年余，喜温喜按，食欲不振，精神疲倦，身体瘦弱，四肢无力，稍有劳动则汗出气短，平时容易感冒，舌淡苔薄，脉象虚弱，曾服补中益气汤，精神食欲稍好，余证如前，此中虚气乏，营卫不固，拟建中益气，兼调营卫，用黄芪建中汤：黄芪25克，桂枝去皮10克，白芍15克，炙草10克，生姜3片，大枣5枚，饴糖30克，连服十剂，腹痛已止，形气转佳。

【原文】

16. 虚劳腰痛，少腹拘急，小便不利者，八味肾气丸主之。(原注：方见妇人杂病中)

【校勘】

原注文，赵刻本作"方见脚气中"，徐注本作"方见中风中"。

【浅述】

本条论述虚劳病肾阳亏虚的证治。

腰为肾之府，肾虚则腰痛；肾与膀胱为表里，肾阳亏虚，不能化气行水，故少腹拘急，小便不利。八味肾气丸，功能温补肾阳，蒸化水气，故主治之。

【按语】

八味肾气丸为温补肾阳的良好方剂，前《中风历节病篇》，用治脚气上入少腹不仁；《消渴病篇》，用治男子消渴，小便反多；《妇人杂病篇》，用治妇人转胞不得溺。可见本方的适应范围颇广，无论小便反多或小便不利，只要是肾阳亏虚，均可应用。

【治例】

编者治验：顾某，女，54 岁。患水肿、下肢尤甚，按之陷而不起，双脚冰冷，小便不利，气喘痰鸣，面色灰暗，舌苔黑润，脉象沉细。前医曾用苏子降气汤，痰喘加重，几濒于危，此肾虚水泛，气不摄纳所致，拟助阳化水，温肾纳气，用八味肾气丸改作汤剂：干地黄 15 克，淮山 12 克，茯苓 12 克，丹皮 6 克，萸肉 10 克，泽泻 10 克，上桂末 3 克（冲服），附片 12 克，加黑锡丹 10 克（吞服），服五剂，痰喘渐平，后用原方去黑锡丹多剂，水肿亦消。

【原文】

17. 虚劳诸不足，风气百疾，薯蓣丸主之。

薯蓣丸方：

薯蓣三十分　当归　桂枝　曲　干地黄　豆黄卷各十分　甘草二十八分　芎䓖　麦门冬　芍药　白术　杏仁各六分　人参七分　柴胡　桔梗　茯苓各五分　阿胶七分　干姜三分　白蔹二分　防风六分　大枣百枚，为膏

右二十一味，末之，炼蜜和丸如弹子大，空腹酒服一丸，一百丸为剂。

【浅述】

本条论述虚劳不足兼感风气的治疗。

虚劳之人，阴阳气血营卫诸不足，兼感邪风客气，致生百疾，若专补其虚，则恐留邪，若专祛其邪，则恐伤正，法当辅正祛邪，同时并进。薯蓣丸：参、术、苓、地、归、芎、麦冬、阿胶，以补气血；桂、芍、甘草、姜、枣，以和营卫；防风、柴胡、桔梗、杏仁、豆卷、白蔹、神曲，以祛风气；更用和平中正、健脾补虚之薯蓣为君，统领诸药，共奏祛邪辅正之效，故主治之。

【按语】

薯蓣丸为气血双补，营卫兼调的方剂，后世的八珍、十全、养荣等方，都是在本方的基础上发展起来的，但不如本方之辅正却邪，两得其宜。

【治例】

编者治验：何某，男，40岁。患虚劳有年，咳嗽痰少，食欲不振，体重减轻，精神疲倦，手足烦热，舌淡无苔，脉象细弱，经X线照片，诊断为浸润型肺结核，曾口服雷米封、肌注链霉素，病情得以稳定，脉证如上。此肺脾劳伤，气血虚损，拟健脾理肺、益气补血，用薯蓣丸：西党15克，白术10克，茯苓10克，干地15克，当归10克，白芍10克，麦冬10克，柴胡10克，杏仁10克，桔梗6克，黄豆卷12克，炙草6克，大枣5枚，去麦曲、桂枝、干姜、川芎、防风、白蔹，加鳖甲15克，百部12克，川贝6克，百合10克，知母6克，桑皮10克，文火浓煎去滓，再下淮山末30克，胎盘粉30克，阿胶10克，冰糖30克，白蜜30克，和匀熬膏，每服二汤匙，日三服。调理年余，X线复查肺部病灶钙化，身体亦渐康复。

【原文】

18. 虚劳，虚烦不得眠，酸枣汤主之。

酸枣汤方：

酸枣仁二升　甘草一两　知母二两　茯苓二两　芎䓖二两（原注：深师有生姜二两）

右五味，以水八升，煮酸枣仁得六升，内诸药，煮取三升，分温三服。

【浅述】

本条论述虚劳病虚烦不眠的治疗。

阳气尽则寐，阴气尽则寤；阴虚阳胜，虚热内扰，故烦不得眠。酸枣仁汤：枣仁、茯苓，养心安神，知母、甘草，清热除烦，并佐芎䓖以和气血，使阴阳平衡协调，自然烦去眠安，故主治之。

【按语】

虚劳虚烦不眠，与外感热病所致的虚烦不眠不同。《伤寒论》阳明病发汗吐下后的虚烦不得眠，为余热未净，故用栀子豉汤以清余热；少阴病得之二三日以上的心中烦不得卧，为心热阴虚，故用黄连阿胶汤以养心阴。本条证则为虚热内扰，故用酸枣仁汤除烦安眠，医者注意比较区别。

【治例】

编者治验：马某，女，45岁。患神经衰弱，经常头昏头痛，心烦失眠，精神疲倦，记忆减退，血压波动在130～145/80～90毫米汞柱之间，舌红无苔，脉象弦细。曾服谷维素、眠尔通、利眠宁、补脑汁等药无效。此肝虚挟热、心神受扰，治宜清肝除烦、养心宁神，用酸枣仁汤：炒枣仁12克，川芎3克，知母10克，茯苓10克，甘草5克，加钩藤12克，菊花10克，蒺藜10克，生地15克，白芍10克，生牡蛎15克，服十剂，头痛失眠稍好，继用天王补心丹嘱其常服，以善其后。

【原文】

19. 五劳虚极羸瘦，腹满不能饮食；食伤、忧伤、饮伤、房室伤、饥伤、劳伤，经络荣卫气伤，内有干血，肌肤甲错[①]，两目黯黑，缓中补虚，大黄䗪虫丸主之。

大黄䗪虫丸：

大黄十分，蒸　黄芩一两　甘草三两　桃仁一升　杏仁一升　芍药四两　干地黄十两　干漆一两　虻虫一升　水蛭百枚　蛴螬一升　䗪虫半升

右十二味，末之，炼蜜和丸小豆大，酒饮服五丸，日三服。

【注释】

①肌肤甲错：指肌肤有如鳞甲交错，形容皮肤干枯粗糙的样子。

【浅述】

本条论述虚劳病内有干血的证治。

五劳，一般是指心劳、肝劳、脾劳、肺劳、肾劳。劳伤虚极，肌肉脱落，故身体羸瘦；脾胃虚弱、消化不良，故腹满不能饮食。推其致病之由，或因肌饱劳役过度，或因七情色欲所伤，以致精气内夺，血脉不畅，瘀积日久，形成干血。由于血不荣于外，则肌肤干燥，有如鳞甲之交错；血不荣于上，则目眶黯黑、白珠带青；这是内有干血的表现。大黄䗪虫丸：大黄、䗪虫、水蛭、虻虫、蛴螬、干漆、桃仁，去瘀生新；地黄、芍药、黄芩、杏仁、甘草、白蜜，补虚缓中，故主治之。

【按语】

仲景用虫类药治瘀血，《伤寒论·太阳病篇》有抵当汤丸，本书《妇人产后篇》有下瘀血汤方，二者均系内有瘀血，身体未虚，故纯用攻逐，取其急治；此系五劳虚极，内有干血，故宜攻补兼施，冀其缓图。

【治例】

王旭高："病由肝气横逆，营血不调，腹中结瘕，脘胁攻痛；渐至食减内热，咳嗽痰多，当脐动跳，心悸少寐，口干肠燥，是皆血痹虚劳之象，极难医治，姑仿仲景法：党参、茯苓、枣仁、乳香、没药、桃仁、当归、川贝、香附、地鳖虫、白蜜"。（录自《清代名医医案精华》）

【原文】

附方：

《千金翼》炙甘草汤（原注：一云复脉汤）：治虚劳不足，汗出而闷，脉结悸，行动如常，不出百日，危急者十一日死。

甘草四两，炙　桂枝　生姜各三两　麦门冬半升　麻仁半升　人参　阿胶各二两　大枣三十枚　生地黄一斤

右九味，以酒七升，水八升，先煮八味，取三升，去滓，内胶消尽，温服一升，日三服。

【按语】

此方，《千金翼》载于第十五卷五藏气虚门，名复脉汤。其证:“悸”上有“心”字；“十一日”，作“二十一日”。其方：桂枝作桂心二两，麦门冬、麻子仁、阿胶皆用三两，余与此方同。其煮服法：作“右九味，㕮咀，以水一斗，煮取六升，去滓，分六服，日三夜三；若脉未复，隔日又服一剂；力弱者三日一剂，乃至五剂、十剂，以脉复为度，宜取汗。越公杨素，患失脉七日，服五剂乃复。”方后注云:“仲景名炙甘草汤，见伤寒中。”按《伤寒论·太阳病篇》，炙甘草汤主治伤寒脉结代，心动悸，可参。

【治例】

编者治验：何某，男，60岁，退休老干部。患冠状动脉粥样硬化心脏病，半年前曾因心肌梗塞，以急症住入某陆军医院治疗，已有好转，但仍心悸气短，心律不齐，舌淡无苔，脉象结代。此心血亏虚、心阳不足，治拟滋养心血，温通心阳，用炙甘草汤：炙草15克，党参12克，麦冬10克，干地黄12克，阿胶10克，桂枝10克，炒枣仁10克，大枣3枚，白酒15克（兑服）。先后就诊三次，共服此方二十余剂，心律已齐，脉象基本正常。

【原文】

《肘后》獭肝散：治冷劳，又主鬼疰一门相染。

獭肝一具，炙干末之，水服方寸匕，日三服。

【按语】

丹波元简云:“案《本草》，獭肝，甘温有毒；《别录》，治鬼疰；而《肘后》无治冷劳之文，云：尸疰鬼疰者，即是五尸之中，尸疰又挟诸鬼邪为害也。其病变动，乃有三十六种至九十九种，大略令人寒热，沉沉嘿嘿，不的知其所苦，而无处不恶，累年积月，渐就顿滞，以至于死，死后复注易旁人，乃至灭门，觉如此候者，宜急疗之。《千金》、《外台》引崔氏，并同。”按《外台》第十三卷江南三十六疰门所载此方，系引自《肘后方》，“炙干”、作“阴干”；“日三”下、有“一具未差，更作，姚氏云，神良”十一字；方后注云：《肘后》、崔氏、《千金》同，未说是仲景方。

小　结

本篇所论血痹，是因营卫俱虚，复被微风所痹，以致血行涩滞，肌肤不仁，治宜调和营卫，温阳行痹为主。邪入尚浅者，用针刺疗法导引阳气即可；邪入较深者，必须内服黄芪桂枝五物汤通阳除痹。临床上亦可针药并施，以冀提高疗效。

虚劳是本篇讨论的重点，涉及的范围较广，一般可分为阴虚、阳虚、阴阳两虚三类。阳虚证治，如脾肾虚寒，脉极虚芤迟，少腹弦急，阴头寒，目眩发落，清谷亡血失精者，用天雄散健脾温肾；如肝肾虚寒，脉得芤动微紧，男子失精，女子梦交者，用桂枝加龙骨牡蛎汤安魂涩精；如肾阳亏虚，腰痛，少腹拘急，小便不利者，用八味肾气丸温补肾阳。阴虚证治，如阴虚阳盛，虚热内扰，心烦不得眠者，用酸枣仁汤除烦安眠。阴阳俱不足，如证见里急，悸衄，腹中痛，四肢酸疼，手足烦热，咽干口燥者，用小建中汤建立中气，以调整阴阳之偏胜；若具备小建中汤各证，而阳气较虚者，则用黄芪建中汤益气建中。又有虚劳不足，兼感风气，致生百疾者，用薯蓣丸辅正祛邪；如身体羸瘦，内有干血，肌肤甲错，两目黯黑，腹满不能饮食者，用大黄䗪虫丸去瘀生新。此外，附方炙甘草汤，治虚劳不足，汗出而闷，脉结心悸；肘后獭肝散，治传尸劳疰，一门相染，均有一定疗效，可备临床选用。

综上所述，本篇整个内容，对于虚劳病机，重视脾肾，盖肾为先天之本，是真阴真阳所寄，脾为后天之本，是气血生化之源，故脾肾不足，实为虚劳的根本；在治疗方而，根据《内经》“劳者温之”、“损者益之”的原则，侧重甘温扶阳，但亦未忽视和阴；在虚中挟实的情况下，既强调扶正，又注意祛邪，这些辨证的观点和处理方法，都是值得我们很好地继承和发扬的。

附：本篇内容归纳表

- 血痹
  - 成因——尊荣人，骨弱肌肤盛，重因疲劳汗出，卧不时动摇，加被微风，遂得之…………（1）（2）
  - 脉象
    - 主脉——微
      - 阴阳俱微
      - 寸口关上微
    - 兼脉
      - 涩——在寸口
      - 小紧
        - 关上小紧
        - 尺中小紧
  - 外证——身体不仁，如风痹状
  - 治疗
    - 针刺——(邪入尚浅的)针引阳气，令脉和紧去则愈
    - 方剂——(邪入较深的)黄芪桂枝五物汤(通阳行痹)
- 虚劳
  - 辨证
    - 主要脉象——男子平人，脉大为劳，极虚亦为劳………（3）
    - 血虚脉证（4）
      - 脉象——浮
      - 面色——白薄
      - 病证——亡血、里虚、渴、卒喘悸
    - 气虚血脱（5）
      - 脉象——男子脉虚沉弦
      - 面色——白
      - 证状——短气里急，小腹满，小便不利，时目瞑兼衄
    - 阴虚阳浮（6）
      - 脉象——浮大
      - 证状——手足烦，阴寒精自出，酸削不能行
      - 机转——春夏剧，秋冬瘥
    - 肾中水火俱虚（7）
      - 脉象——男子脉浮弱而涩
      - 病证——精气清冷，为无子
    - 阴阳俱虚（10）
      - 脉象——男子平人，脉虚弱细微
      - 病证——喜盗汗
    - 阳气外浮（11）
      - 脉象——人年五六十，其病脉大
      - 病证——痹侠背行，肠鸣，马刀，侠瘿
    - 脾气虚寒（12）
      - 脉象——沉小迟
      - 病变——脱气(阳气将脱)
      - 证状——疾行则喘喝，手足逆寒，腹满溏泻，食不消化

- 虚劳
  - 精血亏损 (13)
    - 脉象
      - 弦——为减——为寒
      - 大——为芤——为虚
      - 虚寒相搏——此名为革
    - 病证
      - 妇人——半产漏下
      - 男子——亡血失精
  - 治疗
    - 脾肾虚寒 (8)
      - 脉象——极虚芤迟
      - 病证——少腹弦急，阴头寒，目眩发落，清谷，亡血失精
      - 方剂——天雄散(健脾温肾)
    - 肝肾虚寒 (9)
      - 脉象——芤动微紧
      - 病证——男子失精，女子梦交
      - 方剂——桂枝加龙骨牡蛎汤(安魂涩精)
    - 阴阳俱不足 (14) (15)
      - 证状——虚劳里急，悸衄，腹中痛，梦失精，四肢酸疼，手足烦热、咽干口燥
      - 方剂
        - 小建中汤(建立中气)
        - 阳气较虚的——黄芪建中汤(补虚益气)
    - 肾阳亏虚 (16)
      - 证状——虚劳腰痛，少腹拘急，小便不利
      - 方剂——八味肾气丸(温补肾阳)
    - 阴虚阳胜 (18)
      - 证状——虚劳虚烦不得眠
      - 方剂——酸枣仁汤(除烦安眠)
    - 兼感风气 (17)
      - 病证——虚劳诸不足，风气百疾
      - 方剂——薯蓣丸(辅正祛邪)
    - 内有干血 (19)
      - 病因——五劳虚极，食伤，忧伤，饮伤，房室伤，饥伤，劳伤，经络荣卫气伤
      - 证状——羸瘦，肌肤甲错，两目黯黑，腹满不能饮食
      - 方剂——大黄䗪虫丸(去瘀生新)

肺痿肺痈咳嗽上气病脉证并治第七

论三首　脉证四条　方十六首

本篇是论述肺痿、肺痈、咳嗽上气三类疾患的脉证和治疗。《脉经》将本篇与下《痰饮咳嗽病篇》并为一篇；方十六首，《正脉》本作十五首，如将已见于上篇的附方炙甘草汤计算在内，实为十六首。

肺痿、肺痈、咳嗽上气，《内经》均有记载，如《素问·痿论》："肺热叶焦，则皮毛虚弱"；《大奇论》："肺之痈，喘而两胠满"；《藏气法时论》："肺病者，喘咳逆气"；又《灵枢·胀论》："肺胀者，虚满而喘咳"。本篇所论的肺痿，即肺叶萎弱的病变，多因上焦有热，津液枯燥所致；肺痈，即肺生痈脓的病变，多因风舍于肺，热伤血脉所致；咳嗽上气，是呼吸系常见的证候，也是肺胀的主证，多因外邪内饮，气逆不降所致。由于三者均属肺部疾患，所以合为一篇讨论。

【原文】

1. 问曰：热在上焦者，因咳为肺痿，肺痿之病，从何得之？师曰：或从汗出，或从呕吐，或从消渴[①]，小便利数，或从便难，又被快药[②]下利，重亡津液，故得之。曰：寸口脉数，其人咳，口中反有浊唾涎沫[③]者何？师曰：为肺痿之病。若口中辟辟燥[④]，咳即胸中隐隐痛，脉反滑数，此为肺痈，咳唾脓血。脉数虚者为肺痿，数实者为肺痈。

【校勘】

《脉经》："又"作"数"；"快"作"驶"；"咳唾脓血"下，另为一条，《千金》同。

【注释】

①消渴：病名，详见本书《消渴病篇》

②快药：指峻下药。

③浊唾涎沫：浊唾，指稠痰；以下各条的“多吐浊沫”、“时时唾浊”、“时出浊唾”均同。涎沫，指稀痰。

④辟辟燥：形容口中干燥。

【浅述】

本条论述肺痿的病因、证状与肺痈的区别。

肺为娇脏，恶热恶燥，热在上焦，肺液被伤，因而咳为肺痿。究其致病之由，或从汗多伤津，或从呕吐伤液，或从消渴，小便利数，或从便难，又被峻下，重亡津液，以致肺失所养，而成本病。寸口脉数，是指寸、关、尺三部脉数无力；虚热乘肺，故其人咳；津液为热所蒸，故口中反有浊唾涎沫；这是肺痿的证状。若口中辟辟燥，咳即胸中隐隐痛，吐脓血，脉滑数，则非肺痿而为肺痈。肺痿属虚证，其脉数虚；肺痈属实证，其脉数实；这是肺痿与肺痈在脉证上的区别。

【按语】

总之，肺痿多属正虚，肺痈多属邪实；肺痈属热证，肺痿则有属于虚热的，也有属于虚寒的；肺痿咳吐涎沫，口不燥，胸不痛，脉数痈虚；肺痈咳吐脓血，口中燥，胸中痛，脉数实；以此为辨。

【原文】

2. 问曰：病咳逆，脉之[①]，何以知此为肺痈，当有脓血，吐之则死，其脉何类？师曰：寸口脉微而数，微则为风，数则为热；微则汗出，数则恶寒。风中于卫，呼气不入，热过[②]于荣，吸而不出；风伤皮毛，热伤血脉；风舍[③]于肺，其人则咳，口干喘满，咽燥不渴，多唾浊沫，时时振寒；热之所过，血为之凝滞，畜结痈脓，吐如米粥，始萌可救，脓成则死。

【校勘】

"多唾"，赵刻本作"时唾"。《脉经》、《千金》："凝滞"上无"之"字。"脓成则死"，《千金》作"脓已成则难治"。

【注释】

①脉之：脉字动词，就是诊脉的意思。

②过：作至字解。

③舍：作留字解。

【浅述】

本条论述肺痈的病因、病机、脉证和预后。寸口脉微而数的微字，当依《金鉴》作浮字，文义始属。浮则为风，数则为热；风伤皮毛，腠理开泄，故汗出；热伤血脉，欲生痈脓，故恶寒；风中于卫，卫行脉外，则邪入尚浅，呼气不入，即病邪尚能随呼气排出而不致深入的意思；热入于荣，荣行脉中，则邪入较深，吸而不出，即病邪随吸气深入而不能复出的意思。风舍于肺，故其人咳，口干喘满，咽燥不渴，多唾浊沫，时时振寒，这是肺痈初起的反应；热之所至，则血为之凝滞，蓄结不解，酿成痈脓，故吐如米粥，这是肺痈已成的机制。本病初起，正气未虚，痈未化脓，尚可用清热解毒活血散结之剂内消，所以说始萌可救；若痈已化脓，正气已虚，则消补两难，预后不良，所以说脓成则死。

【按语】

试痈法："用生黄豆令患者嚼之，不觉腥气者为肺痈，否则非是"（见《寿世保元》）。验痰法："令患者吐痰在水内，沉者是痈脓，浮者是痰"（见《医灯续焰》）。又"以双箸断之，其断为两段者是脓，其粘著不断者是痰"。（丹波元简）这些方法，都可作诊断肺痈的参考。

【原文】

3. 上气，面浮肿，肩息[①]，其脉浮大不治，又加利尤甚。

【校勘】

《巢源》，"浮"，作"胕"；"肩"，作"髆"。

【注释】

①肩息：即息摇肩呼吸困难的样子。

【浅述】

本条论述上气预后不良的证候。

元气无根，升而不降，则上气；肾阳衰微，水气上溢，故面浮肿；肾气不纳，呼吸极度困难，故息摇肩；其脉浮大无力，则阳已离而上越，故不治；又加下利，则阴复决而下泄，更属危候。

【按语】

一说“其脉浮大”以上各证，是肾阳衰竭的现象；又加下利，是脾阳败绝的现象；肾为先天之本，脾为后天之本，先后天的根本同时衰败，故危险尤甚。亦通。

【原文】

4. 上气喘而躁者，属肺胀，欲作风水①，发汗则愈。

【校勘】

《巢源》作“上气脉躁而喘者属肺，肺胀欲作风水，发汗愈”。

【注释】

①风水：病名，详见本书《水气病篇》。

【浅述】

本条论述肺胀的主证及其治法。

肺胀，是肺气胀满的病变。肺失清肃，气逆不降，故上气喘躁；肺不能通调水道，下输膀胱，故欲作风水。风水一身面目浮肿，故当发汗，使风从汗泄，水气下降，则喘躁浮肿之证自愈。

【按语】

上条证是肾阳衰微，气不摄纳，其本在肾，其标在肺，故上气肩息，面目浮肿；本条证是肺实胀满，气失肃降，不能通调水道，下输膀胱，故上气喘躁，欲作风水。上条脉浮大，必系重按无根；本条未言脉象，必系浮大有力。一病在肾，属虚证，故预后不良；一病在肺，属实证，故预后良好。

【原文】

5. 肺痿吐涎沫，而不咳者，其人不渴，必遗尿①，小便数；所以然者，以上虚不能制下故也，此为肺中冷，必眩，多涎唾，甘草干姜汤以温之；若服汤已渴者，属消渴。

甘草干姜汤方：

甘草四两，炙　干姜二两，炮

右㕮咀，以水三升，煮取一升五合，去滓，分温再服。

【校勘】

“以温之”，《脉经》作“温其藏”，无“若服汤已”下九字。

【注释】

①遗尿：一般指睡眠时小便自遗，这里是指小便失禁。

【浅述】

本条论述虚寒肺痿的证治。

肺痿，一般多属虚热，但也有属于虚寒的。虚热肺痿，其人咳，口中反有浊唾涎沫，虚寒肺痿则不咳，只吐涎沫而无浊唾；上焦无热，故其人不渴；肺主治节，上虚不能制下，故遗尿，小便频数；肺中虚冷，阳气不足，故目为之眩，口多涎唾。甘草干姜汤：辛甘合化为阳，以温肺寒，最为适合；若服后小便仍数，而口反渴者，则非肺痿而属消渴。

【按语】

魏念庭说：“肺叶如草木之花叶，有热之萎，如日炙之则枯；有冷之萎，如霜杀之则干矣，此肺冷之所以成痿也”。其说可参。

【治例】

编者治验：张某，女，45 岁。患慢性支气管炎，每届冬季即发，咳吐涎沫，头眩短气，小便频数自遗，其人身体白胖，平时容易感冒，舌苔薄白，脉象虚弱。此以肺气虚冷，不能制下之故，治宜温肺化饮，益气制下，先用甘草干姜汤：甘草15克，干姜10克，加黄芪12克，益智6克，服五剂，小便自能控制。后用六君子汤加干姜、细辛、五味，服五剂，咳吐涎沫亦止。

【原文】

6. 咳而上气，喉中水鸡声①，射干麻黄汤主之。

射干麻黄汤方：

射干十三枚，一法三两　麻黄四两　生姜四两　细辛　紫菀　款冬花各三两　五味子半升　大枣七枚　半夏大者洗八枚，一法半升

右九味，以水一斗二升，先煮麻黄两沸，去上沫，内诸药，煮取三升，分温三服。

【注释】

①水鸡声：水鸡，即青蛙，俗名田鸡；水鸡声，是形容喉中痰声好象蛙鸣。

【浅述】

本条论述咳嗽上气寒饮上逆的证治。

肺失清肃，气逆不降，故咳而上气；寒饮上逆，气道阻塞，故喉中痰鸣如水鸡声。射干麻黄汤：射干、麻黄，降逆平喘；冬花、紫菀，止咳化痰；细辛、半夏，散寒涤饮，姜、枣健胃，五味护肺，故主治之。

【按语】

咳嗽上气，有因寒饮上逆的，也有因热饮上逆的，本条所论，系寒饮上逆而为外邪诱发者，所以用散寒涤饮、降逆平喘之射干麻黄汤治疗。

【治例】

编者治验：蒋某，女，22岁。患支气管哮喘有年，遇寒即发，胸闷憋气，呼吸困难，脸色苍白，喉间痰鸣如水鸡声，

患者素体比较瘦弱，月经色淡量少，舌苔薄白，脉象浮紧。此寒饮郁肺，塞迫气道，拟散寒涤饮、宣肺平喘，发作时用射干麻黄汤：射干10克，麻黄3克，生姜3片，细辛3克，五味5克，紫菀10克，冬花10克，法夏10克，大枣3枚，以治其标；休止时用参桂鹿茸丸，以固其本，调理一个冬季，至今五年未发。

【原文】

7. 咳逆上气，时时唾浊，但坐不得眠，皂荚丸主之。

皂荚丸方：

皂荚八两，刮去皮，用酥炙

右一味，末之，蜜丸梧子大，以枣膏和汤，服三丸，日三夜一服。

【校勘】

“唾”，赵刻本作“吐”。

【浅述】

本条论述咳嗽上气、稠痰壅塞的证治。

肺失清肃，气逆不降，故咳逆上气；稠痰粘滞，宣泄不畅，故时时吐浊；平卧则呼吸困难，咳逆更甚，故但坐不得眠。皂荚辛以散结，咸以软坚，为祛痰涤垢之猛剂，故宜酥炙蜜丸，枣膏调服，缓和刺激，兼顾脾胃以主治之。

【按语】

皂荚丸是一种刺激祛痰的猛剂，只适用于体实证，稠痰粘滞、宣泄不畅的患者，《兰台轨范》云：“稠痰粘肺，不能清涤，非此不可”，但不可多服久服；如体质虚弱、干咳无痰，或吐涎沫的，则非所宜，医者注意及之。

【治例】

曹颖甫：“此证惟背拥叠被六七层，尚能垂头而睡，倘叠被较少，则终夜呛咳，所吐之痰，黄浊胶粘。此证予于宣统二年侍先妣邢太安人病亲见之；先妣平时喜食厚味，又有烟癖，厚味被火气熏灼，因变浊痰，气吸于上，大小便不通，予不得已自制皂荚丸进之，煎枣膏汤如法，昼夜四服，以其不易下咽也，改丸如绿豆大，每服九丸，凡四服，浃晨而大小便通，可以去被安睡矣”。(录自《金匮发微》)

【原文】

8. 咳而脉浮者，厚朴麻黄汤主之。

厚朴麻黄汤方：

厚朴五两　麻黄四两　杏仁半升　石膏如鸡子大　半夏半升　干姜二两　细辛二两　小麦一升　五味子半升

右九味，以水一斗二升，先煮小麦熟，去滓，内诸药，煮取三升，温服一升，日三服。

【校勘】

徐、程、尤注本及《金鉴》，此条与下条并作一条，丹波元简《辑义》本从。今依赵刻及《正脉》本，分作两条。

【浅述】

本条论述咳嗽上气，热饮上逆的证治。

本条只说咳而脉浮者，厚朴麻黄汤主之，叙证不详，恐有简缺；考《千金》第十八卷咳嗽门载：“厚朴麻黄汤，治咳而火逆上气，胸满，喉中不利，如水鸡声，其脉浮者”，据此，可知本条当有如《千金》所载的各种证状，此热饮上逆，而为外邪诱发所致。厚朴麻黄汤：厚朴、麻黄，泄满平喘，石膏、杏仁，清热利肺，半夏、姜、辛，降逆涤饮，小麦、五味，养心保肺，故主治之。

【按语】

本条证与前第6条证相较，彼系寒饮上逆，而为外邪诱发者，故用射干麻黄汤散寒涤饮；此系热饮上逆，而为外邪诱发者，故用厚朴麻黄汤清热涤饮。

【治例】

编者治验：李某，男，13岁。患支气管哮喘，发作时胸满烦躁，咳痰黄稠，呼吸不利，喉间有哮鸣音，口渴苔黄，脉象浮数。此饮郁化热、塞迫气道，宜宣肺利气、清热化饮，曾用定喘汤，咳痰转清，哮喘仍发，后用厚朴麻黄汤：厚朴10克，麻黄3克，杏仁10克，生石膏10克，法夏10克，干姜3克，细辛1.5克，五味子1.5克，小麦10克，服三剂，咳喘均止。

【原文】

9. 脉沉者，泽漆汤主之。

泽漆汤方：

半夏半升　生姜五两　白前五两　紫参五两（一作紫菀）　甘草　黄芩　人参　桂枝各三两　泽漆三斤，以东流水五斗，煮取一斗五升

右九味，㕮咀，内泽漆汁中，煮取五升，温服五合，至夜尽。

【浅述】

本条论述咳嗽上气，水饮内结的证治。

本条只说“脉沉者，泽漆汤主之”，亦叙证不详，恐有简缺。《衍义》本及徐、尤、陈注本，“脉沉”上，均有“咳而”二字；《千金》第十八卷咳嗽门载，泽漆汤方，治上气，其脉沉者，并接于小青龙加石膏汤方之后；据此，可知本条与上条，自是两条，当有咳而上气的见证，此水饮内结所致，故脉沉。泽漆汤：泽漆为大戟之苗，功能下水，生姜、半夏，降逆逐饮，紫菀、白前，止咳化痰，桂枝、黄芩，平调寒热，人参、甘草，扶正安中，故主治之。

【按语】

丹波元简按：“《千金》泽漆汤，治上气其脉沉者，本篇亦似脱上气二字；且考本草，紫参不载治嗽之能，其作紫菀者似是；”可参。

【原文】

10. 大逆上气，咽喉不利，止逆下气者，麦门冬汤主之。

麦门冬汤方：

麦门冬七升　半夏一升　人参二两　甘草二两　粳米三合　大枣十二枚

右六味，以水一斗二升，煮取六升，温服一升，日三夜一服。

【校勘】

“大逆”，徐、尤等注本，改作“火逆”，《金鉴》亦云“大”字当是“火”字，惟程注本仍作“大逆”。《千金》、《外台》“下气”下无“者”字，宜从。

【浅述】

本条论述虚热肺痿的证治。

虚火上逆，气失肃降，故上气；肺胃阴虚，津液枯燥，故咽喉不利。麦门冬汤：麦冬、人参、粳米、甘草、大枣，生津润燥，滋养肺胃，佐以半夏，止逆下气，故主治之。

【按语】

《肘后》方载，麦门冬汤，治肺痿咳唾涎沫不止，咽喉燥而渴；与本条合看，可知麦门冬汤为虚热肺痿的正治方剂。

【治例】

编者治验：游某，男，15岁。患支气管炎，久咳不止，口干咽燥，其家长曾疑为肺结核，经X线透视，心肺正常，膈肌平滑运动自如，饮食尚可，大便干燥，舌红无苔，脉虚而数。此肺胃阴液不足，虚火上炎所致。治宜生津润燥、滋养肺胃，用《金匮》麦门冬汤：麦冬12克，沙参15克，甘草6克，大枣3枚，粳米10克，去法夏，加桑叶10克，石斛12克，枇杷叶10克，冰糖30克，梨汁一杯，服五剂，其咳遂止。

【原文】

11. 肺痈，喘不得卧，葶苈大枣泻肺汤主之。

葶苈大枣泻肺汤方：

葶苈熬令黄色，捣丸如弹子大　大枣十二枚

右先以水三升煮枣，取二升，去枣，内葶苈，煮取一升，顿服。

【浅述】

本条论述肺痈初起的证治。

肺痈初起，痰涎壅塞，肺气阻滞，故喘不得卧。葶苈大枣泻肺汤：葶苈通利水道，泻肺平喘，大枣缓和刺激，兼顾胃气，故主治之。又治肺痈咳逆上气，胸部胀满，喘鸣塞迫，一身面目浮肿，亦是取其泻肺逐水之功。

【按语】

李时珍《本草纲目》："葶苈甜者，下泄之性缓，虽泄肺而不伤胃；苦者，下泄之性急，既泻肺而易伤胃，故以大枣辅之；然肺中水气膹满急者，非此不能除"。当参。

【治例】

尤在泾："浮肿咳喘，颈项强大，饮不得下，溺不得出，此肺病也；不下行而反上逆，治节之权废矣，虽有良剂，恐难奏效，葶苈大枣泻肺汤"。（录自《柳选四家医案·静香楼医案》）

【原文】

12. 咳而胸满，振寒脉数，咽干不渴，时出浊唾腥臭，久久吐脓如米粥者，为肺痈，桔梗汤主之。

桔梗汤方（原注：亦治血痹）：

桔梗一两　甘草二两

右二味，以水三升，煮取一升，分温再服，则吐脓血也。

【校勘】

《千金》、《外台》、程、尤等注本无"亦治血痹"四字；《脉经》、《千金》，"米粥"上，有"粳"字，《外台》引《集验》同。

【浅述】

本条论述肺痈已成的证治。

风热郁肺，故咳而胸满；风伤皮毛，热伤血脉，故振寒脉数；邪在肺而不在胃，故咽干不渴；血液凝滞，蓄结痈脓，故时出浊唾腥臭，久久吐脓如米粥，这是肺痈已成的证状。桔梗汤：桔梗排脓祛痰，甘草解毒清热，故主治之。

【按语】

附方《外台》桔梗白散，与本条桔梗汤主治相同，方中贝母散结化痰，为治痈脓之要药，但巴豆辛温峻烈，非体实证实者，未可轻试。编者曾用桔梗白散去巴豆，加赤小豆、甘草节，合千金苇茎汤治肺痈吐脓，疗效颇好，可供临床参考。

【治例】

《薛氏医案》："武进汪用之，饮食起居失宜，咳嗽吐痰，用化痰发散之药；时仲夏，脉洪数而无力，胸满面赤，吐痰腥臭，汗出不止。余曰：水泛为痰之证，而用前剂，是谓重亡津液，得非肺痈乎？不信，仍服前药，翌日果吐脓，脉数，左寸右寸为甚，始信；用桔梗汤一剂，脓数顿止，再剂全止，面色顿白，仍以忧惶；余曰：此证面白脉涩，不治自愈，又用前药一剂，佐以六味丸治之而愈。"

【原文】

13. 咳而上气，此为肺胀；其人喘，目如脱状[1]，脉浮大者，越婢加半夏汤主之。

越婢加半夏汤方：

麻黄六两　石膏半斤　生姜三两　大枣十五枚　甘草二两　半夏半升

右六味，以水六升，先煮麻黄，去上沫，内诸药，煮取三升，分温三服。

【校勘】

《外台》引仲景《伤寒论》云："肺胀者，病人喘，目如脱状，脉浮大也；肺胀而咳者，越婢加半夏汤主之。”

【注释】

①目如脱状：是形容两目胀突，如将脱出的样子。

【浅述】

本条论述肺胀热重于饮的证治。

肺失清肃，气逆不降，故咳而上气；水饮内作，肺气胀满，故其人喘；水饮上泛，塞迫气道，故目如脱状；外有风邪，内蓄热饮，故脉浮且大。越婢加半夏汤：麻黄、石膏，散水清热，生姜、半夏，降逆涤饮，大枣、甘草，健胃安中，故主治之。

【按语】

前第四条上气喘躁，欲作风水，当亦越婢加半夏汤所主。后《水气病篇》，用越婢汤治风水，是因内无饮邪，故不加半夏；此则内有水饮，故加半夏治之；医者宜前后对比参看。

【治例】

编者治验：谭某，女，1岁。患支气管肺炎，两天前曾患感冒，发热、咳嗽、鼻塞流涕，服银翘散一剂，发热未退，体温39℃，咳嗽、气喘、呕吐痰涎、鼻翼扇动、唇口发绀、舌苔白滑，指纹青紫。此热饮郁肺、塞迫气道所致，治宜清热涤饮，宣肺平喘，乃一面肌注青霉素；一面用越婢加半夏汤：麻黄2克，生石膏10克，法夏6克，甘草3克，生姜2片，大枣1枚。一剂热退，再剂喘咳即止。

【原文】

14. 肺胀，咳而上气，烦躁而喘，脉浮者，心下有水，小青龙加石膏汤主之（原注：《千金》证治同，外更加胁下痛引缺盆。

小青龙加石膏汤方：

麻黄　芍药　桂枝　细辛　甘草　干姜各三两　五味子　半夏各半升　石膏二两

右九味，以水一斗，先煮麻黄，去上沫，内诸药，煮取三升，强人服一升，羸者减之，日三服，小儿服四合。

【校勘】

《千金》作“咳而上气，肺胀，其脉浮，心下有水气，胁下痛引缺盆，设若有实者必躁，其人常倚伏，小青龙加石膏汤主之”。《外台》引仲景《伤寒论》，与本条文同。

【浅述】

本条论述肺胀饮重于热的证治。

本条肺胀，咳而上气，亦是外邪内饮相搏之证，肺气胀满，水热互结，故烦躁而喘；脉浮不大，心下有水，为饮重于热的肺胀。小青龙加石膏汤：麻黄、桂枝，宣肺发表，姜、辛、半夏，降逆涤饮，芍药、五味，保肺护阴，石膏、甘草，清热除烦，故主治之。

【按语】

上条肺胀，虽未明言烦躁，但据前第四条上气喘而躁者，属肺胀，可知上条脉浮且大，亦有烦躁的见证，为热重于饮的肺胀，故用越婢汤清热为主，加半夏涤饮为辅；本条咳而上气，烦躁而喘，脉浮不大，心下有水，为饮重于热的肺胀，故用小青龙汤涤饮为主，加石膏清热为辅。

【治例】

编者治验：陈某，女，76岁。患肺气肿已多年，平时咳吐涎沫，动则气喘，近因感冒，恶寒发热，咳痰粘稠，呼吸困难，烦躁口干，不欲多饮，用小青龙加石膏汤：麻黄3克，桂枝10克，白芍10克，法夏10克，干姜3克，细辛2克，五味3克，甘草3克，生石膏10克，服二剂，寒热已罢，咳痰转清。后用六君子汤加干姜、五味、细辛，服三剂，咳喘渐平。

【原文】

附方：

《外台》炙甘草汤：治肺痿涎唾多，心中温温液液者（原注：方见虚劳中）。

【按语】

此方，《外台》载于第十卷肺痿门，引仲景《伤寒论》，列于甘草干姜汤方之后。其方作桂心二两，大麻子仁半升，阿胶三两，大枣四十枚，余与《伤寒论·太阳病篇》炙甘草汤相同。此方原注“方见虚劳中”，是指前《血痹虚劳病篇》附方《千金翼》炙甘草汤；因彼系后人据《千金翼》补入，故标《千金翼》三字；此系后人据《外台》补入，故标外台二字；而《千金翼》及《外台》，则均本于仲景炙甘草汤，所以药味及煮服法均同，仅分量稍有出入。

【原文】

《千金》甘草汤：

甘草

右一味，以水三升，煮减半，分温三服。

【按语】

此方仅列方名及药味，主治及分量均阙。考《千金》第十七卷肺痿门载有治肺痿涎唾多出血，心中温温液液，甘草汤方，用甘草二两；《伤寒论》少阴病二三日，咽痛者，可与甘草汤，其方亦作甘草二两；则此方甘草用量，以作二两为是。又《千金翼》第十五卷补五藏门载此方，名温液汤，主治与《千金》略同，可参。

【原文】

《千金》生姜甘草汤：治肺痿，咳唾涎沫不止，咽燥而渴。

生姜五两　人参三两　甘草四两　大枣十五枚

右四味，以水七升，煮取三升，分温三服。

【按语】

此方，《千金》载于第十七卷肺痿门，大枣用十二枚，余味及主治均与此同。《外台》引《集验》，主治咽燥而渴下，注有“一云不渴”四字，方后注云：“仲景《伤寒论》、《备急》、范汪、《千金》、《经心录》同”，可知此方原系仲景方。

【原文】

《千金》桂枝去芍药加皂荚汤：治肺痿吐涎沫。

桂枝　生姜各三两　甘草二两　大枣十枚　皂荚一枚，去皮子，炙焦

右五味，以水七升，微微火煮取三升，分温三服。

【按语】

此方，《千金》载于第十七卷肺痿门，“吐涎沫”下，有“不止”二字；其方皂荚用一挺，大枣用十二枚，煮法中无“微微火”三字，余与此同，《外台》引《千金》，方后注云：范汪、《经心录》同，未说是仲景方。

【原文】

《外台》桔梗白散：治咳而胸满，振寒脉数，咽干不渴，时出浊唾腥臭，久久吐脓如米粥者，为肺痈。

桔梗　贝母各三分　巴豆一分，去皮，熬，研如脂

右三味为散，强人饮服半钱匕，羸者减之；病在膈上者吐脓血，膈下者泻出，若下多不止，饮冷水一杯则定。

【按语】

此方，《外台》载于第十卷肺痈门，引仲景《伤寒论》，“米粥”上有“粳”字，“巴豆去皮”下有“心”字，方后“吐脓血”三字，作“必吐”二字，余与此同。按此方即《伤寒论·太阳病篇》治寒实结胸无热证的三物白散，方后亦云“病在膈上必吐，膈下必利”，可知此方有荡涤吐下之功，并非专治肺痈的方剂。

【原文】

《千金》苇茎汤：治咳有微热，烦满，胸中甲错，是为肺痈。

苇茎二升　薏苡仁半升　桃仁五十枚　瓜瓣半升

右四味，以水一斗，先煮苇茎，得五升，去滓，内诸药，煮取二升，服一升，再服当吐如脓。

【按语】

此方，《千金》载于第十七卷肺痈门，无方名，列于黄昏汤方后。“胸中”，作“胸心”；其方桃仁用三十枚，方后“服一升”下，作“当有所见吐脓血”，余与此同。《外台》第十卷引《古今录验》疗肺痈苇茎汤，作“剉苇一升”，方后注：“仲景《伤寒论》云：苇叶切二升，《千金》、范汪同”；据此，可知此方原系仲景方。

【原文】

肺痈，胸满胀，一身面目浮肿，鼻塞清涕出，不闻香臭酸辛，咳逆上气，喘鸣迫塞，葶苈大枣泻肺汤主之（原注：方见上，三日一剂，可至三四剂，此先服小青龙汤一剂乃进，小青龙汤方，见咳嗽门中）。

【按语】

此条，《千金》载十第十七卷肺痈门，“胸满胀”，作“胸胁胀”；“香臭”下，无“辛酸”二字；原注“先服以下”十八字，亦《千金》之文。丹波元简云：“《千金》、《外台》，此条接于前泻肺汤条；而《外台》引《千金》，方后云，仲景《伤寒论》、范汪同；《脉经》亦载此条，明是仲景旧文，今列于附方之后者，必后人编次之误也；程氏、《金鉴》揭为原文，删注三十二字为是，沈、魏、尤诸家以为附方，盖不考耳。”其说可参。

小　　结

肺痿有虚热和虚寒两类：虚热肺痿，其人咳，口中反有浊唾涎沫，用麦门冬汤，清肺润燥；虚寒肺痿，吐涎沫而不咳不渴，头眩，小便数，用甘草干姜汤温肺散寒。又附方《千金》甘草汤，适用于虚热肺痿；《外台》炙甘草汤，《千金》生姜甘草汤，适用于虚寒肺痿，均可供临床选用。

肺痈分初起和脓成两个阶段：其病初起，尚未化脓，痰涎壅塞，喘不得卧者，用葶苈大枣泻肺汤泻肺平喘，冀其消散；若已化脓，咳而胸满，振寒脉数，咽干不渴，时出浊唾腥臭，吐脓如米粥者，用桔梗汤解毒排脓。此外，《千金》苇茎汤，功能清热散结通瘀，肺痈脓已成、未成，皆可配合使用，疗效颇好。《外台》桔梗白散，则为排除痈脓的峻剂，如非体实证实者，未可轻试。

咳嗽上气一证，病机虽有所不同，但本篇重点是论述由水饮内停、风寒外束所引起的咳喘。一般以脉浮的，外邪居多，脉沉的，内饮较甚；脉浮大有力，肺实胀满，欲作风水的，可发汗；脉浮大无力，肾不纳气，又加下利的，为不治。其治疗：如寒饮上逆，咳而上气，喉中如水鸡声的，用射干麻黄汤散寒涤饮；热饮上逆，咳嗽上气，胸满脉浮的，用厚朴麻黄汤清热泻满；水饮内结，咳而脉沉的，用泽漆汤逐水涤饮；稠痰壅塞，咳唾浊沫，但坐不得眠的，用皂荚丸祛痰涤垢；如肺胀热重于饮，咳喘上气，目如脱状，脉浮大的，用越婢加半夏汤清热涤饮；肺胀饮重于热，咳嗽上气，烦躁脉浮的，用小青龙汤加石膏散饮除烦。总的来看，篇中所举六方，用麻黄的有四方，可见麻黄是治疗咳嗽上气的主药；麻黄、桂枝合用，重在解表祛邪；麻黄、石膏合用，重在涤饮清热；麻黄、射干合用，重在平喘降逆；麻黄、厚朴合用，重在宣肺泄满。由于药物配伍不同，其治疗重点亦各有异，医者注意及之。

附：本篇内容归纳表

- 肺痿
  - 成因——或从汗出，或从呕吐，或从消渴，小便利数，或从便难，又被快药下利，重亡津液 (1)
  - 病机——热在上焦，因咳为肺痿 (1)
  - 主证——其人咳，口中反有浊唾涎沫 (1)
  - 脉象——寸口脉数—数虚 (1)
  - 治疗
    - 虚热 (10)
      - 证状——大逆上气，咽喉不利
      - 方剂——麦门冬汤(止逆下气)
    - 虚寒 (5)
      - 证状——吐涎沫，不咳，不渴，遗尿，小便数，头眩
      - 病机——肺中冷，上虚不能制下
      - 方剂——甘草干姜汤(温肺散寒)

- 肺痈
  - 成因
    - 风中于卫，呼气不入—风伤皮毛
    - 热过于荣，吸而不出—热伤血脉
  - 病机
    - 风舍于肺
    - 热之所过，血为之凝滞，蓄结痈脓
  - 脉象
    - 寸口
      - 浮—为风—汗出
      - 数—为热—恶寒
    - 滑数——数实
  - 主证——口中辟辟燥，咳即胸中隐隐痛，咳唾脓血
  - 预后
    - 始萌——可救
    - 脓成——则死

  （以上 (1) (2)）
  - 治疗
    - 初起 (11)
      - 证状——喘不得卧(咳逆上气，喘鸣迫塞，胸满胀，浮肿)
      - 方剂——葶苈大枣泻肺汤(泻肺平喘)
    - 已成 (12)
      - 脉证——咳而胸满，振寒脉数，咽干不渴，时出浊唾腥臭，久久吐脓如米粥
      - 方剂——桔梗汤(排脓解毒)
- 咳嗽上气
  - 辨证
    - 肺胀 (4)
      - 主证——气喘而躁
      - 机转——欲作风水，发汗则愈
    - 危候——上气面浮肿，肩息，其脉浮大，不治，又加利尤甚 (3)
  - 治疗
    - 寒饮上逆 (6)
      - 证状——咳而上气，喉中水鸡声
      - 方剂——射干麻黄汤(散寒涤饮)
    - 热饮上逆 (8)
      - 脉证——咳逆上气，胸满，喉中不利，如水鸡声，脉浮
      - 方剂——厚朴麻黄汤(清热泄满)
    - 水饮内结 (9)
      - 脉证——咳而上气，脉沉
      - 方剂——泽漆汤(逐水涤饮)
    - 稠痰壅塞 (7)
      - 证状——咳逆上气，时时唾浊，但坐不得眠
      - 方剂——皂荚丸(祛痰涤垢)
    - 肺胀
      - 热重于饮 (13)
        - 脉证——咳而上气，喘，目如脱状，脉浮大
        - 方剂——越婢加半夏汤(清热涤饮)
      - 饮重于热 (14)
        - 脉证——咳而上气，烦躁而喘，脉浮
        - 方剂——小青龙加石膏汤(散饮除烦)

奔豚气病脉证治第八

论二首　方三首

本篇是论述奔豚气病的病因、脉证和治疗的专篇。奔，亦作“贲”；豚，亦作“㹠”，音义相同。奔豚气病，是一种发作性疾患，因其发作时，气从少腹上冲胸咽，有如小猪之奔冲，故名奔豚。

贲豚之名，早见于《内经》及《难经》。《灵枢·邪气藏腑病形》：“肾脉微急，为沉厥贲豚，足不收，不得前后”；《难经·五十六难》：“肾之积，名曰贲豚，发于少腹，上至心下，如豚状”。而《巢源》既有积聚门的肾积奔豚，又有气病门的奔豚气候；有的医家，认为奔豚气病，即《素问·骨空论》所说：“病从少腹上冲心而痛，不得前后”的冲疝。究之，本篇所论的奔豚气病，与五积之一的肾积奔豚，及冲脉为病的冲疝，病形虽同，病因各异，自当有所区别。

【原文】

1. 师曰：病有奔豚，有吐脓，有惊怖，有火邪①，此四部病，皆从惊发得之。

【校勘】

丹波氏《辑义》，将此条与下条并为一条，今据《脉经》、赵刻本、尤注本、《金鉴》，分作两条。

【注释】

①火邪：即误用烧针、艾灸、火熏等法所引起的病变。

【浅述】

本条论述奔豚等四部病的成因。

奔豚病有杂病与伤寒的不同，属于杂病范围的，多从惊恐忧思等精神因素而得；属于伤寒范围的，多因汗后及烧针被寒所致。本条内容，是说明奔豚等四部病的成因；奔豚，固有因惊而得者，惊怖，亦属病从惊得；至于吐脓、火邪，皆从惊发得之，其义未详。

【按语】

吐脓已见于《肺痿肺痈病篇》，又见于《呕吐哕篇》；惊怖和火邪，则见于《惊悸吐衄篇》；本篇是讨论奔豚气病的专篇，所以对其余三部的病，未予论述。

【原文】

2. 师曰：奔豚病，从少腹起，上冲咽喉，发作欲死，复还止，皆从惊恐得之。

【校勘】

尤注本："少腹"下，无"起"字。《脉经》："复"下无"还"字，"惊"下无"恐"字。

【浅述】

本条论述奔豚病的病因和主证。

奔豚病，从惊恐而得者，多与肝肾有关，因肝肾同处下焦，其气并善上逆，故发作时，气从少腹上冲咽喉，苦闷欲死，待其气还于下，才能平复如常，停止发作。

【按语】

《巢源》奔豚气候说："心中踊踊，如车所惊，如人所恐，五藏不定，食饮辄呕，气满胸中，狂痴不定，妄言妄见，此惊恐奔豚之状，"与《外台》引小品同；据此，奔豚病从惊恐而得者，可能还有如《巢源》所说的各种证状。

【原文】

3. 奔豚气上冲胸，腹痛，往来寒热，奔豚汤主之。

奔豚汤方：

甘草　芎䓖　当归各二两　半夏四两　黄芩二两　生葛五两　芍药二两　生姜四两　甘李根白皮一升

右九味，以水二斗，煮取五升，温服一升，日三夜一服。

【校勘】

《脉经》：条首“奔豚”二字，作“其”；“腹痛”下，有“及”字；接上条为一条。

【浅述】

本条论述奔豚病肝气上逆的证治。

奔豚病，一般多属肾气上冲，但亦有肝气上逆而冲胸者。脾主腹，肝木乘脾，故腹痛；肝气通于少阳，客邪在肝，故往来寒热。奔豚汤：李根白皮，止逆下气，芎䓖、当归，调肝和血，半夏、生姜，降逆散寒，生葛、黄芩，生津清热，芍药、甘草，缓急止痛，故主治之。

【按语】

考《外台》治奔豚气病的方剂，计十三首，其中用李根白皮的有八首；《别录》载：“李根皮，大寒，主消渴，止心烦逆奔豚气。”可见李根白皮是治疗奔豚气病的要药。

【治例】

肖琢如：“肾水上逆之奔豚，见之最多，以桂枝加桂与之，百发百中。惟肝火上逆之奔豚，患者极少。一日，有妇人前来，云其媳患气痛，口苦咽干，寒热往来，余曰：可取方往，不必临诊，意谓必小柴胡证也。其妇要求过诊，询之痛从少腹上冲胸及咽喉，顷之即止，已而复发如初，脉之弦数，舌苔白。谓曰：此证幸临视，否则方虽无妨碍，病必不服。此乃肝火上逆之奔豚，为生平所罕见，当用《金匮》奔豚汤，即疏方与之，一剂知，三剂已。”（录自《遯园医案》）

【原文】

4. 发汗后，烧针①令其汗，针处被寒，核起而赤者，必发奔豚，气从少腹上至心，灸其核上各一壮②，与桂枝加桂汤主之。

桂枝加桂汤方：

桂枝五两 芍药三两 甘草二两，炙 生姜三两 大枣十二枚

右五味，以水七升，微火煮取三升，去滓，温服一升。

【校勘】

本条，并见于《伤寒论·太阳病篇》；无“发汗后”三字；“上至心”，作“上冲心者”；“主之”，作“更加桂二两也”六字。

【注释】

①烧针：即温针，针灸疗法之一。

②一壮：灸法，每灸一艾炷为一壮。

【浅述】

本条论述汗后阳虚，寒气上冲而发奔豚的证治。

发汗后，更用烧针使其出汗，以致心阳被伤，下焦寒气乘虚上冲而发奔豚，故气从少腹上冲至心。又因针处被寒，发生红肿起核的现象，故宜灸其核上各一壮，以控制其感染；并用桂枝汤调和营卫，加桂温阳祛寒为治。

【按语】

关于桂枝加桂的问题，注家意见不一，如黄坤载、陈修园等主张加桂枝；方有执、徐灵胎等主张加肉桂；章虚谷认为若平肾邪，宜加肉桂，如解太阳之邪，宜用桂枝。章的意见，是根据具体病情，灵活运用，可参。

【治例】

余无言：“赵姓妇，年四十余，产后三日，体虚受寒，始则阵阵腹痛，继则气由少腹上冲，群医以为恶露未尽，多用行瘀散气之品，不效，其痛益剧，发则其气暴起，由脐下直上冲心，粗如小臂，硬如木棒，病者则咬牙闭目，气息俱停，手足发冷，如此约四五分钟，腹中积气四散，气息复旧，神情渐安；一日夜中要发七八次、十余次不等，病已一星期之久，始延余诊，余决为奔豚证。因欲试验桂枝加桂一法，乃用桂枝六

钱，芍药四钱，他药准此比例，与服二剂，不效，而病者则痛更加剧，体更惫甚，米饮且亦不进。乃将桂枝减为四钱，与芍药等量，加顶上肉桂五分，嘱令将肉桂另行炖冲与服，迨一服之后，其痛大减，脘腹之积气四散，时时嗳气，或行浊气，继服二剂，其病若失”。（录自《金匮要略新义》）

【原文】

5. 发汗后，脐下悸①者，欲作贲豚，茯苓桂枝甘草大枣汤主之。

茯苓桂枝甘草大枣汤方：

茯苓半斤　甘草二两，炙　大枣十二枚　桂枝四两

右四味，以甘澜水一斗，先煮茯苓，减二升，内诸药，煮取三升，去滓，温服一升，日三服。甘澜水法，取水二斗，置大盆内，以杓扬之，水上有珠子五六千颗相逐，取用之。

【校勘】

此条，并见于《伤寒论》，“发汗后”下，有“其人”二字。

【注释】

①脐下悸：悸，即动悸；脐下悸，指小腹部有跳动的感觉。

【浅述】

本条论述汗后阳虚、水气上冲，欲作奔豚的证治。

汗后心阳已虚，脐下悸动者，为下焦水气跃跃有乘虚上冲之势，这是奔豚将要发作的先兆，宜通阳利水，以防止其发作。茯苓桂枝甘草大枣汤：茯苓以利水气，桂枝以通阳气，甘草、大枣以扶脾气，并用甘澜水煎药，使之不助水邪，共奏平冲降逆之效，故主治之。

【按语】

本条与上条相较，上条是下焦寒气乘虚上冲，已发奔豚，故宜桂枝加桂汤温阳散寒，以控制其发作；本条是下焦水气乘

虚上冲，欲作奔豚，故宜苓桂甘枣汤利水通阳，以防止其发作。

小　结

奔豚气病，有肝气奔豚与肾气奔豚之分，而肾气奔豚，又有寒气上冲与水气上冲之别。其治疗：如肝气上逆，冲胸腹痛，兼见往来寒热的，用奔豚汤和肝降逆；如汗后阳虚，水气上冲，脐下悸，欲作奔豚的，用茯苓桂枝甘草大枣汤利水通阳，以防止其发作；如汗后针处被寒，核起而赤，寒气上冲，气从少腹上至心，已发奔豚的，则灸其核上各一壮，内服桂枝加桂汤温阳散寒，以控制其发作。

后世医家，对本篇奔豚气病，与《难经》所载的肾积奔豚，和《素问》所说的冲疝，认识不一，如徐灵胎说："奔豚病得之久而不已，时发作者，即为肾之积；因外感误治而骤起者，非肾之积，盖病形同而病因异也。"陆渊雷说："奔豚病，《金匮》谓惊发得之者，推其得病之原因；《素问》谓冲脉为病者，拟其病变之所在，各见一端，合之斯备"。其实《难经》所说的肾积奔豚，是作为五积之一提出的，杨玄操注云："又有奔豚之气，非此积病也"；日医丹波元简云："《难经》名肾积为奔豚，与奔豚气自别"。考《巢源》既有积聚门的肾积奔豚，又有气病门的奔豚气候；《外台》引小品论奔豚病，仅有惊为奔豚与忧思奔豚之分，并未言肾积奔豚；可见奔豚气病，与肾积奔豚有所不同。至于《素问》所说的冲疝，则系冲脉为病。冲脉起于气街，（即气冲穴，在腹脐下横骨两端鼠鼷上，同身寸之一寸。）并少阴之经，挟脐上行，至胸中而散，故其病亦从少腹上冲心而痛，所表现的证状，虽与奔豚气相似，但病因不同，病名各异，亦当有所区别。

附：本篇内容归纳表

- 奔豚气病
  - 成因
    - 杂病范围的——皆从惊恐得之 (1、2)
    - 伤寒范围的——发汗后，烧针令其汗，针处被寒 (4)
  - 主证——从少腹起，上冲咽喉，发作欲死，复还止 (2)
  - 治疗
    - 肝气上逆 (3)
      - 证状——气上冲胸，腹痛，往来寒热
      - 方剂——奔豚汤(和肝降逆)
    - 肾气上冲
      - 水气上冲 (5)
        - 证状——发汗后，脐下悸，欲作奔豚
        - 方剂——茯苓桂枝甘草大枣汤(利水通阳)
      - 寒气上冲 (4)
        - 证状——汗后烧针被寒，针处核起而赤，气从少腹上至心
        - 治法——
          - 外治——灸其核上各一壮(控制感染)
          - 内服——桂枝加桂汤(温阳散寒)

胸痹心痛短气病脉证治第九

论一首　证一首　方十首

本篇论述胸痹、心痛、短气病的脉证和治疗。篇内条文，论胸痹的较详，论心痛的较略，专论短气的只有一条，可知胸痹实为本篇的重点。

胸痹、心痛、短气，《内经》早有记载。《灵枢·本藏》："肺大则多饮，善病胸痹"；《灵枢·邪气藏腑病形》："心脉微急，为心痛引背"；《灵枢·杂病》："心痛，但短气不足以息、刺手太阴。"《巢源》对胸痹、心痛、短气等病候，亦有详细的记载。本篇所论：胸痹，是以胸背部彻痛为主征；心痛，是以心窝部疼痛为主征；短气，是呼吸气短，多为胸痹兼见的证状。由于胸痹和心痛，都是心胸部位的病变，而胸痹又往往兼见心痛、短气，所以合为一篇讨论。

【原文】

1. 师曰：夫脉当取太过不及，阳微阴弦，即胸痹而痛，所以然者，责其极虚也；今阳虚知在上焦，所以胸痹心痛者，以其阴弦故也。

【校勘】

《脉经》、《千金》，"太过"下有"与"字。"以其"下，《脉经》有"脉"字；《千金》有"人脉"二字。

【浅述】

本条论述胸痹、心痛的脉象和病机。

胸痹和心痛，多因上焦阳虚，气机痞塞所致。脉太过为邪实、脉不及为正虚；关前为阳，阳微，指寸口脉微，主阳虚；关后为阴，阴弦，指尺中脉弦，主阴盛；上焦阳虚而阴邪乘之，以致气机痞塞，闭而不通，所以发生胸痹、心痛。

【按语】

关于脉分阴、阳的问题，注家意见不一，有的以浮、沉分阴阳，有的以左、右分阴阳，有的以尺、寸分阴阳，根据下第三条既分寸口、关上，则本条自以尺、寸分阴阳为妥。

【原文】

2. 平人无寒热，短气不足以息者，实也。

【浅述】

本条论述短气不足以息的实证。

短气，是指呼吸气短而言，有因外感所致的，其证属实；有因内伤所致的，其证则有虚有实。今短气而无寒热，知非外感；而形体一如平人，又非内伤气虚，故可断为实证。

【按语】

成无已《伤寒明理论》说："短气者，呼吸虽数而不能相续，似喘不摇肩，似呻吟而无痛者是也"；当参。

【原文】

3. 胸痹之病，喘息咳唾，胸背痛，短气，寸口脉沉而迟，关上小紧数，栝蒌薤白白酒汤主之。

栝蒌薤白白酒汤方：

栝蒌实一枚，捣　薤白半斤　白酒七升

右三味，同煮，取二升，分温再服。

【浅述】

本条论述胸痹的主要脉证和治疗。

寸口脉沉而迟，寸候上焦，沉为在里，迟则主寒，即本篇首条阳微的意思；关上小紧数的数字，疑为弦字之误，关候中焦，小为不足，弦紧主痛，即本篇首条阴弦的意思；阴邪盛于本位，故由尺而上见于关。上焦阳虚，阴邪乘之，以致胸部痞塞，痹而不通，故出现喘息咳唾、胸背痛、短气等证。栝蒌薤白白酒汤：栝蒌开胸涤痰，薤白行气散结，白酒通阳除痹，故主治之。

【按语】

本条是胸痹的主要脉证，栝蒌薤白白酒汤，是治胸痹的主要方剂，以下凡言胸痹，即包括本条脉证在内，故所举的方剂，多在栝蒌薤白白酒汤的基础上，随证出入加减而成。

【治例】

曹颖甫："病者但言胸背痛，脉之，沉而涩，尺至关上紧，虽无喘息咳吐，其为胸痹，则确然无疑。问其业则为缝工，问其病因，则为寒夜伛偻制裘，裘成稍觉胸闷，久乃作痛。予即书栝蒌薤白白酒汤授之，方用瓜蒌五钱，薤白三钱，高粱酒一小杯，二剂而痛止。翌日，复有胸痛者求诊，右脉沉迟，左脉弦急，气短，问其业，则亦缝工，其业同，其病同，脉则大同而小异，予授以前方，亦二剂而瘥。盖伛偻则胸膈气凝，用力则背毛汗泄，阳气虚而阴气从之也。"（录自《金匮发微》）

【原文】

4. 胸痹不得卧，心痛彻背者，栝蒌薤白半夏汤主之。

栝蒌薤白半夏汤方：

栝蒌实一枚，捣　薤白三两　半夏半升　白酒一斗

右四味同煮，取四升，温服一升，日三服。

【校勘】

《外台》引仲景《伤寒论》，"半夏"下，有"白截浆"三字。

【浅述】

本条论述痰气阻滞的胸痹证治。

胸痹而不得平卧，可见喘息咳唾的症状较上条为重；心痛彻背，可见胸背痛的程度较上条为剧；此系痰饮壅塞，气机被阻所致，故于通阳行痹、理气散结之栝蒌薤白白酒汤中，酌减薤白的分量，加半夏涤痰逐饮为治。

【按语】

上条是胸痹的主证主方，本条是胸痹而有痰饮，故于前方中加半夏以逐饮降逆为治。

【治例】

编者治验：盛某，男，60岁、退休老干部。患肺原性心脏病，咳痰粘稠，胸痛背胀，心悸喘息，不能平卧，饮食二便尚可，舌红苔薄，脉象弦滑。此肺气胀满、痰结在胸，治宜宽胸理气，宣痹化痰，用栝蒌薤白半夏汤与茯苓杏仁甘草汤，合为一方：栝蒌15克，薤白10克，法夏10克，茯苓10克，杏仁10克，甘草3克，去白酒，加旋覆花10克，厚朴6克，苏子10克，干地龙10克，珍珠母15克，两年多来，每次复发，先用此方治其标，继用都气丸固其本，能收缓解症状之效。

【原文】

5. 胸痹，心中痞气，气结在胸，胸满，胁下逆抢心，枳实薤白桂枝汤主之；人参汤亦主之。

枳实薤白桂枝汤方：

枳实四枚　厚朴四两　薤白半斤　桂枝一两　栝蒌实一枚，捣

右五味，以水五升，先煮枳实、厚朴，取二升，去滓，内诸药，煮数沸，分温三服。

人参汤方：

人参　甘草　干姜　白术各三两

右四味，以水八升，煮取三升，温服一升，日三服。

【校勘】

赵刻本，作“心中痞，留气结在胸”；徐、沈，陈注本同。《千金》，作“心中痞，气结在心”。《外台》：作“心中痞坚，留气结于胸中”；“逆”下有“气”字。

【浅述】

本条论述胸痹的虚实异治。

心中，即胃的部位，胃阳不振，而阴邪乘之，则气从胁下逆上抢心，故心中痞；胸阳不宣，而阴邪乘之，则气结在胸，故胸部满。其治疗：由于阴盛邪实的，其脉必弦，胸满较著，宜祛邪为先，用枳实薤白桂枝汤，枳、朴以泄满，桂枝以通阳，栝蒌、薤白以开胸痹；由于阳衰正虚的，其脉必微，心痞较甚，宜扶正为急，人参汤，即理中汤，人参以扶正，干姜以温阳，甘草、白术以健胃；二方一消一补，各随所宜以主治之。

【按语】

以上说明了胸痹的虚实异治，由此可见，同一病证，有虚有实，既不可固执一方而不穷其变，也不可实以虚治，虚以实治，致蹈虚虚实实之戒。

【治例】

王旭高："痰饮停于心下，上则喘咳，下则脘胀，多由清阳失旷，痰浊内阻，转胸中之阳以安肺，运脾中之阳以和胃，咳喘与胀满当松。枳实、川朴、薤白头、瓜蒌皮、干姜、半夏、陈皮、茯苓、泽泻"。"胸痹腹痛，夜甚昼安，清阳不振，浊阴潜逆，法必通阳。党参、干姜、冬术、炙草、茯苓、陈皮、半夏、桂木、川椒、川附"（录自《柳选四家医案·环溪草堂医案》）。

【原文】

6. 胸痹，胸中气塞，短气，茯苓杏仁甘草汤主之，橘枳姜汤亦主之。

茯苓杏仁甘草汤方：

茯苓三两　杏仁五十枚　甘草一两

右三味，以水一斗，煮取五升，温服一升，日三服，不差更服。

橘皮枳实生姜汤方：

橘皮一斤　枳实三两　生姜半斤

右三味，以水五升，煮取二升，分温再服（原注：《肘后》《千金》云，治胸痹，胸中愊愊如满，噎塞，习习如痒，喉中涩燥唾沫）。

【校勘】

《千金》，《外台》无“橘枳姜汤亦主之”七字。《外台》另条，引仲景《伤寒论》云：“胸痹之病，胸中愊愊如满，噎塞，习习如痒，喉中涩，唾燥沫是也，橘皮枳实汤主之”，方后云，“《肘后》、《小品》、文仲、深师、范汪、《古今录验》、《经心录》、《千金》同”。

【浅述】

本条论述胸痹轻证的治疗。

胸痹，胸中气塞、短气，非水气在肺，即寒气在胃，因水为阴邪，寒亦为阴邪，肺胃阳虚，而阴邪乘之，故气塞短气。其治疗：由于水气之在肺者，必有胸满的见证，宜淡甘渗利；茯苓杏仁甘草汤：茯苓以利水气，杏仁以降肺气，甘草以和胃气，故主治之。由于寒气之在胃者，必有心痞的见证，宜苦辛通降；橘枳姜汤：橘皮以疏胃气，枳实以消痞气，生姜以散寒气，故亦主之。

【按语】

本条证与上条证不同，上条证有阴盛邪实的，有阳衰正虚的，病情较重，故用药也比较重；本条证有水气在肺的，有寒气在胃的，但正气未虚而邪亦不盛，病情较轻，故用药也比较轻。

【治例】

编者治验：贺某，男，16岁。患风湿性心脏病，其证胸满咳嗽，吐粘沫痰，心悸气促，端坐呼吸，脸色苍白，小便不利，肝在肋下1.5厘米，下肢有凹陷性水肿，舌苔白滑，脉象结代。此心阳郁痹、水气内结，治宜理气宣痹、通阳利水，用枳实薤白桂枝汤合茯苓杏仁甘草汤：枳实6克，厚朴10克，瓜蒌10克，薤白10克，桂枝10克，茯苓15克，杏仁10克，甘草3克，加法夏10克，服五剂，咳喘稍平，继用苓桂术甘汤、橘枳姜汤、瓜蒌薤白半夏汤加防己，服五剂，脚肿亦消。后用归脾丸常服调理。

【原文】

7. 胸痹，缓急者，薏苡附子散主之。

薏苡附子散方：

薏苡仁十五两　大附子十枚，炮

右二味，杵为散，服方寸匕，日三服。

【校勘】

《外台》引《古今录验》:“缓急”上，有“偏”字。

【浅述】

本条论述胸痹急性发作的治疗。

上焦阳虚，寒湿窃踞，以致胸中气塞，痹而不通，胸痹急性发作。故缓则痛减，急则痛剧。薏苡附子散：薏苡仁除湿缓急，炮附子温寒止痛。并为散剂，使其药效迅速，以奏救急止痛之效，故主治之。

【按语】

本条与栝蒌薤白白酒汤证之胸背痛，和栝蒌薤白半夏汤证之心痛彻背相比，本条的病程较久，病情较重，病势较急，故所用方药也比较强而有力。

【治例】

《吴鞠通医案》:“钱氏，三十四岁。寒痹，脉弦短涩而紧，少腹痛不可忍，兼有痰饮胃痛。丸方：生薏仁八两，熟附子二两，云苓块八两，炒苍术六两，萆薢四两，川椒炭三两，小茴香四两炒，川楝子三两，木通四两，共为细末，神曲为丸如小梧子大，每服三钱，姜汤下”。

【原文】

8. 心中痞，诸逆心悬痛，桂枝生姜枳实汤主之。

桂枝生姜枳实汤方：

桂枝　生姜各三两　枳实五枚

右三味，以水六升，煮取三升，分温三服。

【校勘】

“心悬痛”下，《肘后方》：作“心下牵急懊痛”。

【浅述】

本条论述心痛轻证的治疗。

心中痞，即上腹部痞满；心悬痛，指心窝部引痛；寒气阻滞，故心中痞；诸气上逆，故心悬痛。桂枝生姜枳实汤：桂枝通阳，枳实消痞，生姜散寒，故主治之。

【按语】

本方与橘枳姜汤相较，彼则重在理气，此则重在散寒，故本方不用橘皮而用桂枝。本方与枳实薤白桂枝汤相较，彼则是治胸痹胸满，此则是治心痞心痛；故本方不用栝蒌薤白厚朴而用生姜。可见药味的出入不同，而所主治的证候也各异。

【治例】

《吴鞠通医案》：“年近八旬，五饮俱备，兼之下焦浊阴，随肝上逆，逼迫心火不得下降，以致胸满而愦愦然无奈。两用通阳降逆，丝毫不应，盖年老真阳大虚，一刻难生难长，故阴霾一时难退也，议于前方内加香开一法：桂枝六钱，生姜一两，枳实一两，栝蒌三钱，薤白三钱，半夏一两，干姜五钱，茯苓（连皮）一两，沉香（研细末冲）二钱，广皮五钱，降香三钱；煮三碗，分三次服”。

【原文】

9. 心痛彻背，背痛彻心，乌头赤石脂丸主之。

赤石脂丸方：

蜀椒一两，一法二分　乌头一分，炮　附子半两，炮，一法一分。干姜一两，一法一分　赤石脂一两，一法二分右五味，末之，蜜丸，如梧子大，先食服一丸，日三服，不知，稍加服。

【浅述】

本条论述心痛重证的治疗。

阴邪踞于心胸之间，而外应于背，则心痛彻背；寒气客于背俞之脉，而内注于心，则背痛彻心；内外合邪，前后相引，则心痛彻背，背痛彻心；这是阴寒内盛，阳气衰微的重证。乌头赤石脂丸：乌、附辛热回阳，椒、姜辛温散寒，赤石脂固摄防脱，故主治之。

【按语】

本条与上条桂枝生姜枳实汤证相较，彼为寒气阻滞之轻证，只心痛而不背痛，故宜散寒通气的轻剂治疗；此为阴盛阳衰的重证，心背俱痛，故宜温中回阳的重剂治疗。

【治例】

编者治验：刘某，男，73岁，退休老干部。患冠状动脉粥样硬化性心脏病，心肌梗塞，住某军医院，其证：心痛彻背，背痛彻心，面色发绀，汗出肢冷，舌质紫黯，脉象沉细。此心阳衰弱，心血瘀阻，治宜回阳固脱，通瘀止痛，用乌头赤石脂丸：炮乌头5克，炮附子10克，川椒3克，干姜5克，赤石脂10克，加红参10克，苏木10克，作汤剂服，并配合西医抢救，一剂汗止肢温；再剂心痛渐止，继用柏子养心丸调理。

【原文】

九痛丸：治九种心痛。

附子三两，炮　生狼牙一两，炙香　巴豆一两，去皮心，熬，研如脂　人参　干姜　吴茱萸各一两

右六味，末之，炼蜜丸，如梧子大，酒下，强人初服三丸，日三服，弱者二丸。兼治卒中恶，腹胀痛，口不能言。又治连年积冷流注，心胸痛，并冷冲上气，落马坠车血疾等皆主

之。忌口如常法。

【按语】

此方，徐、沈、尤注本，标有附方二字，《衍义》本及程注本，则说非仲景方。考《千金》第十三卷心腹痛门载："九痛丸，治九种心痛：一虫心痛，二注心痛，三风心痛，四悸心痛，五食心痛，六饮心痛，七冷心痛，八热心痛，九去来心痛，此方悉主之；并疗冷肿上气，落马坠车血疾等。"其方用生狼毒四两，无生狼牙，附子、干姜各用二两，余与本方同。方后云："空腹服如梧子一丸，卒中恶腹胀痛，口不能言者二丸，日一服；连年积冷流注心胸者亦服之，好好将息，神验"。《外台》心痛门引《千金》名附子丸，主治及药味均与《千金》同，唯分量稍有出入；方后注云：《必效》、《经心录》同，未说是仲景方。

小　结

胸痹、心痛，总的病机为"阳微阴弦"，阴乘阳位，所以治疗原则以通阳宣痹为主。由于病邪有兼挟，病情有轻重，体质有虚实，病位有在胸在胃之别，故具体治法亦当有所不同。胸痹的主证是喘息咳唾，胸背痛，短气，治宜通阳宣痹，以栝蒌薤白白酒汤为主方；若兼痰气阻滞，心痛彻背不得卧，于本方中再加半夏以涤痰逐饮。如胸痹心中痞气，气结在胸，胸满，胁下逆抢心，审其阴盛邪实，胸满较著者，用枳实薤白桂枝汤以通阳泄满祛邪为先；若阳衰正虚，心痞较甚者，用人参汤以健胃温中扶正为急。如胸痹心中气塞短气，属于水气在肺，而以胸满短气为主者，用茯苓杏仁甘草汤利水降气；属于寒气在胃，而以心下痞塞为主者，用橘枳姜汤散寒理气。如上焦阳虚，寒湿阻滞的胸痹，缓则痛减，急则痛剧，又宜薏苡附子散缓急止痛。心痛轻证，由于寒阻气逆，心痞心痛者，用桂枝生姜枳实汤散寒消痞；心痛重证，由于阴盛阳衰，心痛彻背、背痛彻心者，用乌头赤石脂丸峻逐阴寒，回阳固脱。此外，九痛丸治九种心痛，兼治卒中恶，腹胀痛，及积冷流注心胸痛等证，亦可备临床选用。

至于短气，多为胸痹、心痛兼见之证，一般以虚证为多；但也有平人无寒热，短气不足以息的实证，应予鉴别。

总的来说，本篇所论的胸痹、心痛、短气，三者既可相互影响，亦可单独发生，如胸痹往往兼见心痛或短气，而心痛和短气则不一定兼见胸痹。由于病人的体质不同，感邪的轻重不一，故在同一病证的情况下，又有虚实之分，轻重之别，如篇中所举枳实薤白桂枝汤与人参汤两方，均治心痞胸满，而有阴盛邪实与阳衰正虚的不同，故一以祛邪为先，一以扶正为急；又茯苓杏仁甘草汤与橘枳姜汤两方，均治气塞短气，但有水气在肺和寒气在胃的不同，故一以利水降气，一以散寒理气。而此四方，前两方所主的病情较重，用药也比较重，后两方所主的病情较轻，用药也比较轻。由此可见：处方用药，既要与病的虚实相合，也要与病的轻重相合，既不可固执一方而不穷其变，也不可实以虚治，虚以实治；病重药轻，固不能去病，病轻药重，亦足以伤正，所以临床时必须掌握辨证论治的法则。

附：本篇内容归纳表

胸痹，心痛，短气
- 辨证
  - 胸痹心痛 (1)
    - 成因—阳虚在上焦(上焦阳虚，下焦阴盛)
    - 脉证
      - 阳(寸口)—微 } 胸痹而痛
      - 阴(尺中)—弦 } 胸痹而痛
  - 短气实证—平人无寒热，短气不足以息 (2)
- 主证主方 (3)
  - 脉象—寸口沉迟(阳微)，关上小紧弦，(阴弦)
  - 主证—胸痹，喘息咳吐，胸背痛，短气
  - 主方—栝蒌薤白白酒汤，(通阳行痹)

- 胸痹，心痛，短气
  - 治疗
    - 胸痹
      - 痰气阻滞
        - 证状—胸痹不得卧，心痛彻背
        - 方剂—栝蒌薤白半夏汤(逐饮降逆)
        - (4)
      - 虚实异治
        - 证状—胸痹，心中痞气，气结在胸，胸满，胁下逆抢心
        - 方剂
          - 阴盛邪实—枳实薤白桂枝汤(泄满通阳)
          - 阳衰正虚—人参汤(健胃温中)
        - (5)
      - 轻证
        - 证状—胸痹胸中气塞、短气
        - 方剂
          - 水气在肺—茯苓杏仁甘草汤(利水降气)
          - 寒气在胃—橘枳姜汤(散寒理气)
        - (6)
      - 重证
        - 证状—胸痹缓急(胸痹急性发作)
        - 方剂—薏苡附子散(缓急止痛)
        - (7)
    - 心痛
      - 寒气阻滞(轻证)
        - 证状—心中痞，诸逆心悬痛
        - 方剂—桂枝生姜枳实汤(散寒消痞)
        - (8)
      - 阴盛阳衰(重证)
        - 证状—心痛彻背，背痛彻心
        - 方剂—乌头赤石脂丸(回阳固脱)
        - (9)

腹满寒疝宿食病脉证治第十

论一首　脉证十六条　方十四首

本篇是论述腹满、寒疝、宿食病的脉证和治疗。方十四首，《正脉》本作十三首，今据赵刻本及篇内实有方数，作十四首。

腹满，是指腹部胀满，为消化系常见的病证，《素问·异法方宜论》:“藏寒生满病”；《素问·至真要大论》说:“诸腹胀大，皆属于热”；《灵枢·杂病》:“腹满，大便不利，……取足少阴；腹满，食不化，……取足太阴”。寒疝，是一种阴寒性的腹痛证，《素问·长刺节论》:“病在少腹，腹痛不得大小便，病名曰疝，得之寒”；《素问·大奇论》:“肾脉大急沉，肝脉大急沉，皆为疝”。宿食，一般称为伤食，《素问·痹论》:“饮食自倍，肠胃乃伤”；本书首篇也提到:“槃饪之邪，从口入者，宿食也”。由于腹满、寒疝、宿食三者，均属腹部疾患，均有胀满或腹痛的见证，所以合为一篇讨论。

【原文】

1. 趺阳脉微弦，法当腹满，不满者必便难，两胠[①]疼痛，此虚寒从下上也，当以温药服之。

【校勘】

《脉经》、《千金》:“必便难”，作“必下部闭塞，大便难”。《千金》:“从下上”，作“从下向上”；赵刻本、“以温药”上，脱一“当”字。

【注释】①胠:（qū 音区):《素问》王冰注:“胠，谓胁上也”；说文:“胠，亦（古腋字）下也”；可知胁的上部与腋的下部相交接的地方，叫做胠。

【浅述】

本条论述虚寒腹满的辨证和治法。

趺阳胃脉，微为阳微，主虚主寒，弦为肝脉，主寒主痛。脾气虚寒，则当腹满；设不腹满，则非脾病，而为肝病。肝失疏泄，寒结在里，故大便必难；肝气虚寒，从下上逆，故两胠疼痛；当以温下寒结为治。

【按语】

丹波元坚说："此条证，寒气壅闭，即大黄附子汤所主，宜称之实，而言为虚寒者，虚，犹虚烦之虚，非虚衰之虚，盖指无形之气，对水饮结聚有形之寒而言也。"其说可参。

【原文】

2. 病者腹满，按之不痛为虚，痛者为实，可下之；舌黄未下者，下之黄自去。

【校勘】

《玉函》："病者"，作"伤寒"；条末有"宜大承气汤"五字。

【浅述】

本条论述腹满虚实的辨证和治法。

腹满的辨证方法，以按之痛与不痛分虚实，舌之黄与不黄分寒热。大抵按之不痛者为无形之气，属于虚证，当用温法；按之痛者为有形之积，属于实证，可用下法；舌苔黄燥为热，未用下法者，下之则黄苔自去，而腹满亦消。若舌苔白滑，或已经用过下法者，则下法又当慎用。

【按语】

杨玄操注《难经·四十八难》说："轻手按之则痛为外实，病浅故也；重手按之则快为内虚，病深故也；重手按之则痛为内实，病深故也，轻手按之则快为外虚，病浅故也；凡人病按之则痛者皆为实，按之则快者皆为虚也"。其说可参。

【原文】

3. 腹满时减，复如故，此为寒，当与温药。

【校勘】

《脉经》:“减”下，更有“减”字。

【浅述】

本条论述虚寒腹满的治法。

腹满不减，系有形之积，多属实热；腹满时减，为无形之气，多属虚寒；寒气得阴则聚，得阳则散，故腹满有时而减，旋复如故，此为脾气虚寒，运化失常所致，当与温药健脾散寒为治。

【按语】

前第一条，两胠疼痛而不腹满，是肝气虚寒，疏泄失职所致；本条腹满时减，而无胠痛，是脾气虚寒，运化失常所致；医者宜比较参看。

【原文】

4. 病者痿黄，躁而不渴，胸中寒实而利不止者死。

【校勘】

此条，《脉经》载于《呕吐哕下利篇》；“胸中”，作“胃中”。《千金》热痢门，作“下利舌黄燥而不渴，胸中实，下不止者死。”徐、沈、尤注本及《金鉴》，“躁”，均作“燥”。

【浅述】

本条论述下利不止的危候。

病者痿黄，躁而不渴，当依《千金》作下利舌黄燥而不渴；胸中寒实，当依《脉经》作胃中寒实，文义始属。下利不止，舌苔黄燥，则阴液已竭；胃中寒实，而口不渴，则阳气亦绝。阴竭阳绝，生机已灭，故为死证。

【按语】

本条、《脉经》列于《呕吐哕下利篇》，《千金》此条前后条文，多与本书《呕吐哕下利篇》相同，可知本条原为《呕吐哕下利篇》的条文，而为宋人校订时错置于此。

【原文】

5. 寸口脉弦者，即胁下拘急而痛，其人啬啬[①]恶寒也。

【校勘】

此条，《千金》载于痼积冷热门，“寸口”上，有“右手”二字，“啬啬”作“濇濇”。

【注释】

①啬啬：形容瑟缩畏寒的样子。

【浅述】

本条论述肝经表寒胁痛的脉证。

寸口，包括寸、关、尺三部而言。弦为肝脉，主寒主痛；肝脉布于胁肋，肝经有寒，故胁下拘急而痛；邪从外感，故其人啬啬恶寒。

【按语】

前第一条趺阳脉微弦，是肝气虚寒，从下上逆，故胠痛便难；本条寸口脉弦，是肝经表寒，从外而受，故胁痛恶寒；两者虽同为肝寒，而有表里虚实之不同。

【原文】

6. 夫中寒家，喜欠，其人清涕出，发热色和者，善嚏。

7. 中寒，其人下利，以里虚也，欲嚏不能，此人肚中寒（原注：一云痛）。

【校勘】

此两条，《千金》载于痼冷积热门，“夫中寒家”四字，作“凡人中寒者”五字。后条条首“中寒”之上，有“此人”二字，“里虚”下，有“故”字；“肚中寒”，作“腹中痛”。

【浅述】

此两条论述中寒两种不同的证状。

中寒家，一般是指素有里寒的病人，但不一定喜欠善嚏；根据《素问》肾为欠为嚏，当系肾虚里寒的患者。由于肾虚神倦，故喜呵欠；又因兼有外感，故其人清涕出，发热色和，并善喷嚏。

中寒下利，一般多属脾虚，当有腹满而吐的见证；今其人下利，既无腹满，又无呕吐，当系肾虚里寒，不能禁锢大便所致，由于此人肚中寒，阳气虚弱，不能引邪外出，故欲嚏而不能嚏。

【按语】

从上述证状来看，肾虚里寒而兼外感的，可用麻黄附子细辛汤温经发表；肾虚里寒而见下利的，可用真武汤温补肾阳。但此两条内容，与腹满、寒疝全不相类，所谓其人云云，又与《五藏风寒病篇》的文法相同。根据《素问·宣明五气篇》："肾为欠为嚏"；《巢源》数欠候："肾主欠，而肾为阴也，……挟有风者，欠则风动，风动与气相击，故数欠"。可知喜欠善嚏，均与肾病有关。查《五藏风寒病篇》，阙肾中风，肾中寒两条，其中心中风，脾中风，均有发热的见证，则本篇前条："喜欠，其人清涕出，发热色和者，善嚏"。恐即肾中风的条文。条首"夫中寒家"一句，当系"肾中风者"四字之误；后条"其人下利，以里虚也，欲嚏不能，此人肚中寒"。与少阴肾虚里寒下利病机相同，恐即肾中寒的条文，条首"中寒"二字上，当缺一"肾"字。依此推论，此两条可能是《五藏风寒病篇》的脱文，错置在此，特为提出，以供探讨。

【原文】

8. 夫瘦人绕脐痛，必有风冷，谷气不行①，而反下之，其气必冲，不冲者，心下则痞。

【校勘】

此条，《千金》载于痼冷积热门，属寒疝。

【注释】

①谷气不行：指大便不通。

【浅述】

本条论述风冷腹痛误下的变证。

瘦人形体虚弱，容易感受风冷，影响谷气不行，故绕脐腹痛；若医者误认为阳明实热，而反下之，则徒虚其里，其气上冲者，则风冷尚有外出之机，可用桂枝汤解外；若不上冲者，则风冷乘虚入胃，必致心下痞满，当用泻心汤之类治痞。

【按语】

本条宜与《伤寒论》:“太阳病下之后，其气上冲者，可与桂枝汤，若不上冲者，不可与之”；“脉浮而紧，而复下之，紧反入里，则作痞”；“病发于阴，而反下之，因成痞”；及诸泻心汤条，互相参看。

【原文】

9. 病腹满，发热十日，脉浮而数，饮食如故，厚朴七物汤主之。

厚朴七物汤方：

厚朴半斤　甘草　大黄各三两　大枣十枚　枳实五枚　桂枝二两　生姜五两

右七味，以水一斗，煮取四升，温服八合日三服。呕者加半夏五合，下利去大黄。寒多者加生姜至半斤。

【校勘】

《脉经》、《千金》均以此条作为厚朴三物汤的主治，而厚朴七物汤的主治，《千金》作“腹满气胀”，《脉经》作“腹满痛”，恐系互误。

【浅述】

本条论述腹满表里同病的证治。

腹满是里实，发热是表邪，脉浮而数，浮为在表，数则为热，表证未解，故发热十日而仍不退，热能消谷，故虽腹满而饮食如故。厚朴七物汤，即小承气汤与桂枝去芍药汤组合而成。小承气汤泄满治里，桂枝去芍药汤解肌治表，故主治之。呕者为胃气上逆，故加半夏；下利者不宜再下，故去大黄；寒多者宜散寒，故加重生姜。

【按语】

一般说来，在表里同病的情况下，有宜先解表，后攻里的；有宜先救里，后解表的。此则表证未罢，里证已急，情况不同，故当表里同治，因病制宜。

【治例】

编者治验：潘某，男，43岁。先因劳动汗出受凉，又以晚餐过饱伤食，致发热恶寒，头疼身痛，脘闷恶心，单位卫生科给以藿香正气丸三包，不应，又给保和丸三包，亦无效；仍发热头痛，汗出恶风，腹满而痛，大便三日未解，舌苔黄腻，脉浮而滑，此表邪未尽，里实已成，治以表里双解为法。用厚朴七物汤：厚朴10克，枳实6克，大黄10克，桂枝10克，甘草3克，生姜3片，大枣3枚，加白芍10克，嘱服二剂，得畅下后即止后服，糜粥自养，上症悉除。

【原文】

10. 腹中寒气，雷鸣切痛，胸胁逆满呕吐，附子粳米汤主之。

附子粳米汤方：

附子一枚，炮　半夏半升　甘草一两　大枣十枚　粳米半升

右五味，以水八升，煮米熟汤成，去滓，温服一升，日三服。

【校勘】

《千金》："雷鸣切痛"，作"胀满肠鸣切痛"。《外台》引范汪，"寒气"下有"胀"字；"逆满"下无"呕吐"二字。

【浅述】

本条论述虚寒腹痛的证治。

寒气阻滞，则肠鸣如雷，腹痛如切；寒气上逆，则胸胁逆满呕吐。附子粳米汤：附子温经止痛，半夏降逆止呕，粳米、枣、草，健胃安中，故主治之。

【按语】

《灵枢·五邪》说:“邪在脾胃，阳气不足，阴气有余，则中寒肠鸣腹痛。”其说当参。

【治例】

《漫游杂记》:“一壮夫，病梅毒七年，韵两足拘挛不起，易医三十余人而不愈，遂废汤药。余诊之，气韵饮食如常，其脉迟缓，腹无他病，唯脐下有癖筑筑然。余曰：是疝也，频年攻湿，为药所胁，沉结不解耳。与附子粳米汤，三十日许，徐徐脚伸。时余将去，书方与之曰：服之无怠；尔后一年，有便舡来言，经二百日许而复旧云”。(《金匮今释》引)

【原文】

11. 痛而闭者，厚朴三物汤主之。

厚朴三物汤方：

厚朴八两　大黄四两　枳实五枚

右三味，以水一斗二升，先煮二味，取五升，内大黄，煮取三升，温服一升，以利为度。

【浅述】

本条论述腹痛便闭的证治。

本条只说痛而闭者，厚朴三物汤主之。叙证简略，但从方药的组成来看，腹痛便闭，当系里实气滞之证，实则宜下，滞则宜通。厚朴三物汤，即小承气汤，厚朴由三两加至八两，枳实由三枚加至五枚，大黄仍用四两，先煮枳实、厚朴，取其味厚泄满，后纳大黄，取其味薄通便，故主治之。

【按语】本条与厚朴七物汤证相较，彼则腹满发热，表证未罢，里证已急，故用小承气汤合桂枝去芍药汤表里同治；此则腹痛便闭，只有里证，而无表邪，故用厚朴三物汤治里行滞。

【治例】

《谢映庐医案》:“聂锦章乃郎，八岁，体素坚实，荤腻杂进，以致面浮腹胀，脚肿喘促，犹然恃其强盛，惜金勿药。迨至鼻血谵语，便艰溺短，付医施治，屡用连翘、茯苓、枳壳轻套之药，胸前愈紧，胀满愈加，四肢倦怠，奄奄一息，乃延余诊。知为停食中焦，转输未能，以致肺气壅塞。盖脾主运行、肺主治节，二脏俱病，势非轻渺。奈何医者病重药轻，全无相涉，今五实全具，非下不除，于是以小承气汤推荡脏腑壅塞，加以疏肺泻热之药，数剂始消。厚朴、熟军、枳实、苏子、芥子、杏仁、黄芩、栀子、莱菔子”。

【原文】

12. 按之心下满痛者，此为实也，当下之。宜大柴胡汤。

大柴胡汤方：

柴胡半斤　黄芩三两　芍药三两　半夏半升，洗　枳实四枚，炙　大黄二两　大枣十二枚　生姜五两

右八味，以水一斗二升，煮取六升，去滓再煎，温服一升，日三服。

【校勘】

《脉经》：作“病腹中满痛，为实，当下之”。无“宜大柴胡汤”五字。

【浅述】本条论述心下满痛的治疗。

心下，即胃的部位，以手按之，满而且痛，此属热结在里的实证；实则当下，由于病在上腹，故宜大柴胡汤：柴胡、黄芩，和解清热，半夏、生姜，降逆散痞，枳实、大黄，泄满行滞，芍药、大枣，止痛健胃为治。

【按语】

本条叙证亦较简略，观《伤寒论·太阳病篇》：伤寒十余日，热结在里，复往来寒热者，宜大柴胡汤。可知本条当有寒热往来之证，才与大柴胡汤的主治相合。

【治例】

编者治验：邓某，女，38 岁。患慢性胰腺炎，常因情绪波动，或饮食不慎，引起急性发作。其证：左上腹疼痛，引及

左侧背部亦痛，伴有寒热口苦，胸胁逆满，呕吐黄绿苦水，大便干结，舌苔黄腻，脉象弦滑。此由肝郁化热，胆胃不和所致，治宜疏肝清热、和胃利胆，用大柴胡汤：柴胡10克，黄芩6克，法夏10克，枳实6克，白芍10克，大黄10克，生姜3片，去大枣，加陈皮5克，服三剂，呕吐已止，大便亦畅。继用原方去大黄，加瓜蒌12克、薤白10克，服五剂，腹痛背痛均止。后用逍遥散加枳实、陈皮五剂，归脾汤加柴胡、白芍十剂收功。

【原文】

13. 腹满不减，减不足言，当须下之，宜大承气汤。

大承气汤方：（原注：见前痉病中）

【校勘】

《伤寒论》亦有此条，无“须”字。《千金》：“减不足言”，作“减不惊人”。

【浅述】

本条论述实热腹满的证治。

腹满时减，多属虚寒；腹满不减，多属实热。今腹满不减，即或稍减，亦不明显，此即《内经》所谓“诸腹胀大，皆属于热”的实证，故当下之，宜大承气汤：枳、朴泄满，硝、黄泻热为治。

【按语】

本条写前第三条适成对比，前条腹满时减，系属脾气虚寒，当与温药，健脾散寒为治；本条腹满不减，系属胃肠实热，当用下法，泄满泻热为治。

【治例】

程文囿：“许生咏堂，母病请治，据云因食豚肝面饼，后偶触怫郁，致患腹痛，自用麦芽、楂曲、香砂二陈不应；因其痛在少腹，以为寒凝厥阴，加吴萸炮姜，服之益剧。予问痛处可按乎？曰拒按；又问日来便乎？曰未也；切脉沉细，视舌苔黄，中心焦燥，顾谓生曰：此下证也；生曰：连服温消诸剂不验，思亦及此，因家母平素质亏，且脉沉细，故未敢下。予曰：痛剧脉伏，此理之常，质虽虚而病则实，书称腑病以通为补，仲师云，腹满不减，减不足言，当下之；又云，舌黄未下者，下之黄自去；今痛满拒按，舌黄焦燥，下证悉具，夫复何疑？方定大承气汤，用元明粉代芒硝，仍加香砂楂曲，兼行气滞，服头煎后，便行一次，其痛略定；随服后煎，夜半连下三次，痛势大减，舌干转润，易以调中和胃，旬后起居如常。（录自《杏轩医案》初集）

【原文】

14. 心胸中大寒痛，呕不能饮食，腹中寒，上冲皮起，出见有头足，上下痛而不可触近，大建中汤主之。

大建中汤方：

蜀椒二合，去汗　干姜四两　人参二两

右三味，以水四升，煮取二升，去滓，内胶饴一升，微火煎取一升半，分温再服。如一炊顷，可饮粥二升，后更服。当一日食糜，温复之。

【校勘】

《千金》，作“心胁中大寒大痛，呕不能饮食，饮食下咽，自知偏从一面下流，有声决决然；若腹中寒气上冲皮起，出见有头足上下而痛，其头不可触近”。

【浅述】

本条论述阴寒虫痛的证治。

腹中寒盛，蛔动不安。上入于膈，则心胸中大寒痛，呕不能饮食；蛔阻于肠，则上冲腹壁而起，出见有头足；上下攻冲，则痛而不可触近；蛔虫遇寒则动，得温则安，大建中汤：蜀椒、干姜，温中散寒，人参、胶饴，大建中气，故主治之。

【按语】

尤在泾说：“上冲皮起，出见有头足，上下痛而不可触近者，阴凝成象，腹中虫物乘之而动也”；其说可参。

【治例】

编者治验：杨某，男，6岁。患蛔虫性肠梗阻，脐腹绞痛、呕吐不能食，吐出蛔虫一条。其父正拟护送进城就医，适我自省城归里，转而邀我诊视。患儿面色萎黄有虫斑，身体瘦弱，手脚清冷，按其腹部有一肿块如绳团状，舌苔薄白，脉象沉细。此中气虚寒、蛔虫内阻，治以温中散寒，驱蛔止痛，用大建中汤：西党10克，川椒3克，干姜3克，饴糖30克，加槟榔10克，使君子10克，嘱服两剂。因患儿哭闹不休，进城买药，缓不济急，乃先用青葱、老姜切碎捣烂，加胡椒末拌匀，白酒炒热，布包揉熨腹部，冷则加热再熨，肠鸣转气，腹痛渐减。此时药已买到，急煎成汤，分小量多次服一剂，呕吐已止，再剂腹痛消失，并排出蛔虫一百多条，后用当归生姜羊肉汤，加盐少许佐餐，治其贫血。

【原文】

15. 胁下偏痛发热，其脉紧弦，此寒也；以温药下之，宜大黄附子汤。

大黄附子汤方：

大黄三两　附子三枚，炮　细辛二两

右三味，以水五升，煮取二升，分温三服。若强人，煮取二升半，分温三服，服后如人行四五里，进一服。

【校勘】

《脉经》：无“发热”二字。

【浅述】

本条论述胁下偏痛的证治。

肝脉布于胁肋，肝经寒气着于一侧，故胁下偏痛；阳为寒郁，故发热；其脉紧弦，紧脉主寒，弦为肝脉，肝经阴寒内结，必有便难的见证，法当温下寒结，宜大黄附子汤，大黄通便，附子温经，细辛散寒为治。

【按语】

丹波元简说："篇首第一条云，不满者，必便难，两胠疼痛，此虚寒从下上也，当以温药服之，大黄附子汤，盖其方也。"可参。

【治例】

张仲华："脾肾之阳素亏，醉饱之日偏多，腹痛拒按，自汗如雨，大便三日未行，舌苔腻，脉沉实。湿痰食滞，团结于内，非下不通；而涉及阳虚之体，又非温不动；许学士温下之法，原从仲圣大实痛之例化出，今当宗之。制附子五分，肉桂四分，干姜五分，生大黄四钱，枳实钱半，厚朴一钱。"（录自《柳选四家医案·爱庐医案》）

【原文】

16. 寒气厥逆，赤丸主之。

赤丸方：

茯苓四两　半夏四两，洗，一方用桂　乌头二两，炮　细辛一两，《千金》作人参

右四味，末之，内真朱为色，炼蜜丸，如麻子大，先食，酒饮下三丸，日再夜一服；不知稍增之，以知为度。

【校勘】

此条，《脉经》未载。《千金》载于痼冷积热门，文同。

【浅述】

本条论述寒气厥逆的证治。

本条只说寒气厥逆，赤丸主之，叙证不详，恐有简缺；但从赤丸组成的药味来看，大抵此证是因阴寒内盛，水饮上逆所致，除了四肢厥冷之外，可能还有头眩、心悸等症。赤丸：茯苓、半夏，利水逐饮；乌头、细辛，温阳散寒。真硃即硃砂。镇静降逆，故主治之。

【按语】

《金鉴》说："此条之文之方，必有简脱，难以为后世法"；

但赤丸功能温阳散寒，逐饮降逆，果系阴寒内盛，水饮上逆，证见四肢厥冷，头眩心悸者，用之当亦有效。

【原文】

17. 腹痛，脉弦而紧，弦则卫气不行，即恶寒；紧则不欲食；邪正相搏，即为寒疝。

寒疝绕脐痛，若发则自汗出，手足厥逆，其脉沉紧者，大乌头煎主之。

乌头煎方：

乌头大者五枚，熬，去皮，不㕮咀。

右以水三升，煮取一升，去滓；内蜜二升，煎令水气尽，取二升，强人服七合，弱人服五合，不差明日更服，不可一日再服。

【校勘】

“腹痛，”徐、尤注本作“腹满”，《脉经》、《千金》作“寸口”。《脉经》、《千金》:“卫气不行”下，更有“卫气不行”四字；“邪正相搏”、作“弦紧相搏”；“即为寒疝”下，有“趺阳脉浮而迟，浮即为风虚，迟即为寒疝”十六字。《外台》引仲景《伤寒论》，无“腹痛”至“即为寒疝”二十八字。《脉经》、《千金》，“寒疝绕脐痛”以下，另作一条，宜从。《千金》、《外台》，“绕脐”下有“苦”字；《千金》、“痛”下无“若”字。“若发”、《正脉》本、俞桥本，作“苦发”，非，今从赵刻本。“自汗”，《千金》、《外台》赵刻及程注本，作“白汗”；《金鉴》认为“白汗”之“白”字，当是“自”字；《正脉》本及魏、徐、尤、陈注本，作“白津”，今据《巢源》、《衍义》本及喻氏《医门法律》作“自汗”。“厥逆”，《脉经》、《千金》、《外台》作“厥寒”；赵刻本、尤注本及《金鉴》，作“厥冷”。“其脉沉紧”，《脉经》、《千金》、《外台》赵刻及程、徐注本，作“其脉沉弦”，《外台》“大乌头”上，有“二物”二字。

【浅述】

本条前段论述寒疝的形成和脉象。

寒疝，是因肝肾阴寒，搏结不散所致，临床表现，以腹中痛为主征。脉弦而紧，弦为阴脉，阴盛伤阳，影响卫气不行，故即恶寒；紧脉主寒，寒邪入胃，影响食欲，故不欲食；弦紧相搏，阴寒内结，即为寒疝。

次段论述寒疝发作的证状和治疗。

寒疝遇寒即发，寒气搏结不散，故绕脐腹痛；阳虚不能卫外，故发则冷汗自出；阳气不能达于四末，故手足厥冷；其脉沉紧，沉为在里，紧则为寒，里寒当温，故宜大乌头煎，乌头温阳祛寒，白蜜解毒缓痛以主治之。但乌头辛热有毒，使用时必须按照方后煮法服法，不得有误。

【按语】

关于本条的自汗，诸本有的作白津，有的作白汗，各执一说；其实三者同为一物，都是阴寒剧痛所迫出的冷汗；但白津、白汗，艰深费解，不如作自汗比较通俗易懂。

【治例】

《建殊录》:“一男子，年七十余，自壮年患疝瘕，十日、五日必一发，壬午秋，大发，腰脚挛急，阴卵偏大，欲入腹，绞痛不可忍。先生诊之，作大乌头煎饮之，（原注：每帖重八钱）斯须，瞑眩气绝，又顷之，心腹鸣动，吐出水数升，即复故，尔后不复发。”（《金匮今释》引）

【原文】

18. 寒疝腹中痛，及胁痛里急者，当归生姜羊肉汤主之。

当归生姜羊肉汤方：

当归三两　生姜五两　羊肉一斤

右三味，以水八升，煮取三升，温服七合，日三服。若寒多者，加生姜成一斤；痛多而呕者，加橘皮二两，白术一两；加生姜者，亦加水五升，煮取三升二合服之。

【校勘】

《外台》引仲景《伤寒论》，“及胁痛里急”，作“引胁痛及腹里急”。

【浅述】

本条论述血虚寒疝的证治。

肝藏血，肝经气血虚寒，故腹胁里急疼痛；当归生姜羊肉汤：当归通经活血，生姜温中散寒，羊肉温补气血，故主治之。若寒多者，加生姜成一斤，以增温散之功，痛多而呕者，加橘皮、白术以健脾理气，共奏温肝补血、健脾散寒之效。

【按语】

当归生姜羊肉汤，妙在羊肉为血肉有情之物，大补气血，此即《内经》所谓“形不足者，温之以气；精不足者，补之以味”的道理。本方亦适用于产后腹中疞痛，详见本书《妇人产后病篇》。

【治例】

寇宗奭：“张仲景治寒疝，用生姜羊肉汤服之，无不应验。有一妇人，产当寒月，寒气入产门，腹脐以下胀满，手不敢犯，此寒疝也，师将治之以抵当汤，谓有瘀血，非其治也；可服张仲景羊肉汤，二服遂愈。（出《本草衍义》）

【原文】

19. 寒疝腹中痛，逆冷手足不仁；若身疼痛，灸刺诸药不能治，抵当乌头桂枝汤主之。

乌头桂枝汤方：

乌头

右一味，以蜜二斤，煎减半，去滓，以桂枝汤五合解之，令得一升后，初服二合，不知，即服三合，又不知，复加至五合；其知者如醉状，得吐者为中病。

桂枝汤方：

桂枝三两，去皮　芍药三两　甘草二两，炙　生姜三两　大

枣十二枚

右五味，锉，以水七升，微火煮取三升，去滓。

【校勘】

《千金》：无“抵当”二字，程注本同。《金鉴》云：“‘抵当’二字，衍文也”。

【浅述】

本条论述寒疝兼有表证的治疗。

阴盛于内，则腹中痛；阳痹于外，则手足逆冷而不仁，或身体疼痛。这是表里俱寒的疝证，法当表里同治，若单用艾灸针刺治其外，或单用温中诸药治其内，是不能把病治好的。乌头桂枝汤：即大乌头煎加桂枝汤组合而成，功能温中散寒，表里两解，故主治之。方后煮法、服法，最关重要，使用时，必须如法煎服，不得草率。所谓知与不知，即服药后有无反应。其知者如醉状，或呕吐，为药已中病的瞑眩现象；如发现呼吸迫促，心跳加快，脉搏间歇等情况，则为中毒的现象，可速服绿豆汤解之。

【按语】

乌头桂枝汤，诸本所载，系用乌头一味蜜煎，以桂枝汤五合解之，其方乌头阙枚数，所附桂枝汤方，不云㕮咀而云锉，亦与古制不合，显系有误。考《外台》第七卷寒疝腹痛门，引仲景《伤寒论》云：“寒疝腹满，逆冷手足不仁，若一身尽痛，灸刺诸药所不能治者，抵当乌头桂枝汤主之方：秋乌头实中大者十枚，白蜜二斤，桂心四两，右三味，先以蜜微火煎乌头减半，去乌头，别一处；以水二升半煮桂，取一升去滓，以桂汁和前蜜合煎之，得一升许。初服二合，不知更服至三合，又不知，复加至五合，其知者，如醉状，得吐者为中病。”方后附范汪方云：“桂心三两，芍药三两，甘草二两炙，生姜三两切，大枣十二枚，右五味切，以水七升，煮取三升去滓，取五合，和前乌头蜜，令得一升许，并同前法服。”据此，可知仲景乌头桂枝汤原方，系用大乌头煎加桂枝组成，而诸本所载，用乌头一味蜜煎，加桂枝汤五合，系范汪方，非仲景方。但本书仍按诸本原来的面目保留下来，以备学者研讨。

【治例】

编者治验：胡某，男，56岁。患慢性风湿性关节炎，四肢关节疼痛，下肢清冷，不可屈伸，前医曾用五积散、桂枝芍药知母汤、当归四逆汤等方均不效。舌质淡，中有薄黑苔，脉象沉细。此寒凝关节、营卫不行，宜温经散寒为治，用乌头桂枝汤：桂枝10克，白芍10克，甘草3克，生姜5片，大枣3枚，另用炮乌头10克，白蜜30克加水久煎取浓汁兑服。三剂后，下肢转温，关节痛减，继用三痹汤善其后。

【原文】

20. 其脉数而紧乃弦，状如弓弦，按之不移；脉数弦者，当下其寒。脉紧大而迟者，必心下坚；脉大而紧者，阳中有阴，可下之。

【校勘】

《脉经》:“其脉数”，作“其脉浮”；至“当下其寒”止，接大黄附子汤条之上。“脉紧大”，作“脉双弦”，另作一条。

【浅述】

本条论述寒疝可下的脉象。

脉数而紧，即为弦脉，其状如张弓弦，按之不移。一般说来，脉数大为阳，迟紧弦为阴，脉数而弦、或紧大而迟，或脉大而紧，均为阳中有阴之象，心下必坚，故可下之。

【按语】

《金鉴》认为本条“‘其脉数而紧乃弦，状如弓弦，按之不移，脉弦数者’十九字，当是衍文，阅《伤寒论·辨脉法》自知；‘当下其寒’四字，当在‘必心下坚’之下，文义始属”，其说可参。

【原文】

附方：

《外台》乌头汤：治寒疝腹中绞痛，贼风入攻五藏，拘急不得转侧，发作有时，使人阴缩，手足厥逆。

乌头十五枚，炮　芍药四两　甘草二两　大枣十枚　老姜一斤　桂心六两

右六味，㕮咀，以水七升煮五物，取三升，去滓；别取乌头去皮四破，蜜二升，微火煎令减五六合，内汤中煮两小沸，去滓，服一合，日三，闲食，强人三合，以如醉状为知，不知增之。

【按语】

诸本，此方主治下，原注“方见上”三字，未载药味分量及煮服法，致后世注家如徐、沈、魏、尤、陈等，均误以此方即本篇的大乌头煎；日医吉益氏，则误以此方即《中风历节篇》的乌头汤；丹波元简及陆渊雷氏，虽曾作了考证，但又误以此方即仲景的乌头桂枝汤，均有未洽。考《千金》第八卷贼风门，载有：“乌头汤，主寒疝腹中绞痛，贼风入腹攻五藏，拘急不得转侧，叫呼发作有时，使人阴缩，手足厥逆方”，其方即本书如上所载。又《外台》第十四卷贼风门，引《千金》乌头汤，方后注云：深师同，未说是仲景方。据此，可知此方所标“外台”二字，当系“千金”二字之误，其方与《中风历节篇》的乌头汤，及本篇的大乌头煎不同，与仲景乌头桂枝汤原方用大乌头煎加桂枝组成者亦不同；与前述《外台》所引范汪方药味虽同，而分量又有出入，实另是一方。今删去原注“方见上”三字，依《千金》《外台》将乌头汤药味分量及煮服法补载如上。

【原文】

《外台》柴胡桂枝汤方：治心腹卒中痛者。

柴胡四两　黄芩　人参　芍药　桂枝　生姜各一两半　甘草一两　半夏二合半　大枣六枚

右九味，以水六升，煮取三升，温服一升，日三服。

【按语】

此方,《外台》载于第七卷寒疝腹痛门，引仲景《伤寒论》，疗寒疝腹中痛者，柴胡桂枝汤方，药味分量，均与此同。此方并见于《伤寒论·太阳病篇》，主治伤寒六七日，发热微恶寒，肢节烦疼，微呕，心下支结，外证未去者，可互参。

【原文】

《外台》走马汤：治中恶心痛腹胀，大便不通。

巴豆二枚，去皮心，熬　杏仁二枚

右二味，以绵缠槌令碎，热汤二合，捻取白汁饮之，当下，老小量之。通治飞尸鬼击病。

【按语】

《千金》第十三卷心腹痛门，载有:“治中恶心痛腹胀，大便不通，走马汤方”；用巴豆两粒，杏仁二枚，方后云:“亦治萃疝飞尸鬼击”；与此方主治及药味分量均同。而《外台》第七卷卒疝门，引文仲疗卒得诸疝，少腹及阴中相引绞痛，白汗出欲死，……此名寒疝，亦名阴疝，张仲景飞尸走马汤方，方后云:“通疗鬼击有尸疹者，备急同”；又第十三卷飞尸门，引备急、张仲景疗飞尸走马汤方，方后云:“通疗鬼击病，文仲同”；其方虽均用巴豆、杏仁二味，但与此方所列主治不同。据此，可知此方所标“外台”二字，亦系“千金”二字之误。后世注家，如丹波元简及陆渊雷氏，以此方主疗与《外台》异，不知何由致误，是因未考《千金》之故。

【原文】

21. 问曰：人病有宿食，何以别之？师曰：寸口脉浮而大，按之反涩，尺中亦微而涩，故知有宿食，大承气汤主之。

22. 脉数而滑者，实也，此有宿食，下之愈，宜大承气汤。

23. 下利不欲食者，有宿食也，当下之，宜大承气汤。

大承气汤方（原注：见前痉病中）

【校勘】

"此有宿食",《千金》作"有宿食不消"。赵刻及俞桥本,"不欲食者",作"不饮食者",误。

【浅述】

此三条论述宿食在下脘的脉证和治疗。

宿食,是因饮食不节,经宿不化所致。寸口脉浮大有力,为谷气盛的现象;尺中亦微而涩的微字,当系大字之误;按之反涩,尺脉亦大而涩,为谷气不行的现象,故知有宿食,宜大承气汤下之。

脉数而滑者,数则为热,滑则谷气实,亦主有宿食,故下之愈,宜大承气汤。

下利不欲食者,是因宿食不化的缘故,此与脾虚泄泻,食欲不振者不同,故亦当下,宜大承气汤。

【按语】

《金鉴》说:"尺中亦微而涩之微字,当按《伤寒论》作大字",按《伤寒论·阳明病篇》:"脉反微涩者,里虚也,为难治,不可更与承气汤";则《金鉴》认为微字当作大字,是有理的。但查《伤寒论》,此条亦作"尺中亦微而涩",未知《金鉴》所据,系指何条而言。

【治例】

肖琢如:"江右黄某,营业长沙,初患外感,诸医杂治十余日,疾益剧,延余治疗。病者自云肚腹硬痛,手不可按,傍晚身微热汗出,手足较甚,小便黄,大便不利,粒米不入口,已三日矣。审视舌色鲜红,苔黄不甚燥,脉沉实搏指。取阅前所服方,多杂乱无章。余即取纸笔立案,并疏大承气汤方授之。阅二日,仍延诊,则云昨晚药完二剂,下黑粪仍多,今晨进稀粥少许,各证十愈七八,为改用大柴胡汤减轻大黄,又两剂,黑粪始尽,病如失。其家有西席,尝阅医书,谓大承气汤证,当见谵语,此症何以无之?大承气系腹有燥屎,先生乃断为食积,敢问所以?余曰:《伤寒论》云,六七日不大便,烦不解，腹满痛者，此有燥屎；其下又申之曰：所以然者，本有宿食故也，宜大承气汤；若《金匮·宿食篇》，主用大承气者甚详；盖宿食与燥屎，一而二，二而一，相去一间；至谵语有无，可不必拘。”（录自《遯园医案》）

【原文】

24. 宿食在上脘，当吐之，宜瓜蒂散。

瓜蒂散方：

瓜蒂一分，熬黄　赤小豆一分，煮

右二味，杵为散，以香豉七合，煮取汁和散一钱匕，温服之，不吐者少加之，以快吐为度而止；亡血及虚者，不可与之。

【校勘】

《脉经》、《千金》，“脘”均作“管”，义同。

【浅述】

本条论述宿食在上脘的治疗。

上脘在脐上五寸，中脘在脐上四寸，下脘在脐上二寸。宿食在上脘，必有嗳气酸臭，欲吐不吐的见证，法当因势利导，吐其宿食。瓜蒂散：爪蒂味苦，赤豆味酸，酸苦合用，能涌吐胸胃痰食；香豉为黑豆蒸熟发酵而成，功能开郁结，助消化，故宜煮汁和散温服，以得快吐为止。因涌吐能耗胃液，故失血及虚弱患者，不可与服。

【按语】

本条证是宿食在上脘，故宜采用吐法；前三条证，是宿食在下脘，故宜采用下法；至于宿食在中脘者，仲景虽未出证治，但根据中满者泄之于内的原则，如积之未甚，既不宜吐，又不可下的，亦可采用消导法。

【治例】

《余听鸿医案》：“常熟星桥石姓妪，晨食肉条一支，麻糰一枚，猝然脘中绞痛如刀刺，肢厥脉伏，汗冷神昏。余诊之曰：食阻贲门，不得入胃，阴阳之气，阻隔不通，清阳不能上升，浊阴不能下降，故挥霍撩乱，窒塞于中，宜用吐法，以通其阳。用生莱菔子三钱，藜芦一钱，橘红一钱，炒盐五分煎之，饮后以鸡羽探喉吐之，再以炒盐汤饮之，吐二三次，痛止肢温，厥回汗收。夫初食之厥，以吐为近路，其阳可通，若以枳实槟榔等消食攻下，其气更闭，危矣。”

【原文】

25. 脉紧如转索无常者，有宿食也。

26. 脉紧，头痛风寒，腹中有宿食不化也（原注：一云寸口脉紧）。

【校勘】

《脉经》、《千金》：作“寸口脉紧如转索左右无常者”。《千金》：“有宿食”，作“脾胃中有宿食不消”。次条“脉紧”上，《脉经》有“寸口”二字，《千金》有“寸”字；“头”上并有“即”字，“腹”上均有“或”字。

【浅述】

此两条论述紧脉主宿食不化的情况。

脉紧如转索无常，《脉经》、《千金》，“无常”上均有“左右”二字；根据《甲乙经》：“人迎紧甚伤于寒，气口紧甚伤于食”，可知左右无常，是指左手紧甚，或右手紧甚而言。紧脉主头痛风寒，亦主宿食不化；大抵宿食不化的，必右手紧甚，头痛风寒的，必左手紧甚，若两手都紧，则既伤于寒，又伤于食，一般称为宿食感寒。

【按语】

此两条与前第二十一、二十二、二十三条联系来看，紧脉主寒、主痛，亦主宿食；而宿食亦可见浮大、滑数、涩紧等脉，可见一种脉可主多种病，一种病也可见多种脉，所以临床上不能单凭脉象来诊断疾病，必须脉证合参，进行全面诊察，才能作出正确的处理。

小　结

腹满是一个证状，在多种疾病中皆可出现，其发病机理较为复杂，本篇系根据“阳道实，阴道虚”的理论加以归纳，实证热证，多由胃肠腑实所致，虚证寒证，多与脾肝肾脏气虚弱有关。其辨证要点，以按之痛者为实，不痛者为虚；舌苔黄燥者为热，白滑者为寒；腹满不减，系有形之积，多属实热，腹满时减，为无形之气，多属虚寒。这皆是指一般情况而言，若能四诊合参，将重点辨证与一般辨证结合起来，则可靠性更大。腹满的治疗原则，虚证寒证，当用温法；实证热证，可用下法。如里实气滞，腹痛便秘的，用厚朴三物汤泄满行滞；如胃肠实热，腹满不减的，用大承气汤荡涤实热；如热结在里，按之心下满痛的，用大柴胡汤清热泄满；如里实兼表，腹满发热，饮食如故的，用厚朴七物汤表里兼治；如腹中寒气，肠鸣切痛，胸胁逆满呕吐的，用附子粳米汤温寒止痛。

寒疝即寒性腹痛，治以温中散寒镇痛为主，但脉大而紧者，为阳中有阴，亦可下之；若瘦人感受风冷，谷气不行，绕脐腹痛，则不可下。其证治：如寒疝发作，绕脐腹痛，汗出肢冷，脉沉紧的，用大乌头煎温寒镇痛；寒疝兼表，腹中痛，手足逆冷不仁，身体疼痛的，用乌头桂枝汤表里兼治；寒疝血气虚寒，腹胁里急疼痛的，用当归生姜羊肉汤温补气血。又如阴寒虫痛，呕不能食，上冲皮起，出现有头足的，用大建中汤建中温寒；阴寒内结，胁下偏痛发热，其脉弦紧的，用大黄附子汤温下寒结；阴寒内盛，水饮上逆，手足厥冷，头眩心悸的，用赤丸温寒涤饮。此外，附方《外台》乌头汤，治寒疝腹中绞痛，发作有时；柴胡桂枝汤，治寒疝心腹卒痛；走马汤，治寒疝少腹及阴中相引绞痛，均可备临床选用。

宿食为伤食经宿不化，以脘腹胀闷，噫气酸臭为主证。其治法，根据《素问·阴阳应象大论》：“其高者因而越之，其下者引而竭之，中满者泻之于内”的原则，宿食在上脘的，可用吐法；宿食在下脘的，可用下法；宿食在中脘，积之未甚，既不宜吐，又不可下的，可用消导法。催吐一般可用瓜蒂散，攻下可用大承气汤，至于消导，本篇虽未举出具体方剂，亦可采用后世医方如保和丸、平胃散之类治疗。

总的说来，本篇所论腹满、寒疝、宿食三者，既互有关联，又各有特征，治法亦有所不同。从所举方剂来看，腹满多用攻下，寒疝多用温散，又有阴寒内结，宜温下兼施的，也有里证兼表，宜表里同治的；宿食则视其在上在下，或吐或攻以因势利导；临床时，必须灵活掌握，辨证施治。

附：本篇内容归纳表

- 腹满
  - 诊断
    - 虚实辨证 (2)
      - 虚证——腹满，按之不痛
      - 实证——按之痛，可下之，舌黄未下者，下之黄自去
    - 虚寒辨证 (1)(3)
      - 脉象——趺阳脉微弦
      - 鉴别
        - 脾气虚寒
          - 法当腹满
          - 腹满时减，复如故——此为寒
        - 肝气虚寒——腹不满，便难，两胠疼痛。——此虚寒从下上
      - 治法——当与温药
  - 治疗
    - 实热
      - 表里同病 (9)
        - 脉证——腹满，发热十日，饮食如故，脉浮而数
        - 方剂——厚朴七物汤(表里兼治)
      - 里实气滞 (11)
        - 证状——痛而闭(腹痛便闭)
        - 方剂——厚朴三物汤(泄满行滞)
      - 热结在里 (12)
        - 证状——按之心下满痛
        - 方剂——大柴胡汤(清热泄满)
      - 胃肠实热 (13)
        - 证状——腹满不减，减不足言
        - 方剂——大承气汤(荡涤实热)
    - 虚寒 (10)
      - 证状——腹中寒气，雷鸣切痛，胸胁逆满，呕吐
      - 方剂——附子粳米汤(温寒止痛)

- 寒疝
  - 辨证
    - 寒疝本病 (17)
      - 脉象——弦紧
      - 证状——腹痛，恶寒，不欲食
    - 肝经表寒 (5)
      - 脉象——寸口脉弦
      - 证状——胁下拘急而痛，啬啬恶寒
    - 风冷误下 (8)
      - 证状——瘦人绕脐痛，谷气不行
      - 误治变证——反下之，其气必冲，不冲者心下则痞
    - 可下脉证 (20)
      - 脉数而紧——乃弦
      - 脉数弦——当下其寒
      - 脉紧大而迟——必心下坚
      - 脉大而紧——阳中有阴，可下之
  - 治疗
    - 寒疝本病 (17)
      - 脉证——寒疝绕脐痛，若发则自汗出，手足厥逆，其脉沉紧
      - 方剂——大乌头煎(温寒镇痛)
    - 寒疝兼表 (19)
      - 证状——寒疝腹中痛，逆冷手足不仁，身疼痛
      - 方剂——乌头桂枝汤(表里兼治)
    - 血虚寒疝 (18)
      - 证状——寒疝腹中痛，及胁痛里急
      - 方剂——当归生姜羊肉汤(温气补血)
    - 阴寒虫痛 (14)
      - 证状——心胸中大寒痛，呕不能饮食，腹中寒，上冲皮起，出现有头足，上下痛而不可触近
      - 方剂——大建中汤(建中温寒)
    - 阴寒内结 (15)
      - 脉证——胁下偏痛，发热，其脉紧弦
      - 治法——以温药下之
      - 方剂——大黄附子汤(温下寒结)
    - 内寒兼饮 (16)
      - 证状——寒气厥逆
      - 方剂——赤丸(温寒涤饮)

- 宿食
  - 诊察——脉紧如转索(左右)无常
    - 头痛风寒 (25)
    - 腹中有宿食不化 (26)
  - 治疗
    - 宿食在下脘 (21)(22)(23)
      - 脉证（有宿食）
        - 寸口脉浮大，按之反涩
        - 尺中亦大而涩
        - 脉数而滑
        - 下利不欲食
      - 治法——当下之
      - 方剂——大承气汤(攻下)
    - 宿食在上脘 (24)
      - 治法——当吐之
      - 方剂——瓜蒂散(涌吐)

[附注] 本篇第4条，疑系《呕吐下利篇》条文，第6、7两条，疑系《五藏风寒篇》肾中风，肾中寒条文错置于此，均未列入本表。

卷中

五脏风寒积聚病脉证并治第十一

论二首　脉证十七条　方二首

本篇论述五脏风寒积聚病的脉证和治疗。内容包括五脏中风、五脏中寒、五脏将死的真脏脉和积聚槃气等病；同时还提到三焦和大小肠的病证。

本篇所论的五脏中风，多为阳性的证状；五脏中寒，多为阴性的证状；既不同于《伤寒论》的中风、中寒，也不同于《中风历节篇》的中风，与《素问·风论》的五脏风亦有所不同。所论的积聚，积为脏病，聚为府病，与《难经·五十五难》所说的:“积者五脏所生，聚者六腑所成”意义相同。本篇原文，宋·林亿等校订时，即认为简乱极多，本书根据《脉经》、《千金》补充了肺伤、肝伤两条，并对所缺脾中寒及肾中风、肾中寒等条，提出了补正的初步意见，以供学者研讨。

【原文】

1. 肺中风者，口燥而喘，身运而重，冒而肿胀。

2. 肺中寒，吐浊涕。

【校勘】

《脉经》、《千金》：作“肺中寒者，其人吐浊涕。

【浅述】

此两条论述肺中风、肺中寒的证状。

肺中风，风为阳邪，最易伤液，肺液被伤，气逆不降，故口燥而喘；肺司一身治节，肺受风邪，治节失调，故身运而重；肺主通调水道，输化无权，水气上逆，故昏冒而肿胀。

五液在肺为涕，鼻为肺窍，肺中寒，则鼻塞多涕，久而不愈，由清变浊，宣泄不畅，故吐浊涕。

【按语】

首条的肺中风，是因风为阳邪，所以出现阳性的证状；次条的肺中寒，是因寒为阴邪，所以出现阴性的证状；以下各脏的中风，中寒，都应作如是观。

【原文】

3. 肺伤者，其人劳倦则咳唾血，其脉细紧浮数，皆吐血，此为躁扰嗔怒得之，肺伤气壅所致也。

4. 肺死脏，浮之虚，按之弱如葱叶，下无根者死。

【校勘】

《金匮》诸本，原阙肺伤条文，今据《脉经》、《千金》补。

【浅述】

此两条论述肺伤的脉证和肺病将死的真脏脉。

肺为娇脏，最喜清肃，虚火乘肺，肺阴被伤，故每遇劳倦，则咳嗽唾血。其脉细紧浮数，为阴虚火炎之象，故皆主吐血。这是由于精神躁扰不安、多嗔喜怒，引起虚火上炎，肺伤气壅所致。

肺死脏，系指肺病将死的真脏脉；其状浮取则虚而无力，重按则弱如葱叶，中空不实，下部无根，此为肺气败绝的现象，故主死。

【按语】

以下各脏均有病例，如心病有心伤心虚，肝病有肝著，肾病有肾著，脾病有脾约，惟肺脏未举病例。考《脉经》、《千金》均载有“肺伤者，其人劳倦则咳唾血，其脉细紧浮数皆吐血，此为躁扰嗔怒得之，肺伤气壅所致也，”其文与本篇笔法一致，当系肺病脱文，特为补出如上。

【原文】

5. 肝中风者，头目瞤[①]，两胁痛，行常伛，令人嗜甘。

6. 肝中寒者，两臂不举，舌本[②]燥、喜太息[③]，胸中痛，不得转侧，食则吐而汗出也。（原注：《脉经》、《千金》云：时盗汗咳，食已吐其汁。）

【校勘】

《脉经》、《千金》：“嗜甘”下，有“如阻妇状”四字。“舌本”下细注云：“又作大”。

【注释】

①瞤（shùn 音顺）：指肌肉掣动。《西京杂记》：“目瞤得酒食”，目瞤即眼皮跳动。

②舌本：即舌根。

③太息：即叹长气的意思。

【浅述】

此两条论述肝中风、肝中寒的证状。

肝中风，肝脉连目系而上会于巅，故头目瞤动；肝脉布于胁肋，故两胁痛；肝主筋，筋脉拘急，屈而不伸，则腰背弯曲，行常伛偻；肝苦急，甘能缓急，故令人嗜甘。

肝中寒，肝病及脾，不能输布津液，濡养筋脉，故两臂不举，舌本燥；脾失健运，气机不畅，故喜太息；寒邪上乘，胸阳郁痹，故胸中痛；脾喜温燥，寒湿困脾，故不能转侧；寒邪侵胃，故食则吐；阳不外固，故汗出。

【按语】

此两条虽作了如上解释，但仍不无疑义。因本篇五脏中风，多为阳性的证状，五脏中寒，多为阴性的证状。而前条的肝中风，均系阴性的证状，与五脏中风不类，可能是肝中寒的条文，条首肝中风的“风”字，恐是“寒”字之误；后条肝中寒的证状，与肝的联系很少，与脾的联系比较密切，可能是脾中寒的条文，条首肝中寒的“肝”字，恐系“脾”字之误。考《脉经》、《千金》均另载有：“肝中寒者，其人洗洗恶寒，翕翕发热，面翕然赤，漐漐有汗，胸中烦热”一条，与本篇心中风、脾中风的笔法一致，可能是肝中风的条文，条首肝中寒的“寒”字，恐系“风”字之误。

【原文】

7. 肝伤者，其人脱肉①，又卧，口欲得张，时时手足青，目瞑瞳人痛，此为肝脏伤所致也。

8. 肝死脏，浮之弱，按之如索②不来，或曲如蛇行者死。

【校勘】

《金匮》诸本，原阙肝伤条文，今据《脉经》、《千金》补。《脉经》：“肝死脏，浮之”下，有“脉”字；《脉经》、《千金》，“按之”下，有“中”字。

【注释】

①脱肉：指肌肉瘦削。

②如索：指脉搏重按如绳索一样。

【浅述】

此两条论述肝伤的证状和肝病将死的真脏脉。

肝脏阴伤，累及于脾，脾主肌肉，故大肉脱落，倦怠嗜卧；脾主四肢，开窍于口，肝木乘脾，故口欲得张，手足时青；目为肝窍，瞳人属肾，乙癸同源，子病累母，故目瞑、瞳人痛；这是肝脏阴伤所致。

肝病将死的真脏脉，其状浮取则弱而无力，重按则如索不来，或曲如蛇行，此经脉拘急已极，肝阴将竭的危象，故主死。

【按语】

本篇原阙肝伤条文，考《脉经》、《千金》均载有："肝伤者，其人脱肉又卧，口欲得张，时时手足青，目瞑瞳人痛，此为肝脏伤所致也。"其文与心伤条文笔法一致，当系本篇脱文，特补出如上。

【原文】

9. 肝著，其人常欲蹈①其胸上，先未苦时②，但欲饮热，旋覆花汤主之。（原注：臣亿等校诸本，旋覆花汤皆同）（按："同"字系"阙"字之误，）

旋覆花汤方：（按：此方原缺，今据尤，陈注本补出。）

旋覆花三两　葱十四茎　新绛少许

右三味，以水三升，煮取一升，顿服。

【校勘】

《脉经》、《千金》：无"旋覆花汤主之"六字；《衍义》本、陈、尤、程注本，无原注十二字，程注本作"方见妇人杂病"六字。原注"旋覆花汤皆同"，丹波元简云："'同'恐'阙'字讹，"是。

【注释】

①蹈：当系搯（tāo 音掏）字之误。《说文》：搯，叩也；《国语·鲁语》：无搯膺；搯膺即叩胸的意思。

②先未苦时：指疾苦未发作前的时候。

【浅述】

本条论述肝著的证状及其治疗。

肝脏气血郁滞，著而不行，故名肝著。肝脉贯膈，胸中气机痞塞，苦闷不堪，故其人常欲以手搯其胸上，搯胸，即捶胸的意思。气血遇寒则滞，得热则行，故于先未苦时，但欲饮热，借以舒其郁闷。旋覆花汤：旋覆花即金沸草，功能下气散结，故胸满气结者多用之；新绛为茜草所染，功能活血通络，为治肝著之要药；青葱管通阳行痹，故主治之。

【按语】

《圣济总录》载有："治风寒客于肝经，膈脘痞塞，胁下拘痛，常欲蹈其胸上，名肝著，蹈胸汤方"，方用枳实、薤白、橘皮、生姜、桔梗、甘草等味组成，于肝著初起偏于气滞者宜之，若肝著久病入络，偏于血郁者，仍以旋覆花汤为宜。

【治例】

叶天士："沈，初起形寒寒热，渐及胁肋脘痛，进食痛加，大便燥结，久病已入血络，兼之神怯瘦损，辛香刚燥，决不可用。白旋覆花、新绛、青葱管、桃仁、归须、柏子仁。""黄，痛而重按少缓，是为络虚，一则气逆紊乱，但辛香破气忌进，宗仲景肝著之病，用《金匮》旋覆花汤法：旋覆花、新绛、青葱管、桃仁、柏子仁霜、归尾。"（录自《临证指南医案》）

【原文】

10. 心中风者，翕翕发热，不能起，心中饥，食即呕吐。

11. 心中寒者，其人苦病心如啖①蒜状，剧者心痛彻背，背痛彻心，譬如蛊注；其脉浮者，自吐乃愈。

【校勘】

《脉经》、《千金》："食即呕吐"，作"而欲食，食则呕"。"其人"下无"苦"字；"如蛊"上，无"譬"字。《千金》："啖蒜"下，有"齑"字。"蛊注"，徐、沈、魏，尤注本，均作"虫注"。

【注释】

①啖（dàn 音啖）：吃的意思。

【浅述】

此两条论述心中风、心中寒的证状。

心属火脏，风为阳邪，心中于风，故翕翕发热，翕翕，形容发热不适，如鸟合羽的样子。壮火食气，无力以动，故不能起；火动于中，故心中饥；热扰于胃，故食即呕吐。

心中寒，寒为阴邪，心阳被郁，故其人心中烦闷难过，好象吃了大蒜一样。甚者阴邪踞于心胸之间，而外应于背，则心痛彻背；寒气客于背俞之脉，而内注于心，则背痛彻心；好象染了蛊毒一样。其脉浮者，病邪有上越外出之机，故自吐乃愈。

【按语】

蛊注，有的注本作虫注，误；《巢源》蛊注候说："人中之者，心闷腹痛，其食五脏尽则死，有缓有急，急者仓卒十数日之间便死，缓者延引岁月，游走腹内，常气力羸惫，骨节沉重，发则心腹烦懊而痛，令人所食之物亦变化为蛊，渐侵食腑脏尽而死；死则病流注，染著傍人，故谓之蛊注"；可参。

【原文】

12. 心伤者，其人劳倦，即头面赤而下重，心中痛而自烦发热，当脐跳，其脉弦，此为心脏伤所致也。

13. 心死脏，浮之实如丸豆①，按之益躁疾者死。

【校勘】

《脉经》："心伤"上有"愁忧思虑则伤心，心伤则苦惊喜忘善怒"十六字。《千金》亦有这十六字，系另作一条，置于心中风者条前。《脉经》、《千金》："心中痛"下，无"而"字，有"彻背"二字；"当脐跳"下，有"手"字。《脉经》："浮之"下，有"脉"字；"如丸豆"三字，《脉经》、《千金》均作"如豆麻击手"。赵刻及俞本，"丸豆"作"麻豆"徐、沈、尤注本同。

【注释】

①丸豆：丹波元简说："丸谓弹丸，豆谓菽也。"指脉乱如丸豆之动摇。

【浅述】

此两条论述心伤的证状和心病将死的真脏脉。

劳心过度，心血内伤，故其人稍有劳倦，即阳浮于上而头面赤，阳不下达而下肢肿重；心失所养，热动于中，故心中痛而自烦发热；心气不足，而肾气凌之，故当脐跳；血虚不能濡养经脉，故其脉弦，这是心血内伤所导致的结果。

心病将死的真脏脉，其状浮取则坚搏而实，如丸如豆；重按则更觉躁疾，毫无从容和缓之象，故主死。

【按语】

唐容川说："下重是脱肛，观小肠寒者其人下重便血是脱肛，故疑此亦是脱肛"；又说："当脐跳也是心移于小肠之病，脐者小肠之蒂也，心伤则小肠之气亦伤，故发动气而当脐跳"；但临床上，心脏病而致下肢肿重常有之，引起下重脱肛则未之见；心脏病致肾气凌心则有之，引起小肠而发动气则无其事，且脐亦非小肠之蒂；唐说未足为据。

【原文】

14. 邪哭①，使魂魄不安者，血气少也；血气少者属于心，心气虚者，其人则畏，合目欲眠，梦远行，而精神离散，魂魄妄行；阴气衰者为癫，阳气衰者为狂。

【注释】

①邪哭：指精神失常的哭泣，如有邪怪支配一样；有些注家认为"哭"字恐为"入"字之误，亦可备参考。

【浅述】

本条论述心虚引起精神失常的病证。

邪哭，即病人悲伤哭泣，有如邪祟使然，这是由于血气少，引起精神失常魂魄不安所致，而血气少，又是由于心气虚，不能生血的缘故。心藏神，心虚则神怯，故其人害怕；神气不足，则合目欲眠，神不守舍，则梦远行，而精神离散，魂魄妄行。如果病势继续发展，则可能成为精神错乱的癫狂病。

【按语】

关于阴气衰者为癫，阳气衰者为狂，与《难经·二十难》

“重阳者狂，重阴者癫”不合，当系传写之误，若将阴阳二字互移过来，则与经旨相合了。

【原文】

15. 脾中风者，翕翕发热，形如醉人，腹中烦重，皮目瞤瞤而短气。

16. 脾死脏，浮之大坚，按之如覆杯洁洁①，状如摇者②死（原注：臣亿等详五脏各有中风、中寒，今脾只载中风，肾中风、中寒俱不载者，以古文简乱极多，去古既远，无文可以补缀也）。

【校勘】

《脉经》、《千金》：“皮目”均作“皮肉”；《脉经》：“浮之”下，有“脉”字；《脉经》、《千金》：“大坚”作“大缓”，细注云：“一作‘坚’”；“洁洁”作“絜絜”。

【注释】

①洁洁：形容切脉重按中空之象。

②状如摇者：形容脉象躁疾不宁。

【浅述】

此两条论述脾中风的证状和脾病将死的真脏脉。

脾中风，风为阳邪，故翕翕发热，面赤如醉；脾主腹中，气滞不运，故腹中烦重；上下眼胞属脾，风胜则动，故皮目瞤动；气机阻滞，呼吸不利，故短气。

脾病将死的真脏脉，其状浮取则大而坚，毫无柔和之象；重按则覆杯洁洁，为外强中干之象；状如摇者，指脉象躁动疾速，脉律不整，故主死。

【按语】

《金匮》诸本，原阙脾中寒条文，《脉经》亦无脾中寒的记载，《千金》仅标有脾中寒三字，未载具体证状。查本篇前第六条所载：“肝中寒者，两臂不举，舌本燥，喜太息，胸中痛，不得转侧，食则吐而汗出也”；与肝的联系很少，而与脾的联系比较密切，可能是脾中寒的条文，条首肝中寒的“肝”

字，恐系“脾”字之误。考《脉经》、《千金》均载有肝中寒者两条，前一条的肝中寒，其证状与本篇第六条所载的不同，后一条的肝中寒，其证状与本篇第六条所载的相同；断无同为肝中寒，而证状截然各别之理，可知后一条肝中寒的“肝”字，必系传写有误。但这是一个比较大的问题，牵涉到《脉经》、《千金》的条文，未敢将原文率尔改移，特提出如上意见，以供探讨。

【原文】

17. 趺阳脉浮而涩，浮则胃气强，涩则小便数、浮涩相搏，大便则坚，其脾为约[①]，麻子仁丸主之。

麻子仁丸方：

麻子仁二升　芍药半斤　枳实一斤　大黄一斤　厚朴一斤　杏仁一升

右六味，末之，炼蜜和丸梧子大，饮服十丸，日三，以知为度。

【校勘】

此条，并见于《伤寒论·阳明病篇》。《脉经》、《千金》：“其脾为约”下，更有“脾约者，其人大便坚，小便利而不渴也”十五字。

【注释】

①脾约：指胃强脾弱，脾为胃所制约。

【浅述】

本条论述脾约的脉证和治疗。

趺阳胃脉，浮则阳气盛，主胃强；涩则阴气虚，主脾弱；脾不能为胃行其津液，而偏渗于膀胱，故小便频数，大便则坚；其脾为约，即脾为胃所制约，阴液不足的意思。麻子仁丸系小承气汤加麻仁、杏仁、芍药和蜜组合而成，功能养脾阴，泄胃实，共奏润燥通便之效，故主治之。

【按语】

脾约丸为润肠缓下剂，用于习惯性便秘有良效；老年或虚人，由于血不润肠而致便秘者，于本方加当归，其效更著，但枳、朴、大黄的用量，当视具体情况酌减。

【治例】

编者治验：巢某，男，43岁。起病已一年多，全身乏力，口渴喜饮，多食易饥，小便频数，大便干燥，经某医院检查，尿糖++++，空腹血糖287mg%，诊断为糖尿病，给服降糖灵，疗效不显。患者日渐消瘦、脘腹胀痛、舌质红，苔薄黄，脉弦而数。此脾阴不足，胃实中消之候，拟滋脾清胃，润燥通幽为法。用麻子仁丸改作汤剂：火麻仁12克，杏仁10克，枳实6克，厚朴6克，白芍10克，大黄10克，加栝蒌12克，薤白10克，川楝10克，陈皮5克，服五剂，大便通畅，脘腹痛止；继用原方去大黄、薤白、栝蒌、川楝、陈皮，加沙参、麦冬、花粉、石斛等味为治。复查空腹血糖91.5mg%，尿糖阴性，诸症痊可。

【原文】

18. 肾著之病，其人身体重，腰中冷，如坐水中，形如水状，反不渴，小便自利，饮食如故，病属下焦；身劳汗出，衣(原注：一作表)里冷湿，久久得之。腰以下冷痛，腰重如带五千钱，甘姜苓术汤主之。

19. 肾死脏，浮之坚，按之乱如转丸，益下入尺中者死。

甘草干姜茯苓白术汤：

甘草二两　白术二两　干姜四两　茯苓四两

右四味，以水五升，煮取三升，分温三服，腰中即温。

【校勘】

“如坐水中，形如水状”八字，《脉经》作“如冰状”三字；《千金》肾脏脉论门，作“如水状”三字，细注云：“一作‘如水洗状’，一作‘如坐水中，形如水状’”。“饮食”，作“食饮”；“如故”下，有“是其证也”四字；“身劳”上，有

"从"字；"久久"上，有"故"字；从"腰以下冷痛"起，另作一条，条首有"肾着之为病"五字；《脉经》同。又《千金》腰痛门亦载此条，"如坐水中，形如水状"，作"水洗状"；"不渴"上，无"反"字；"身劳"，作"从作劳"三字；"甘姜苓术汤"作"肾著汤"。《外台》引《古今录验》，"形如水状"作"形状如水"；"久久得之"作"久之故得也"；"甘姜苓术汤"作"甘草汤"。"腰重"赵刻及《正脉》本，徐、程、尤注本，均作"腹重"，今依《千金》肾脏脉论门及丹波元简《辑义》本，作"腰重"。

【浅述】

此两条论述肾著的证治和肾病将死的真脏脉。

腰为肾之外府，寒湿伤腰，著而不行，故名肾著。其证身体重，腰中冷，好象坐在水中一样；形如水状，而反不渴，小便自利，则病不在肾的本身而在肾的外府；饮食如故，则病不属中焦而属下焦，这是由于劳动汗出之后，衣里冷湿，久久而得。寒气胜，故腰以下冷痛；湿气盛，故腰重如带五千钱。甘姜苓术汤：干姜、茯苓，散寒利湿，白术、甘草，培土制水，故主治之。

肾病将死的真脏脉，其状浮取则坚如弹石，重按则乱如转丸，更下入尺中，亦觉其乱，这是肾气将绝的危象，故主死。

【按语】

《金匮》诸本，原缺肾中风、肾中寒两条《脉经》亦无此两条的记载，《千金》仅标有肾中风、肾中寒等字样，未载具体证状。查本书前《腹满寒疝篇》第六条："夫中寒家，喜欠，其人清涕出，发热色和者，善嚏"；第七条："中寒，其人下利，以里虚也，欲嚏不能，此人肚中寒"；与腹满寒疝病全不相类，却与本篇五脏风寒病各条的笔法相似；根据《素问·宣明五气论》："肾为欠为嚏"，可知喜欠善嚏，均与肾病有关，且本篇的心中风和脾中风，均有发热的证状，则前《腹满寒疝病篇》第六条所载，可能是肾中风的条文，条首“夫中寒家”一句，恐系“肾中风者”四字之误；又《伤寒论》少阴病肾寒里虚，亦有下利腹痛的证状，则前《腹满寒疝篇》第七条所载，可能是肾中寒的条文，条首“中寒”二字之上，恐缺一“肾”字。但这两条，远在晋唐，即已脱简，未敢率尔补缀，特提出以上意见，与学者共同研讨。

【原文】

20. 问曰：三焦竭部[①]，上焦竭善噫，何谓也？师曰：上焦受中焦气未和，不能消谷，故能噫耳。下焦竭，即遗溺失便，其气不和，不能自禁制；不须治，久则愈。

【注释】

①三焦竭部：指三焦阳气虚竭的部位。

【浅述】

本条论述三焦各部阳气虚竭的病变。

上焦部位的阳气竭乏，即善噫；因为上焦受气于中焦，中焦胃气不和，不能消谷，故胃气上逆而为噫。下焦部位的阳气竭乏，即遗溺失便；因为肾居下焦，肾气虚弱，不能禁固二便，故膀胱不约而遗尿，直肠不禁而失便。“不须治久则愈”六字，当在“故能噫耳”之下，因一般所见的噫气，可以不治自愈；若下焦阳气竭乏，二便失禁，岂有不须治久则愈的道理。

【按语】

关于“不须治，久则愈”，注家解释不一。如程云来认为不须治之，久则正气复而自愈；尤在泾认为不须治者，谓不须治其下焦，俟上焦气和，久当自愈；魏念庭认为不须治其下焦，但理其中焦可也；朱光被认为不须治其下焦，但调理脾胃，久当自愈耳；归纳起来，四氏都是指下焦竭，遗溺失便而言，程、尤二氏主张听其自愈，不可从；魏，朱二氏主张调理中焦脾胃，较有积极意义，但与条文原意不符；所以“不须治，久则愈”两句，当在“故能噫耳”之下，比较适合。

【治例】

编者治验：冯某，男，54岁。患腰部冷痛，如坐水中，饮食少思，大便稀溏，舌苔白滑，脉象濡缓。此寒湿着于腰部肌肉之分，腰为肾之府，即《金匮》所谓“肾着”之病。治宜温中散寒，健脾燥湿，用甘姜苓术汤：干姜6克，甘草3克，茯苓10克，白术12克，服五剂，并配合温灸理疗，食欲好转，大便成条；仍用原方加党参12克，再服五剂，腰痛亦止。

【原文】

21. 师曰：热在上焦者，因欬为肺痿；热在中焦者，则为坚；热在下焦者，则尿血，亦令淋秘①不通。大肠有寒者，多鹜溏②，有热者，便肠垢③；小肠有寒者，其人下重便血，有热者，必痔④。

【校勘】

《脉经》:“为坚”，作“因坚”；“尿血”作“溺血”。《千金》淋闭门，作“热结中膲，则为坚；热在下膲，则为溺血，令人淋闭不通”。《脉经》、《千金》:“便血”，均作“便脓血”。

【注释】

①淋秘：淋指小便淋漓涩痛；秘指癃闭不通。

②鹜溏：鹜，即鸭；鹜溏，即鸭溏，形容大便水粪杂下的样子。

③肠垢：指粘液垢腻的粪便。

④痔：即痔疮。

【浅述】

本条论述三焦的热证和大小肠的寒热证。

上焦有热，肺阴受伤，故咳；久咳不愈，肺叶萎弱，故为肺痿。中焦有热，胃液被伤，容易化燥，故大便坚。下焦有热，热结膀胱，津液被伤，故小便出血，或淋漓涩痛，癃闭不通。大肠有寒，则传导失常，故鹜溏，粪水杂下；有热则肠液腐化，故便肠垢。小肠有寒，则阳气下陷而不摄血，故下重便血；有热则热移直肠而生疮，故为痔。

【按语】

丹波元坚说："此条大肠小肠，系于传写互错，盖言小肠有寒，故泌别不职而水粪杂下，其有热者，肠垢被迫而下出也；大肠有寒，则阳气下坠，故下重便血，其有热者，毒结肛门，故为痔也"；其说宜参。

【原文】

22. 问曰：病有积，有聚，有槃气[①]，何谓也？师曰：积者，脏病也，终不移；聚者，腑病也，发作有时，展转痛移，为可治；槃气者，胁下痛，按之则愈，复发，为槃气。

诸积大法，脉来细而附骨者，乃积也。寸口，积在胸中；微出寸口，积在喉中。关上，积在脐傍；上关上，积在心下；微下关、积在少腹。尺中，积在气冲[②]；脉出左，积在左；脉出右，积在右；脉两出，积在中央；各以其部处之。

【注释】

①槃气：槃同谷；槃气，即食气。

②气冲：即气街，穴名，在鼠谿穴上三寸，这里是代表部位。

【校勘】

"槃气"，《千金》作"谷气"，"胁下"之下，有"牵"字；"则愈"之下，更有"愈"字。"为谷气"下，有"夫病已愈，不得复发，今病复发，即为谷气也"十七字；"细而"作"而细软"；"寸口，关上，尺中"之下，各有一"结"字。徐、沈、尤注本，自"诸积大法"以下，均另作一条。

【浅述】

本条首段论述积聚与槃气的辨证。

积者五脏所生，故为脏病，其发有常处，故始终不移其部；聚者六腑所成，故为腑病，其痛无常处，故发作有时，展转痛移；腑病比脏病为轻，故可治。槃气就是食气，由于肝胃不和，食气阻滞，故胁下痛；按之则气通滞行，故愈，但按摩只能得到一时的缓解，究非根本治疗，故复发。后世用越鞠丸，六郁汤等方治疗，每有良效。

次段论述诊察诸积的重要法则。

诸积，包括气、血、虫、食而言。积病属阴，阴沉而伏，故脉来细而沉伏者，即可诊断为积病。从脉位来分，大抵寸口候上焦，细而沉伏的脉见于寸口，主积在胸中；稍微超出于寸口之上，主积在喉中。关上候中焦，细而沉伏的脉见于关上，主积在脐傍；稍微超出于关部之上，主积在心下；稍微超出于关部之下，主积在少腹。尺中候下焦，细而沉伏的脉见于尺中，主积在气冲。细而沉伏的脉见于左手，主积在左；见于右手，主积在右；见于两手，主积在中央。临床时应各依其不同的病位进行不同的处理。

【按语】

《难经·五十六难》:“肝之积名曰肥气，在左胁下；心之积名曰伏梁，起脐上；脾之积名曰痞气，在胃脘；肺之积名曰息贲，在右胁下；肾之积名曰贲豚，发于少腹。”《难经》是说明五脏之积的名称和部位；本条是说明诊察诸积的大法，可与《难经》互参。

小　结

五脏中风，多属阳性证状，五脏中寒，多属阴性证状；其病既可由风邪、寒邪而引起，也可由阴虚、阳虚所导致。五脏死脉，即《内经》所说的真脏脉，《素问·平人气象论》说：“人绝水谷则死，脉无胃气亦死，所谓无胃气者，但得真脏脉，不得胃气也”。由此可见，肺脏病，浮之虚，按之弱如葱叶；肝脏病，浮之弱，按之如索不来；心脏病，浮之实如丸豆，按之躁疾；脾脏病，浮之大坚，按之如覆杯；肾脏病，浮之坚，按之乱如转丸；均系无胃气的真脏脉，故主死。篇中原载的五脏病例，除心伤与心气虚未列方治外，肝著，是因肝脏气血郁滞，着而不行，故常欲蹈其胸上，先未苦时，但欲饮热，用旋覆花汤下气散结，活血通络；肾著，是因寒湿困于肾之外府，着而不行，故腰以下冷痛，腰重如带五千钱，用甘姜苓术汤散寒利湿，培土制水；脾约，是脾为胃所制约，津液不能润肠，故小便频数，而大便则坚，用麻子仁丸养阴助脾，润燥通便。

积聚即癥瘕之属，多因气、血、虫、食，或阴寒结聚而成。若胁下痛，按之则愈，而仍复发的，则为槃气。本篇对于积聚，未举具体方剂，但根据《素问·至真要大论》:“坚者削之，客者除之，结者散之，留者攻之”的原则，可按病情的新久虚实，分别气、血、虫、食，进行治疗。

三焦虚竭的部位，大抵上焦阳气竭乏的，则善噫；中焦阳气竭乏的，则不能消谷；下焦阳气竭乏的，则遗溺失便。上焦有热的，则咳为肺痿；中焦有热的，则大便为坚；下焦有热的，则为尿血，或淋秘不通。而大小肠又有寒热病证的不同，大便鹜溏，或下重便血的，多属有寒；大便肠垢，或生痔疮的，多属有热，临床时应注意区别。

总的来说，本篇条文，在宋以前，即已残缺零乱；如诸本所载五脏风寒病，肺、肝、心，各有中风、中寒；而脾只有中风，无中寒；肾则中风，中寒均缺；又五脏病例，心病有心伤、心虚，肝有肝著，脾有脾约，肾有肾着，而肺脏未举病例；后世注家，亦少校正补缀。本书根据《脉经》、《千金》补充了肺伤、肝伤两条、并对肝中风、肝中寒的原文，及所缺脾中寒、肾中风、肾中寒三条，均提出了初步的补正意见。当否，希高明有以教之。

附：本篇内容归纳表

- 五藏风寒病
  - 五脏中风
    - 肺中风——口燥而喘，身运而重，冒而肿胀 (1)
    - 肝中风——其人洗洗恶寒，翕翕发热，面翕然赤，漐漐有汗，胸中烦热(据《脉经》、《千金》将肝中寒条文移补)
    - 心中风——翕翕发热，不能起，心中饥，食即呕吐 (10)
    - 脾中风——翕翕发热，形如醉人，腹中烦重，皮目瞤瞤而短气 (15)
    - 肾中风——喜欠，其人清涕出，发热色和者，善嚏(原缺，将腹满篇第6条移补)
  - 五脏中寒
    - 肺中寒——吐浑涕 (2)
    - 肝中寒——头目瞤，两胁痛，行常伛，令人嗜甘。(据原肝中风条文改) (5)
    - 心中寒——其人苦病心如啖蒜状，剧者心痛彻背，背痛彻心，譬如蛊注，其脉浮者，自吐乃愈 (11)
    - 脾中寒——两臂不举，舌本燥，善太息，胸中痛，不得转侧，食则吐而汗出。(原缺，将原肝中寒条移补) (6)
    - 肾中寒——其人下利，以里虚也，欲嚏不能，此人肚中寒(原缺，将腹满篇第7条移补)
  - 五脏死脉
    - 肺死脏——浮之虚，按之弱如葱叶，下无根者死 (4)
    - 肝死脏——浮之弱，按之如索不来，或曲如蛇行者死 (8)
    - 心死脏——浮之实，如麻豆，按之益躁疾者死 (13)
    - 脾死脏——浮之大坚，按之如覆杯，洁洁状如摇者死 (16)
    - 肾死脏——浮之坚，按之乱如转丸，益下入尺中者死 (19)
  -
    - 肺——肺伤者，其人劳倦则咳唾血，其脉细紧浮数皆吐血，此为躁扰嗔怒得之，肺伤气壅所致 (3)
    - 肝
      - 肝伤者，其人脱肉又卧，口欲得张，时时手足青，目瞑瞳人痛，此为肝脏伤所致 (7)
      - 肝著 (9)
        - 证状——其人常欲蹈其胸上，先未苦时，但欲饮热
        - 治疗——旋覆花汤(下气散结，活血通络)

- 五脏病例
  - 心
    - 心伤者——其人劳倦，即头面赤而下重，心中痛，而自烦发热，当脐跳，其脉弦，此为心伤所致 (12)
    - 心气虚——邪哭，使魂魄不安，血气少，其人则畏，合目欲眠，梦远行，精神离散，魂魄妄行，阳气衰者为癫，阴气衰者为狂 (14)
  - 脾——脾约 (17)
    - 脉证——趺阳脉浮涩，小便数，大便坚
    - 病机——胃气强，其脾为约
    - 治疗——麻子仁丸(养阴助脾，润燥通便)
  - 肾——肾著 (18)
    - 病因——身劳汗出，衣里冷湿，久久得之
    - 证状——其人身体重，腰中冷，如坐水中，反不渴，小便自利，饮食如故。腰以下冷痛，腰重如带五千钱
    - 治疗——甘姜苓术汤(散寒利湿，培土制水)

- 三焦和大小肠病证
  - 三焦
    - 阳气竭乏 (20)
      - 上焦竭——善噫
      - 中焦竭——不能消谷
      - 下焦竭——遗溺失便
    - 热证 (21)
      - 热在上焦——因欬为肺痿
      - 热在中焦——大便坚
      - 热在下焦——尿血，亦令淋闭不通
  - 大小肠寒热证 (21)
    - 大肠
      - 有寒——鹜溏
      - 有热——便肠垢
    - 小肠
      - 有寒——下重便血
      - 有热——必痔

- 积聚 檠气 (22)
  - 辨证
    - 积
      - 性质——脏病
      - 特征——终不移
    - 聚
      - 性质——腑病
      - 特征——发作有时，展转痛移
      - 预后——可治
    - 檠气——胁下痛，按之则愈，复发为檠气
  - 诸积诊法
    - 脉象——脉来细而附骨
    - 从脉位分诊积的病位
      - 见于寸口——积在胸中
      - 微出寸口——积在喉中
      - 见于关上——积在脐旁
      - 上关上——积在心下
      - 微下关——积在少腹
      - 见于尺中——积在气冲
      - 见于左手——积在左
      - 见于右手——积在右
      - 见于两手——积在中央

痰饮咳嗽病脉证并治第十二

论一首　脉证二十一条　方十九首

本篇论述痰饮咳嗽病的脉证和治疗。关于痰饮，《神农本草经》巴豆条，有“留饮痰癖”，《素问·脉要精微论》，有“溢饮者渴暴多饮”的记载。《肘后方》有治痰瘾诸方，唐惠琳《一切经音义》云：“淡阴，谓胸上液也，医方多作淡饮”。《脉经》、《千金翼》作淡饮，《脉经》并将淡饮与前肺痿肺痈咳嗽上气病合为一篇。

痰饮，即水饮，与后世所说的稠者为痰，稀者为饮不同。本篇篇名所标的痰饮，是广义的，亦即痰饮、悬饮、溢饮、支饮等饮病的总称；篇内条文所论的痰饮，是狭义的，系专指四饮之一的痰饮而言；至于篇名中所标的咳嗽，则是悬饮、支饮的一个证状。本篇内容，是以讨论水饮的成因和证治为重点。

【原文】

1. 问曰：夫饮有四，何谓也？师曰：有痰饮，有悬饮，有溢饮，有支饮。

2. 问曰：四饮，何以为异？师曰：其人素盛今瘦[①]，水走肠间，沥沥[②]有声，谓之痰饮；饮后水流在胁下，咳唾引痛[③]，谓之悬饮；饮水流行，归于四肢，当汗出而不汗出，身体疼重，谓之溢饮；咳逆倚息，短气不得卧，其形如肿，谓之支饮。

【校勘】

“沥沥”《巢源》作“漉漉”。“饮水流行”，《千金》作“饮水过多，水行”。“短气”，《正脉》本及《衍义》作“气短”，今从《千金》赵刻本及诸注本，作“短气”。

【注释】

①素盛今瘦：是指患者平素身体肥盛，现在比较消瘦。

②沥沥：形容水走肠间的响声。

③咳唾引痛：指咳嗽时，牵引胸胁作痛。

【浅述】

此两条论述水饮的分类及其症状。

水饮，依其所在的部位和表现的症状，可分为痰饮、悬饮、溢饮、支饮四个类型。痰饮，是因胃阳虚弱，水谷不能变化精微所致，饮食不为肌肤，故其人素盛今瘦；水走肠间，故沥沥有声。悬饮，是因肝失疏泄，水流胁下所致，肝的支脉，贯膈注肺，故咳唾引痛。溢饮，是因脾气虚弱，运化失常所致，故饮水流行，归于四肢；水气不能随汗排泄，故身体疼重。支饮，是因肺气虚寒，不能通调水道所致，水饮阻肺，故咳逆短气，倚息不能平卧；水气外溢，故其形如肿。

【按语】

四饮，从部位来分，痰饮在心下，悬饮在胁下，溢饮在四肢，支饮在胸中；从证状来分，痰饮水走肠间，沥沥有声，悬饮咳唾引痛，溢饮身体疼重，支饮咳逆倚息；医者注意区别。

【原文】

3. 水在心，心下坚筑[①]，短气，恶水不欲饮。

4. 水在肺，吐涎沫，欲饮水。

5. 水在脾，少气身重。

6. 水在肝，胁下支满，嚏而痛。

7. 水在肾，心下悸。

【校勘】

《千金》:“坚筑”，作“坚筑筑”。“水在心”上，更有一段云:“凡心下有水者，筑筑而悸，短气而恐，其人眩而癫；先寒即为虚，先热即为实”；“水在肺”下，与本文同。

【注释】

①心下坚筑：指心下坚满，悸动有力。

【浅述】

此五条论述水在五脏所出现的症状。

水饮在心，心被水激，故心下坚满而悸动有力；气机痞塞，故短气；水饮不化，故恶水不欲饮。

水饮在肺，肺失清肃，故吐涎沫；吐多则津液被耗，故欲饮水。

水饮在脾，脾虚湿困，故少气身重。

水饮在肝，肝脉布胁，故胁下支满；嚏而痛的嚏字，恐系咳字之误，观上条悬饮水流胁下，咳唾引痛可知。

水饮在肾，肾气凌心，故心下悸。

【按语】

以上所说的水在五脏，与《水气病篇》所说的五脏水不同；水在五脏，是指水饮侵及五脏而言，所表现的证状多在上部；五脏水，是指五脏病引起的水肿，所表现的证状多在下部；医者注意加以区别。

【原文】

8. 夫心下有留饮，其人背寒冷如手大。

9. 留饮者，胁下痛引缺盆①，咳嗽则辄已。（原注：一作转甚）

10. 胸中有留饮，其人短气而渴，四肢历节痛，脉沉者有留饮。

【校勘】

“如手大”：《脉经》、《千金》作“大如手”；《衍义》本及徐、沈、尤、陈、黄注本，作“如掌大”；今从赵刻本作“如手大”。“辄已”；《脉经》、《千金》作“转甚”，程注及《金鉴》同，是。“脉沉”以下，程、黄注本，另作一条。

【注释】

①缺盆：在颈下两旁锁骨上缘的凹陷部位。

【浅述】

此三条论述水饮停留的部位和证状。

留饮，即水饮之留而不行者。心下有留饮，心下即胃的部位，饮为阴邪，阳气不通于背，故与胃相对的背部寒冷如手大。

胁下有留饮，胁下属肝经的部位，肝脉布胁肋，入缺盆，故胁下痛引缺盆；肝的支脉，贯膈注肺，故咳嗽则胁痛转甚。

胸中有留饮，气机被其阻滞，故短气；水饮不能化津上承，故渴；《金鉴》认为渴字，当是喘字，亦通。水饮归于四肢，故四肢历节痛；脉沉主水，故知有留饮。

【按语】

此三条宜与前第一、二两条参看。心下有留饮，就是痰饮；胁下有留饮，就是悬饮；胸中有留饮，就是支饮；四肢有留饮，就是溢饮；可见留饮，即水饮之留而不行者，并不是四饮之外另有所谓留饮。

【治例】

肖琢如："苏州易某，以贩卖寄寓长沙，一日负货踵门，傅售毕，请曰：患病已一年，人莫之识，医药屡更，迄无一效。袒而示之背，云内有肉约一拳大，觉冷如冰，视之略无异形，按之不痛。余沉吟久之，意其必系寒痰凝结所致；《金匮》云：心下有留饮，其人背冷如掌大是也。脉之弦，舌苔白滑，脉证相合，即以控涎丹与之，下痰涎极多而瘳"。《遁园医案》

【原文】

11. 膈上病痰，满喘咳吐，发则寒热，背痛腰疼，目泣自出，其人振振身瞤剧，必有伏饮。

【校勘】

《脉经》、《千金》：作"膈上之病"无"痰"字。"腰疼"《千金》作"恶寒"。"自出"下，《脉经》细注云："'目泣自出'，一作'目眩'"。

【浅述】

本条论述伏饮因外感风寒引起急性发作的症状。

伏饮，即水饮之伏而不出者。膈上病痰，气道阻滞，则喘满咳吐；如因外邪引起急性发作，则恶寒发热，背痛腰疼；咳甚则眼泪自出，喘甚则振振身瞤而动；根据以上见证，可知其人必有水饮久伏在膈上。

【按语】

此证在外邪引起急性发作时，可用小青龙汤散寒逐饮；外证解后，由于胃阳素虚者，可用苓桂术甘汤培土制水；由于肾阳素虚者，可用肾气丸温肾化水；由于脾肾俱虚者，可用真武汤温肾健脾，以善其后。

【原文】

12. 夫病人饮水多，必暴喘满[①]。凡食少饮多，水停心下，甚者则悸，微者短气。脉双弦[②]者寒也，皆大下后喜虚，脉偏弦[③]者饮也。

【校勘】

《千金》:"病人"下，有"卒"字；"虚"下有"耳"字。"喜虚"：赵刻本及陈注本，作"善虚"；徐、沈、朱注本，无"喜"字；程、魏、尤、黄注本及《金鉴》，均作"里虚"，是。《脉经》:"脉双弦者"下，另作一条，程注及《金鉴》同。

【注释】

①暴喘满：暴，卒暴之义。暴喘满，指气喘胸满之急性发作。

②双弦：指两手脉弦。

③偏弦：指一手脉弦。

【浅述】

本条论述痰饮因饮水过多引起急性发作的症状。

病人，是指脾胃虚寒，水停心下的患者。由于饮水过多，以水益水，水气上逆，引起急性发作，故暴喘满。胃虚受纳不佳，脾虚不能输布津液，故食少饮多；水饮不化，停于心下，甚者水气凌心而为悸，微则气被饮抑而短气。寒为阴邪，下后里虚，故两手脉弦者，主虚寒；饮亦阴邪，偏于一处，故一手脉弦者，主水饮。

【按语】

上条是说明水饮伏于膈上，因感受外寒引起急性发作的证状，本条是说明水饮停于心下，因饮水过多引起急性发作的脉证。本条仲景亦未出方治，根据脉证，由于饮水过多，一手脉弦而见喘满短气的，可用苓桂术甘汤治疗；由于下后里虚，两手脉弦而见喘满心悸的，可用真武汤治疗。

【原文】

13. 肺饮不弦，但苦喘短气。

14. 支饮亦喘而不能卧，加短气，其脉平也。

【校勘】

“苦”:《脉经》、《千金》作“喜”。“卧”;《千金》、《外台》作“眠”。

【浅述】

此两条论述肺饮、支饮的轻证和脉象。

肺饮，即水饮之在肺者。肺有水饮，气机被阻，故喘而短气。支饮的病机与肺饮略同，故亦喘而短气，不能平卧。饮脉当弦，今肺饮不弦，支饮脉平，当是水饮之微而不甚者，尚未影响到脉象的缘故。

【按语】

以上说明肺饮、支饮的轻证和脉象，临床时，可根据具体情况，参照“短气有微饮，当从小便去之”的原则，进行处理。

【原文】

15. 病痰饮者，当以温药和之。

16. 心下有痰饮，胸胁支满目眩，苓桂术甘汤主之。

茯苓桂枝白术甘草汤方：

茯苓四两　桂枝　白术各三两　甘草二两

右四味，以水六升，煮取三升，分温三服，小便则利。

【校勘】

《脉经》、《千金》：作“甘草汤主之”；《外台》引《千金》同。

【浅述】

此两条论述痰饮的一般治则和具体证治。

病痰饮者，饮为阴邪，遇寒则聚，得温则行，故当以温药和之，这是治疗痰饮的一般法则。

胃阳虚弱，水液潴留，故心下有痰饮，饮邪内阻，则胸胁支满；清阳不升，则目为之眩。苓桂术甘汤：茯苓利水，桂枝通阳，白术健胃，甘草和中，故主治之。

【按语】

苓桂术甘汤为治疗痰饮的代表方剂，但温药并不局限于苓桂术甘汤一方，如五苓散，真武汤等，亦属温药的范畴，临床可按具体情况，随宜选用。

【治例】

编者治验：柳某，女，45 岁。患风湿性心脏病，其证：头眩短气，心悸，胸闷，动则气喘，双下肢有凹陷性水肿，小便不利，大便反快，舌质淡，苔薄白，脉象沉细不整。此水气凌心，心阳不振之故，拟通阳利水，定悸消肿，用苓桂术甘汤：茯苓 15 克，桂枝 10 克，白术 10 克，炙草 5 克，加防已 10 克，吴萸 5 克，槟榔 10 克，木瓜 10 克，生牡蛎 30 克，服十剂，小便通利，脚肿稍消；再服十剂，心悸短气之证减轻，但脉仍细涩不整，继用炙甘草汤以善其后。

【原文】

17. 夫短气有微饮，当从小便去之；苓桂术甘汤主之（方见上），肾气丸亦主之（方见妇人杂病中）。

【浅述】

本条论述短气有微饮的治疗。

微饮，即水饮之微而不甚者。饮虽不甚，亦能阻碍气机，故令人短气。水饮停留不化，故当从小便去之。苓桂术甘汤，功能培土制水，由于胃阳不振，不能化水者宜之；肾气丸，功能温肾行水，由于肾阳不足，水气上泛者宜之。

【按语】

苓桂术甘汤与肾气丸，两方都能利小便，但各有所主。苓桂术甘汤主治在胃，除了短气之外，当有胸胁支满，目眩，小便不利等见证；肾气丸主治在肾，除了短气之外，当有少腹拘急，腰痛，小便不利等见证；医者注意辨证施治。

【治例】

王旭高："痰饮阻于胸中，咳而短气，心悸。用四君补气，二陈化痰，桂枝通阳，款冬止咳，加减成方，仍不越苓桂术甘之制；若舍仲景而别求良法，是犹废规矩而为方圆也，讵可得哉？桂枝、茯苓、白术、甘草、半夏、陈皮、党参、款冬花。"（录自《柳选四家医案·环溪草堂医案》）

尤在泾："秋冬咳嗽，春暖自安，是肾气收纳失司，阳不潜藏，致水液变化痰沫，随气射肺，扰喉喘咳，不能卧息，入夜更重，清晨稍安。盖痰饮，乃水寒阴浊之邪，夜为阴时，阳不用事，故重也。仲景云：饮病当以温药和之，《金匮》饮门，短气倚息一条，分外饮治脾，内饮治肾，二脏阴阳含蓄，自然潜藏固摄。当以肾气丸方，减牛膝、肉桂，加骨脂以敛精气，若以他药，发越阳气，恐有暴厥之虑矣。"（录自《柳选四家医案·静香楼医案》）

【原文】

18. 病者脉伏，其人欲自利，利反快，虽利心下续坚满，此为留饮欲去故也；甘遂半夏汤主之。

甘遂半夏汤方：

甘遂大者，三枚　半夏十二枚，以水一升，煮取半升，去滓。芍药五枚　甘草如指大一枚，炙，一本，作无（按，“一本作无”四字，其义未详）。

右四味，以水二升，煮取半升，去滓，以蜜半升，和药汁煎取八合，顿服。

【校勘】

《脉经》、《千金》：“反”上有“者”字，《外台》引《千金》同。

【浅述】

本条论述留饮欲去引起自利的脉证。

伏脉，重按至骨，其脉始得；饮留心下，阳气被遏，故病者脉伏。自利，指不经攻下的自发下利；一般自利，当有腹内不适之感，今其人自利，反觉爽快，这是正气抗病，留饮欲去的缘故。如利者自利，留者自留，虽自下利，而心下继续坚满，则当因势利导。《内经》说：“留者行之，结者散之”，甘遂半夏汤：甘遂行水散结，半夏化痰涤饮，甘草、甘遂，相反相成，芍药、白蜜，缓急安中，且以防峻下伤阴之弊，故主治之。

【按语】

关于甘遂半夏汤的煮法，陆渊雷说：“据《千金》，甘遂、半夏同煮，芍药、甘草同煮，复以蜜和二药汁再煮，本草谓甘遂反甘草，此煮法似有深意，当遵用之”，宜参。

【原文】

19. 脉浮而细滑，伤饮。

20. 脉弦数，有寒饮，冬夏难治。

【浅述】

此两条论述伤饮和寒饮的脉象。

伤饮，即伤于水饮而邪未留伏者。水饮留伏，脉多沉弦；今脉浮而细滑，故主伤饮。

脉弦而数，弦脉主饮，数则为热；而有寒饮，则脉证不相适应。冬时气候严寒，寒能助饮，如用温药和之，则脉必增数；夏时气候炎热，热令脉数，如用凉药泄之，则寒饮必甚；故冬夏难治。

【按语】

脉弦数的数字，《金鉴》认为当是迟字，始与寒饮之理合，其说似是；但与冬夏难治，解说不通，因寒饮而脉弦迟，则脉证相应，当不难治；今有寒饮而见弦数之脉，则是脉证相左，故为难治。

【原文】

21. 脉沉而弦者，悬饮内痛①。

22. 病悬饮者，十枣汤主之。

十枣汤方：

芫花熬　甘遂　大戟各等分

右三味，捣筛，以水一升五合，先煮肥大枣十枚，取八合，去滓，内药末，强人服一钱匕，羸人服半钱，平旦温服之，不下者，明日更加半钱，得快下后，糜粥自养。

【注释】

①内痛：指胁内引痛。

【浅述】

此两条论述悬饮的脉象和证治。

脉沉而弦，主有水饮，水饮留伏于胁下，故悬饮内痛。十枣汤：芫花、甘遂、大戟，都为下水逐饮的峻药，君大枣之甘以缓之，则为有制之师，故主治之。

【按语】

十枣汤毕竟是攻逐水饮的峻剂，方后服法，最宜注意。如病人体质虚弱，而有上述脉证，难任峻药者，可用《三因方》

十枣丸，即本方药味研末，以枣肉和丸，峻剂缓投，较为稳妥。

【治例】

编者治验：刘某，男，22岁。十天前开始恶寒发热，咳引胸痛，在院外作感冒治，寒热减轻，而咳嗽胸痛加重，住入我院附属一医院，经X线胸透：右侧胸腔大量积水，心脏左移。胸水化验：色黄微混，细胞总数2900，白细胞12300，单核细胞64%，多核细胞36%，李凡氏试验阳性。诊断为渗出性胸膜炎，右胸积液。根据患者形体壮实，咳嗽气短，右胸胁痛，口干不饮，大便干结，苔薄白，脉弦滑，属《金匮》所谓饮流胁下，咳唾引痛的悬饮，治宜攻下逐水。用十枣汤：大戟5克，芫花3克，甘遂5克，大枣10枚，服二剂，泻下水样大便七次，胸痛气促均减，仍用原方加量再服两剂，胸透复查：胸水全部吸收，右侧肋膈角轻度模糊，为炎症所致。改用小柴胡合小陷胸汤，加甜葶苈、白芥子消水涤饮，以清余邪，胸透：双肺野清晰，治愈出院。

【原文】

23. 病溢饮者，当发其汗，大青龙汤主之，小青龙汤亦主之。

大青龙汤方：

麻黄六两，去节　桂枝二两，去皮　甘草二两，炙　杏仁四十个，去皮尖　生姜三两　大枣十二枚　石膏如鸡子大，碎

右七味，以水九升，先煮麻黄，减二升，去上沫，内诸药，煮取三升，去滓，温服一升，取微似汗，汗多者温粉粉之。

小青龙汤方：

麻黄去节，三两　芍药三两　五味子半升　干姜三两　甘草三两炙　细辛三两　桂枝三两，去皮　半夏半升，汤洗

右八味，以水一斗，先煮麻黄，减二升，去上沫，内诸

药，煮取三升，去滓，温服一升。

【校勘】

《脉经》、《千金》：无“大青龙汤主之”六字及“亦”字。《千金》细注云：“范汪用大青龙汤”。

【浅述】

本条论述溢饮的治法及其方剂。

溢饮，是因饮水流行，归于四肢，当汗出而不汗出，引起身体疼重的病证，故当发其汗，使邪从汗出而解。大、小青龙汤，均为发汗逐水的方剂，故并主之；但在具体运用时，必须辨证施治。大青龙汤，即麻黄汤加生姜，大枣、石膏所组成，功能发表清里；用于新病，饮从热化，证见身体疼重，寒热烦躁者宜之。小青龙汤，即麻桂各半汤去杏仁、大枣，以干姜易生姜，加细辛、半夏、五味子组成，功能发表散饮；用于病久，饮从寒化，证见身体疼重，咳嗽喘满者宜之。

【按语】

大青龙汤方后注有“汗多者温粉粉之”，但未载明温粉的药味和制法，后世用煅龙骨、煅牡蛎、生黄芪各三钱，糯米粉一两，共研细末，以稀疏绢包扑之，能止汗，可供临床参考。

【治例】

《吴鞠通医案》：“某，六脉弦紧，右脉沉取洪大。先从腰以上肿例，舌白滑，喘而咳，无汗从溢饮例之大青龙法减甘药，为其重而滞也。生石膏一两，杏仁五钱，桂枝五钱，炙甘草二钱，细辛二钱，大枣肉二枚，麻黄去节六钱，生姜三钱。煮成三杯，先服二杯，复被令微汗佳，得汗止后服，不汗再服。”“某氏，内饮招外风为病，既喘且咳，议小青龙法：桂枝三钱，茯苓块三钱，炒白芍一钱五分，干姜三钱，麻黄蜜炙一钱，制五味一钱，生薏仁五钱，细辛八分，半夏三钱，炙甘草一钱五分”。

【原文】

24. 膈间支饮，其人喘满，心下痞坚，面色黧黑①，其脉沉紧；得之数十日，医吐下之不愈，木防己汤主之，虚者即愈，实者三日复发，复与不愈者，宜木防己汤去石膏加茯苓芒硝汤主之。

木防己汤方：

木防己三两　石膏十二枚，鸡子大　桂枝二两　人参四两

右四味，以水六升，煮取二升，分温再服。

木防己加茯苓芒硝汤方：

木防己　桂枝各三两　芒硝三合　人参　茯苓各四两

右五味，以水六升，煮取二升，去滓，内芒硝，再微煎，分温再服，微利则愈。

【校勘】

《千金》:“膈间”下，有“有”字；“面”下无“色”字。“虚者即愈”以下，列于木防己汤煮服法后，“复发”下，有“发则”二字。

【注释】

①黧黑：黧，lí音黎；黧黑，即黑而晦暗的颜色。

【浅述】

本条论述膈间支饮的脉证和治疗。

膈间有支饮，肺胃气机被阻，故其人上则喘满，下则痞坚；黑为水色，饮为阴邪，故面色黧黑，其脉沉紧。得之数十日，病程已久，又经吐下，治疗失当，以致饮郁化热，正气已虚，故不愈。木防己汤：防己除湿，石膏清热，桂枝通阳，人参补虚，故虚者即愈。实者正虚邪实，虽能一时缓减，但实邪未去，故三日复发，复与木防己汤不愈者，宜于原方去石膏之大寒，加茯苓以利水，芒硝以软坚，但得微利则愈。

【按语】

丹波元简说:“按防己，散饮泄水；石膏清肺热，止喘满；桂枝、人参通阳补气。若夫水邪结实者，非石膏之所能治，代以芒硝峻开坚结，加茯苓利水道也”；其说可参。

【治例】

编者治验：谢某，男，48岁。患肺心病合并感染，恶寒发热，体温39℃，胸闷喘息，不能平卧，面色灰黯，口渴苔黄，下肢浮肿，小便短少，脉象沉紧。此宿有支饮，复感新邪，为寒热交错，虚实夹杂之候，治以寒温并进，补泻兼施，用木防己汤：木防己10克，桂枝木10克，生石膏10克，红参10克切片蒸兑，加鱼腥草15克，薏苡仁12克，冬瓜子15克，芦根15克，服三剂，寒热已止，苔转白腻；后用沙参、杏仁、苡仁、蔻仁、川朴、法夏、茯苓、陈皮、苏子、葶苈、桑皮、大腹皮，姜皮等味加减，连服十余剂，喘满渐平，脚肿亦消。

【原文】

25. 心下有支饮，其人苦冒眩，泽泻汤主之。

26. 支饮胸满者，厚朴大黄汤主之。

泽泻汤方：

泽泻五两　白术二两

右二味，以水二升，煮取一升，分温再服。

厚朴大黄汤方：

厚朴一尺　大黄六两　枳实四枚

右三味，以水五升，煮取二升，分温再服。

【校勘】

《外台》引深师，“苦冒眩”作“喜眩”；注云:“一作‘苦冒’”。

【浅述】

此两条论述支饮虚证和实证的治疗。

心下有支饮，饮为阴邪，清阳被郁，故其人苦冒眩。泽泻汤：泽泻导水下行，白术培土制水，使浊阴下降，清阳上升，则冒眩自止，故主治之；这是支饮虚证的治疗。

胸中有支饮，气机被阻，故胸满，法当涤饮散满。厚朴大黄汤，与小承气汤，厚朴三物汤，药味相同，仅分量稍有出入，非一般支饮胸满者所宜，惟酒客湿热素盛，而有支饮在胸中者，方可用之。

【按语】

支饮胸满的胸字，尤在泾及《金鉴》，均认为当作“腹”字，其说似是。但据《千金》卷十八痰饮门载：“夫酒客咳者，必致吐血，此坐久饮过度所致也；其脉虚者必冒，其人本有支饮在胸中也，支饮胸满，厚朴大黄汤主之。”可见本条的支饮胸满，非一般的支饮患者，而是酒客湿热素盛所致的支饮胸满，故用厚朴大黄汤，清热泄满为治。

【治例】

《吴鞠通医案》：“陈，五十一岁。人尚未老，阳痿多年。眩冒昏迷，胸中如伤油腻状，饮水多则胃不快，此伏饮眩冒证也。先与白术泽泻汤逐其饮，再议缓治湿热之阳痿；岂有六脉俱弦细，而恣用熟地，久服六味之理哉？冬于术二两，泽泻二两，煮三杯，分三次服”。

【原文】

27. 支饮不得息，葶苈大枣泻肺汤主之。（原注：方见肺痈中）

28. 呕家本渴，渴者为欲解；今反不渴，心下有支饮故也；小半夏汤主之。（原注：《千金》云，小半夏加茯苓汤）

小半夏汤方：

半夏一升　生姜半斤

右二味，以水七升，煮取一升半，分温再服。

【校勘】

《千金》:“本渴”作“不渴”;“欲解”下,有“本渴”二字。“主之”下云:“宜加茯苓者是。先渴却呕,此为水停心下,小半夏加茯苓汤主之”。《外台》引《千金》,作“加茯苓者是也”,余与《千金》同。

【浅述】

此两条论述支饮重证和轻证的治疗。

支饮在肺,肺气壅塞,故不得息;一呼一吸为一息,不得息,即指呼吸困难而言。葶苈大枣泻肺汤,功能行水决壅,故主治之。

呕多伤津,故呕家本渴;渴者饮随呕去,故为欲解;今支饮仍在心下,故反不渴。小半夏汤:半夏涤饮降逆,生姜健胃止呕,且以制半夏之毒,故主治之。

【按语】

此两条可与《肺痿肺痈咳嗽上气病篇》:“肺痈,喘不得卧,葶苈大枣泻肺汤主之”;及《呕吐哕下利篇》:“诸呕吐,谷不得下者,小半夏汤主之”两条,前后参看。

【治例】

《吴鞠通医案》:“张氏,支饮射肺,眩冒,小青龙去麻辛。复诊,渴为痰饮欲去,不寐为胃仍未和,故以枳实橘皮汤逐不尽之痰饮,以半夏汤和胃令得寐。三诊:服半夏汤既得寐矣,而反更欬,痰多,议桂枝干姜五味茯苓汤合葶苈大枣泻肺汤逐饮。四诊:先以葶苈大枣泻肺汤,行业已攻动之饮,令其速去,苦葶苈四钱,肥大枣五枚去核;服葶苈大枣汤后,即以半夏汤和胃;半夏一两,小枳实四钱,生姜五片,洋参二钱。(生姜二十块同捣,炒老黄色)”

【原文】

29. 腹满,口舌干燥,此肠间有水气,己椒苈黄丸主之。

防己椒目葶苈大黄丸方:

防己　椒目　葶苈熬　大黄各一两

右四味，末之，蜜丸如梧子大，先食饮服一丸，日三服，稍增，口中有津液；渴者，加芒硝半两。

【校勘】

《千金》:“口”下无“舌”字；“己椒苈黄丸”作“椒目丸”。

【浅述】

本条论述肠间有水气的证治。

肠间有水气，故腹满；水气不能蒸化津液，故口干舌燥。己椒苈黄丸：防己去水湿，椒目下水气，葶苈开上窍，大黄通地道，使肠间水气，从大小便分利而去，故主治之。每服一丸，一日三服，是采用小剂频攻的方法；渴者，为胃有伏热，故加芒硝，以助推陈致新之力，则诸证自愈。

【按语】

程云来说:“痰饮留于中则腹满，水谷入于胃，但为痰饮而不为津液，故口舌干燥也。上证曰水走肠间，沥沥有声，故谓之痰饮；此肠间有水气，亦与痰饮不殊”；其说可参。

【治例】

《丁甘仁医案》:“酒湿伤脾，脾失健运，水谷入胃，不生津液，化为痰饮。饮射于肺，则咳嗽泛吐；饮流胁下，则胁肋引痛；胁乃肝胆之位，饮气在胁，则肝气拂郁，此悬饮也。仿仲圣治饮不治咳之例：炙苏子五钱，葶苈子一钱炒研，水炙桑皮二钱，全栝蒌四钱、切，姜半夏二钱，橘红一钱，茯苓一钱，白蒺藜三钱，川郁金钱半，枳椇子三钱，椒目二十粒，生姜二片”。

【原文】

30. 卒呕吐，心下痞，膈间有水，眩悸者，小半夏加茯苓汤主之。

小半夏加茯苓汤方：

半夏一升　生姜半斤　茯苓三两，一法四两

右三味，以水七升，煮取一升五合，分温再服。

【校勘】

《千金》、《外台》："眩"上有"目"字；"半夏"上有"小"字。

【浅述】

本条论述膈间有水的证治。

膈间有水，水饮上逆，故卒呕吐；水停于胃，故心下痞；清阳不升则眩，水气凌心则悸。小半夏加茯苓汤：半夏降逆止呕，生姜和胃散痞，茯苓导水下行，以定眩悸，故主治之。

【按语】

此条即小半夏汤证兼见目眩心悸者，故于小半夏汤方中，加利水之茯苓，以定眩悸。

【治例】

《张聿青医案》："朱（左），停饮凝痰，聚于胃府，胃府之气，升多降少，五七日辄呕粘痰涎水，二便不利，脉象沉弦。夫痰之与津，本属同类，清气化，则津随气布而上供；清气不化，则液滞为痰而中阻；气之化与不化，悉视脾阳之转运如何，所以《金匮》有饮家当以温药和之之例也。然刚燥之药，多服劫阴，攻逐之剂，正虚难任，惟有分其清浊，使清津上升，浊液下降，虽难霍愈，或可减轻耳。制半夏二钱，云茯苓八钱，老生姜一钱；来复丹一钱，药汁送下。"

【原文】

31. 假令瘦人脐下有悸，吐涎沫而癫眩[①]，此水也；五苓散主之。

五苓散方：

泽泻一两一分　猪苓三分，去皮　茯苓三分　白术三分　桂枝二分，去皮

右五味，为末，白饮服方寸匕，日三服，多饮暖水，汗出

愈。

【校勘】

“癫”:《张氏医通》作“巅”;《金鉴》云:“‘癫’当是‘巅’字，巅者头也，文义相属，此传写之讹”。徐、沈、魏、尤、陈注，均作“颠”;丹波元简云:“作‘颠’为是，此乃颠倒眩晕之谓”。

【注释】

①癫眩：当作颠眩，即颠倒眩晕。

【浅述】

本条论述脐下有水的证治。

瘦人，指素盛今瘦的病人。脐下有水，故动悸；水气上逆，则吐涎沫；清阳不升，则为颠眩；这是水饮所引起的病证。五苓散：茯苓、猪苓、泽泻，甘淡利水，白术苦温燥湿，桂枝通阳化气，故主治之。

【按语】

此条与《奔豚气病篇》茯苓桂枝甘草大枣汤条，均有脐下悸的见证，但彼为汗后阳虚，水气上冲，欲作奔豚，故用苓桂甘枣汤，着重辛甘护阳以定悸；此为脐下有水，水气上逆，而为颠眩，故用五苓散，着重甘淡利水以治悸；医者可前后参看。

【治例】

编者治验：陈某，男，38岁。因夏暑劳动汗出，未得休息，即用井水淋浴，致微寒壮热，肌肤粟起，头痛无汗，舌苔薄白，脉象浮大，曾用五物香茹饮加杏仁，竹叶两剂，汗出热退；但头眩短气，渴欲热饮而不能饮，小腹胀满，小便不利，此水停下焦，津不上承所致，拟温化膀胱之气，以利小便为法。用五苓散：茯苓15克，白术10克，泽泻10克，桂枝6克，猪苓10克，共研为末，每服10克，温开水下，日三服，未终剂而小便通利，诸症霍然。

【原文】

附方：

《外台》茯苓饮：治心胸中有停痰宿水，自吐出水后，心胸间虚，气满不能食，消痰气，令能食。

茯苓　人参　白术各三两　枳实二两　橘皮二两半　生姜四两

右六味，水六升，煮取一升八合，分温三服，如人行八九里进之。

【按语】

《外台》第八卷痰饮食不消及呕逆不食门，载有延年茯苓饮，主治及药味均与此方同，惟人参用三两，枳实二两下有“炙”字，橘皮用一两半，切；煮服法，“六味”下，有“切以”二字，“八合”下，有“去滓”二字。方后细注云：“仲景《伤寒论》同”；据此，可知此系仲景方。

【原文】

32. 欬家，其脉弦为有水，十枣汤主之。(方见上)

33. 夫有支饮家，欬烦胸中痛者，不卒死，至一百日或一岁，宜十枣汤。(方见上)

【校勘】

《千金》：前条作“欬家，其人脉弦为有水，可与十枣汤下之；不能卧出者，阴不受邪故也”。《外台》引《千金》：“卧出”作“卧坐”，余与《千金》同。后条“一岁”上，无“或”字；“宜”作“可与”。下有一条云：“欬而引胁下痛者，亦十枣汤主之”。

【浅述】

此两条论述欬家有水及支饮重证的治疗。

欬家，指悬饮咳嗽的患者；水为阴邪，弦为阴脉，故脉弦为有水，于法当有胁内引痛的见证，十枣汤功能下水逐饮，故主治之。

支饮家，指素有支饮的患者；胸中有支饮，水渍于肺则咳，饮郁于心则烦，水气相击则痛，这是支饮的重证；如正不胜邪，可能在短期内引起死亡，如病经百日或一年而不死者，足见其体力尚可支持，故宜十枣汤荡涤饮邪，此背城借一之法。

【按语】

《外台》第九卷许仁则疗欬嗽方门，载有干枣三味丸，方用大枣六十枚，葶苈，杏仁各一升，合捣蜜丸，桑白皮饮下七八丸，日再，稍稍加之，以大便通利为度；其方较为平稳，如因病久难任十枣汤攻下者，可酌用之。

【治例】

曹颖甫："予先慈邢太安人病支饮，有年矣。丙寅春，忽然昏迷若癫状，延医诊之，皆曰危在旦夕，予不得已，制十枣汤进之，夜半而利，下痰无算，明旦清醒如平人矣。丙辰冬，无锡张鸿培病，欬而上气，胸中满痛，无大小便，叠被而倚息，喘声达户外；予诊其脉，沉伏而弦急，因令服十枣汤，每服六分，日一服，每进一服，其痛渐移而下，服至四剂始下，冲气乃平。"（录自《金匮发微》）

【原文】

34. 久咳数岁，其脉弱者可治，实大数者死。其脉虚者必苦冒，其人本有支饮在胸中故也；治属饮家。

【校勘】

《千金》："苦冒"作"善冒"；"饮家"下，有"上气汗出而欬，属饮家；欬而小便利，若失溺，不可发汗，汗出即厥逆冷"二十七字。

【浅述】

本条论述支饮久欬的脉象和预后。

支饮久咳，数年不愈，其脉弱者，为正气已虚，邪亦不甚，补其正则邪自却，故可治；实大数者，为邪甚正虚，正不胜邪，故主死。其脉虚者，邪虽不甚，而正不能制，饮邪上蒙，清阳被郁，故其人苦冒；这是由于胸中本有支饮的缘故，法当治其支饮，则病自愈，所以说治属饮家。

【按语】

此条未出方治，注家有的主张用十枣汤，有的主张用小半夏汤，有的主张用泽泻汤；其实应当根据脉象的虚实，邪正的盛衰，欬冒的轻重等具体情况来选择方剂，所以仲景只提出“治属饮家”的原则。

【原文】

35. 欬逆倚息不得卧，小青龙汤主之。（方见上）

【浅述】

本条论述内有支饮、外感风寒的证治。

肺合皮毛而司呼吸，风寒闭于表，支饮郁于里，故咳逆倚息不得平卧。小青龙汤，功能外解风寒，内涤水饮，故主治之。

【按语】

疾病的发展，虽有其一定的规律，但证候的变化，往往是错综复杂的。自此以下六条，就是举例说明本病发生的变证和治疗经过，医者宜深入领会其辨证施治的精神，使理论与实践密切结合起来。

【治例】

《吴鞠通医案》：“鲁氏，七十二岁，痰饮喘咳，倚息不得卧，左侧更不能着席，下有水饮在肝也；加逐肝中之饮，与小青龙汤法：姜半夏六钱，桂枝四钱，广橘皮三钱，旋覆花三钱包煎，小枳实四钱，香附三钱，五味子一钱五分，干姜四钱，炙甘草二钱。”

【原文】

36. 青龙汤下已，多唾口燥，寸脉沉，尺脉微，手足厥逆，气从小腹上冲胸咽，手足痹，其面翕热如醉状，因复下流阴股，小便难，时复冒者，与茯苓桂枝五味甘草汤，治其气冲。

桂枝茯苓五味甘草汤方：

茯苓四两　桂枝四两，去皮　甘草炙，三两　五味子半升

右四味，以水八升，煮取三升，去滓，分温三服。

【校勘】

《千金》:“厥逆”作“厥冷”；“小腹”，作“少腹”。“其面翕热如醉状”，程注本作“若面热如醉”。

【浅述】

本条是承上条论述支饮变证气逆上冲的治疗。

小青龙汤服完以后，外寒虽解，内饮未除，故多唾口燥；饮留于上，则寸脉沉；阳虚于下，则尺脉微；阳气不达于四末，故手足厥逆；心阳不足，肾气乘之，故气从小腹上冲胸咽；血虚不能濡养筋脉，故手足痹而不仁，饮邪挟冲气上逆，故其面翕热如醉；水流于下，膀胱位于阴股之间，气化无权，故小便难；饮邪上蒙，清阳被郁，故时复眩冒。此以冲气为急，故当与茯苓桂枝五味甘草汤：茯苓利水饮，桂枝降冲气，五味敛肺气，甘草安中气，以先治其气冲。

【按语】

本条系服小青龙汤发汗以后，引起气逆上冲，与前《奔豚气病篇》发汗后脐下悸，欲作奔豚，茯苓桂枝甘草大枣汤证的机制略同；惟此系支饮在肺的变证，故不用大枣之甘，恐留饮邪，而用五味之酸，以敛肺气，医者可对比参看。

【治例】

《丁甘仁医案》:“申（左），咳嗽气喘，卧难着枕，上气不下，必下冲上逆，脉象沉弦；谅由年逾花甲，两天阴阳并亏，则痰饮上泛，饮与气涌，斯咳喘矣。阅前方叠以清肺化痰，滋

阴降气，不啻助纣为虐；况背寒足冷，阳气式微，藩篱疏撤，又可知也。仲圣治饮，必以温药和之，拟桂苓甘味合附子都气，温化痰饮，摄纳肾气。桂枝八分，云苓三钱，炙甘草五分，五味子五分，生白术五钱，制半夏二钱，炙远志一钱，炒补骨脂五钱，熟附块五钱，怀山药三钱，大熟地三钱，核桃肉二枚。”

【原文】

37. 冲气即低，而反更欬胸满者，用桂苓五味甘草汤，去桂加干姜、细辛，以治其欬满。

苓甘五味姜辛汤方：

茯苓四两　甘草　干姜　细辛各三两　五味子半升

右五味，以水八升，煮取三升，去滓，温服半升，日三服。

【浅述】

本条是承上条论述冲气已降，寒饮复发的治疗。

服桂苓五味甘草汤后，冲气已降，寒饮复发，故欬逆胸满；寒饮郁肺，非温不散，故于原方中去降冲之桂枝，加温散之姜、辛，以治其欬满。

【按语】

考《神农本草经》细辛辛温、主欬逆，干姜辛温，主胸满。可知此二味为治寒饮欬满的要药；本条证是因寒饮复发，故加姜、辛以治其欬满。

【治例】

尤在泾：“久遗下虚，秋冬欬甚，气冲于夜，上逆不能安卧，形寒足冷，显然水泛而为痰沫，当从内饮门治，若用肺药则谬矣。桂枝、茯苓、五味、炙草、白芍、干姜”（录自《柳选四家医案·静香楼医案》）。

【原文】

38. 欬满即止，而更复渴，冲气复发者，以细辛、干姜为热药也；服之当遂渴，而渴反止者，为支饮也；支饮者法当冒，冒者必呕，呕者复内半夏，以去其水。

桂苓五味甘草去桂加干姜细辛半夏汤方：

茯苓四两　甘草　细辛　干姜各二两　五味子　半夏各半升

右六味，以水八升，煮取三升，去滓，温服半升，日三服。

【浅述】

本条是承上条论述冲气与支饮的辨证和治疗。

患者服苓甘五味姜辛汤后，欬满即止，但细辛、干姜为热药，虽能消寒饮，亦能耗津液、动冲气，故服之遂渴，冲气复发。渴者为支饮已去，则当治其冲气；今渴反止者，为支饮未去。饮蒙于上则冒，饮逆于胃则呕，故仍用原方加半夏，去水降逆为治。

【按语】

陈修园说："此言欬满得细辛、干姜而止，而冲气又因细辛、干姜而发者，宜于渴与不渴辨之。若渴不止者，另治其冲；若渴即止而冒与呕者，惟治其水饮；半夏一味，去水止呕降逆，俱在其中，审其不渴，则用无不当矣"；其说当参。

【治例】

《吴鞠通医案》："颜，嗽不欲饮，倚息不得卧，胁痛自汗不得寐，脉弦缓。议小青龙去麻辛加杏仁、薏仁，再重加半夏。二诊：呕凉水，于前方内加干姜、广皮，以消痰气。三诊：《金匮》谓桂枝、干姜为热药，服之当遂渴，今反不渴者，饮也；兹证不惟不渴，反呕凉水不止，其为寒饮无疑。既真知其为饮，虽重用姜桂何惧乎？世人之不能立方者，皆未真知病情也，畏而不敢服者亦未真知病情也。桂枝八钱，小枳实二钱，干姜七钱，焦白芍四钱，茯苓连皮四钱，半夏二两，五味子一钱五分，广皮三钱，炙甘草二钱，生姜五片。"

【原文】

39. 水去呕止，其人形肿者，加杏仁主之。其证应内麻黄，以其人遂痹，故不内之；若逆而内之者必厥，所以然者，以其人血虚，麻黄发其阳故也。

苓甘五味加姜辛半夏杏仁汤方：

茯苓四两　甘草三两　五味子半升　干姜三两　细辛三两　半夏半升　杏仁半升，去皮尖

右七味，以水一斗，煮取三升，去滓，温服半升，日三服。

【校勘】

《千金》："形肿者"下，作"应内麻黄，以其人遂痹，故不内麻黄内杏仁方"。方后云："若逆而内麻黄者，其人必厥"；"所以"下与本条同。

【浅述】

本条是承上条论述肺饮未去，外形浮肿的治疗。

患者服苓甘五味姜辛半夏汤后，水去呕止；但胃内之水虽去，肺中之饮未除，肺合皮毛，水气外溢，故其人外形浮肿，于法应加麻黄发表，使水气从汗而泄；由于患者血虚，手足痹而不仁，麻黄能发越阳气，故不用之，若逆其病情而用之，则汗出阳亡，必致四肢厥逆。故于原方内加杏仁以利肺气，则浮肿自消。

【按语】

血虚忌汗，《伤寒论》已屡言之，如衄家，亡血家，均不可发汗；又如尺中迟者，不可发汗，以荣气不足，血少故也；与本条因血虚不用麻黄发汗的道理是一致的，医者注意及之。

【治例】

尤在泾："饮邪射肺为咳。半夏、杏仁、干姜、北五味、白芍、炙草、茯苓、桂枝。"（录自《柳选四家医案·静香楼医案》）

【原文】

40. 若面热如醉，此为胃热上冲熏其面，加大黄以利之。

苓甘五味加姜辛半杏大黄汤方：

茯苓四两　甘草三两　五味半升　干姜三两　细辛三两　半夏半升　杏仁半升　大黄三两

右八味，以水一斗，煮取三升，去滓，温服半升，日三服。

【校勘】

《外台》："醉"下有"状者"二字；"胃"下有"中"，字；"其面"下，有"令热"二字。

【浅述】

本条是承上条论述支饮而兼胃热的证治。

支饮属肺寒，亦有挟胃热者，姜、辛除寒饮，亦能助胃热。胃脉上行于面，胃热上冲，故面热如醉。大黄苦寒能清胃热，故于原方中加此一味，与姜、辛之温肺寒，各自为功，并行不悖。

【按语】

《伤寒论》："阳明病，面合赤色，不可攻之"，是因阳气怫郁在表，故不可攻其里；本条面热如醉，是因胃热上冲，而非表邪怫郁，故加大黄以利之。但从药测证，本条应当还有大便秘结的见证，否则不必用大黄，似可援小青龙汤之例，酌加石膏以清之。

【治例】

《橘窗书影》："某之母，年五十余，曾下血过多，已后面色青惨，唇色淡白，四肢浮肿，胸中动悸，短气不能行步，时下血，余与六君子汤，加香附、厚朴、木香，下血止，水气亦减，然血泽不能复常。秋冬之交，咳嗽胸满甚，遍身洪肿，倚息不能卧，一医以为水肿，与利水之剂无效，余诊之曰：恐有支饮，先制其饮，则欬嗽浮肿，自得其道；因与苓甘姜味辛夏仁黄汤加葶苈，服之二三日，咳嗽胸满减，浮肿忽消散，余持此案治水肿数人，故记以示后学"。(《金匮今释》引)

【原文】

41. 先渴后呕，为水停心下，此属饮家，小半夏茯苓汤主之（方见上）。

【校勘】

《脉经》、《千金》、《外台》："后呕"均作"却呕"。《千金》、《外台》以此条载于前"呕家本渴"条后，并接卒呕吐心下痞条为一条。

【浅述】

本条论述水停心下先渴后呕的证治。

水停心下，不能化生津液则渴；水饮不下，而反上逆则呕；此属饮家，法当治其饮。小半夏加茯苓汤，功能降逆止呕，利水涤饮，故主治之。

【按语】

本条与前"呕家本渴，渴者为欲解，今反不渴，心下有支饮故也"两条，并见于本书《呕吐哕下利病篇》，宜前后互参。

小　　结

广义的痰饮病，可分为痰饮（狭义的，下同）、悬饮、溢饮、支饮四个类型。痰饮，是因胃阳虚弱，水谷不能变化精微所致，以水走肠间沥沥有声为主徵；悬饮，是因肝失疏泄，水流胁下所致，以欬唾引痛为主徵；溢饮，是因脾气虚弱，运化失常所致，以身体疼重为主徵；支饮，是因肺气虚寒，不能通调水道所致，以欬逆倚息为主徵。至于留饮，即水饮之留而不行者；伏饮，即水饮之伏而不出者；肺饮，即水饮之在肺者；微饮，即水饮之微而不甚者。水在五脏，即水饮侵及五脏所出现的病证，一般均可归纳于四饮范围内。从脉象上看，大抵脉双弦的为寒，偏弦的为饮，肺饮不弦，留饮脉伏，伤饮则浮而细滑；又寒饮而脉弦数，为脉证相左，冬夏难治；支饮久咳，脉弱的可治，脉实大数的，则预后不良。

关于饮病的治疗，篇中提示了：病痰饮者，当以温药和之；短气有微饮，当从小便去之；病溢饮者，当发其汗。悬饮，支饮，虽未明言治则，但从所用方剂看来，或攻下逐水，或涤饮降逆，总不外以排除水饮为目的。如心下有痰饮，胸胁支满目眩的，用苓桂术甘汤通阳利水，这是温药的代表方剂；如水饮微而不甚，短气，由于胃阳不振，不能化水的，用苓桂术甘汤培土制水；由于肾阳不足，水气上泛的，用肾气丸温肾化水；如水饮留而不去，其人自利，心下坚满的，用甘遂半夏汤逐饮行水。如肠间有水，腹满口舌干燥的，用己椒苈黄丸泄满下水；如膈间有水，呕吐眩悸，及心下有水，先渴后呕的，均用小半夏加茯苓汤降逆利水；如脐下有水，吐涎沫而颠眩的，用五苓散导饮利水。如悬饮胁内引痛，欬家脉弦有水，及支饮家欬烦胸痛的，均用十枣汤攻下逐水。如溢饮饮从热化，身体疼重，寒热烦躁的，用大青龙汤发表清热；溢饮饮从寒化，身体疼重，欬嗽喘满的，用小青龙汤发表消饮。如膈间支饮，喘满心下痞坚，面黑脉沉紧的，虚者用木防己汤补虚涤饮，实者用木防己去石膏加茯苓芒硝汤软坚利水；心下有支饮，其人苦冒眩的，用泽泻汤培土制水；酒客支饮胸满的，用厚朴大黄汤清热泄满；呕家支饮不渴的，用小半夏汤降逆涤饮；支饮不得息的，用葶苈大枣泻肺汤决壅行水。

又支饮变证的处理，如内饮外寒，欬逆倚息不得卧，经服小青龙汤后，一变而气逆上冲的，用桂苓五味甘草汤治其气冲；如冲气即低，再变而反更欬满的，则于前方去桂加干姜、细辛，治其欬满；如欬满即止，三变而眩冒呕吐的，则再加半夏，以去其水；如水去呕止，四变而身体浮肿的，则再加杏仁，以利肺气；如兼胃热上冲，五变而面热如醉的，则再加大黄，以清胃热。以上变证的治疗经过，相当于一篇完整的医案，是理论结合实际的具体范例。

总的来说，本篇的水饮，与本书《水气病篇》的水气，颇为近似，但水气病是水气泛滥于全身的病证，多有浮肿的现象；而水饮病是水饮潴留在局部的病证，除支饮外，很少有浮肿的现象；所以本篇水在五脏所出现的病证，与《水气病篇》的五脏水，系指五脏病所引起的水肿不同。又本篇的欬嗽，与《肺痿肺痈咳嗽上气病篇》的咳嗽，也相类似，但《欬嗽上气病篇》的欬嗽，是肺脏本身的病变，其病以喘咳为主；而本篇的咳嗽，则系水饮所引起的一个证候，除悬饮，支饮外，不一定都有欬喘的现象。因此，这三篇虽有着密切的联系，也有其一定的区别，医者须前后对比参看。

附：本篇内容归纳表

辩证	水饮分类	痰饮——其人素盛今瘦，水走肠间，沥沥有声	
		悬饮——饮后水流在胁下，欬唾引痛	(1)
		溢饮——饮水流行，归于四肢，当汗出而不汗出，身体疼重	
		支饮——欬逆倚息短气不得卧，其形如肿	(2)
	水在五脏的证状	水在心——心下坚筑短气，恶水不欲饮	(3)
		水在肺——吐涎沫，欲饮水	(4)
		水在脾——少气身重	(5)
		水在肝——胁下支满，嚏而痛	(6)
		水在肾——心下悸	(7)
	留饮(水饮留而不去者)	心下留饮——背寒冷如手大	(8)
		胁下留饮——胁下痛引缺盆，咳嗽则转甚	(9)
		胸中留饮——短气而渴，四肢历节痛，脉沉	(10)
	伏饮(水饮伏而不出者)	膈上病痰，满喘欬唾，发则寒热背疼腰痛，目泣自出，其人振振身瞤剧	(11)
	水饮脉证	肺饮——不弦，但苦喘短气	(13)
		支饮——脉平，喘不能卧，短气	(14)
		伤饮——脉浮而细滑	(19)
		寒饮——脉弦数，冬夏难治	(20)

- 证治
  - 痰饮
    - 成因——病人饮水多，必暴喘满，食少饮多，水停心下 (12)
    - 证状
      - 甚者则悸
      - 微者短气
    - 脉象
      - 脉双弦——寒(大下后里虚)
      - 脉偏弦——饮
    - 治则——病痰饮者，当以温药和之 (15)
    - 心下有痰饮 (16)
      - 证状——胸胁支满，目眩
      - 方剂——苓桂术甘汤(利水通阳)
    - 短气有微饮 (17)
      - 治法——当从小便去之
      - 方剂
        - 胃阳不振，不能化水——苓桂术甘汤(培土制水)
        - 肾阳不足，水气上泛——肾气丸(温肾化水)
    - 留饮欲去未去 (18)
      - 脉证——病者脉伏，其人欲自利，利反快，心下续坚满
      - 方剂——甘遂半夏汤(行水逐饮)
    - 肠间有水 (29)
      - 证状——腹满口舌干燥
      - 方剂——己椒苈黄丸(泄满下水)
    - 膈间有水 (30)
      - 证状——卒呕吐，心下痞，眩悸
      - 方剂——小半夏加茯苓汤(降逆利水)
    - 脐下有水 (31)
      - 证状——瘦人脐下有悸，吐涎沫，颠眩
      - 方剂——五苓散(通阳利水)
    - 水停心下 (41)
      - 证状——先渴后呕
      - 方剂——小半夏加茯苓汤(涤饮止呕)
  - 悬饮 (21)(22)
    - 脉证——脉沉而弦，内痛(胁内引痛)
    - 方剂——十枣汤(下水逐饮)
  - 溢饮 (23)
    - 治法——当发其汗
    - 方剂
      - 新病饮从热化——大青龙汤(发表清热)
      - 久病饮从寒化——小青龙汤(发表消饮)
  - 膈间支饮 (24)
    - 脉证——喘满，心下痞坚，面色黧黑，其脉沉紧，得之数十日，医吐下之不愈
    - 方剂
      - 虚者——木防己汤(补虚涤饮)
      - 实者——木防己去石膏加茯苓芒硝汤(利水软坚)
  - 心下支饮 (25)
    - 证状——其人苦冒眩
    - 方剂——泽泻汤(培土制水)

- 支饮
  - 酒客支饮 (26)
    - 证状——支饮胸满
    - 方剂——厚朴大黄汤(清热泻满)
  - 支饮在肺 (27)
    - 证状——支饮不得息
    - 方剂——葶苈大枣泻肺汤(行水决壅)
  - 呕家支饮 (28)
    - 证状——呕而不渴
    - 方剂——小半夏汤(涤饮降逆)
  - 咳家支饮 (32)(33)
    - 脉象——其脉弦，为有水
    - 证状——咳烦胸中痛
    - 方剂——十枣汤(下水逐饮)
  - 久咳预后 (34)
    - 脉弱——可治
    - 脉实大数——死
    - 脉虚——苦冒，其人本有支饮在胸中
  - 变证处理
    - 咳逆倚息，不得卧——小青龙汤(温寒涤饮) (35)
    - 一变——气逆上冲——桂苓五味甘草汤(治其气冲) (36)
    - 再变——反更咳满——苓甘五味姜辛汤(治其咳满) (37)
    - 三变——眩冒呕吐——桂苓五味甘草去桂加干姜细辛半夏汤(以去其水) (38)
    - 四变——身形浮肿——苓甘五味加姜辛半夏杏仁汤(以利肺气) (39)
    - 五变——胃热上冲——苓甘五味加姜辛半杏大黄汤(以清胃热) (40)

消渴小便利淋病脉证并治第十三

脉证九条　方六首

本篇论述消渴，小便不利，淋病三种疾患的脉证和治疗。篇名标为小便利，而篇内条文多系讨论小便不利的证治，《衍义》本及徐、沈、尤、朱诸注本，均作“小便不利”，宜从。

消渴，即渴而消水的病证，本篇除论述杂病的消渴外，还讨论了热病引起的口渴证，作为对比说明；小便不利，即小便不畅利的病证，与小便不通的癃闭有别；淋病，即小便淋沥涩痛的病证，后世有石淋、劳淋、血淋、气淋、膏淋之分；由于消渴有口渴小便多的证状，小便不利也有口渴的证状，而淋病亦有小便不利的证状，所以合为一篇讨论，以资鉴别。本篇大部分条文，并见于《伤寒论》，医者在学习本篇的同时，宜与《伤寒论》有关条文互参。

【原文】

1. 厥阴之为病，消渴，气上冲心，心中疼热，饥而不欲食，食即吐蛔，下之不肯止。

【校勘】

《伤寒论·厥阴病篇》首条，“冲”作“撞”；“不肯止”，作“利不止”。《脉经》：条首有“师曰”二字。《脉经》，赵刻本，“吐”下，无“蛔”字。

【浅述】

本条论述厥阴病并见消渴的证状。

厥阴风木，性善疏泄，内挟相火，津液被耗，故病消渴；肝气上逆，则气上冲心，火性炎上，则心中疼热；木郁生虫，则饥不欲食；虫无食则动，闻食臭则出，故吐蛔。若因上热而误下之，则下寒必甚，故利不止。

【按语】

本条见于《伤寒论·厥阴病篇》，因其有消渴的证状，故并出于此，有的注家认为此条病证，宜乌梅丸治疗，可备临床参考。

【原文】

2. 寸口脉浮而迟，浮即为虚，迟即为劳；虚则卫气不足，劳则荣气竭。

趺阳脉浮而数，浮即为气，数即消谷而大坚（原注：一作紧），气盛则溲数，溲数即坚，坚数相搏，即为消渴。

【校勘】

《金鉴》:“寸口脉”至“荣气竭”作一条,“趺阳脉”以下又作一条,丹波氏《辑义》从;今依赵刻本及诸注本,仍作一条。“大坚”,《脉经》作“紧”,细注云:“《要略》作‘大坚’”。以下两“坚”字,《脉经》均作“紧”字。《金鉴》云:“‘而大坚’句不成文,‘大’字之下当有‘便’字,必是传写之遗”;魏云:“‘大坚’,即大便坚也,一作‘紧’,非”。

【浅述】

本条首段论述上消虚证的脉象。

寸口脉浮而迟，浮而无力为虚，迟而无力为涩，虚主气虚，涩主血虚：肺气虚则卫不足，心血虚则荣气竭；卫虚荣竭，应为虚劳之诊，今于消渴见之，即为上消虚证的脉象。

次段论述中消实证的脉象。

趺阳脉浮而数，浮而有力为气盛，数而有力为热盛，热盛则消谷而大便坚，气盛则消水而小便数，便坚溲数，胃液干涸，故为消渴；这是中消实证的脉象。

【按语】

本条首段，《巢源》列于虚劳候中，《金鉴》认为是虚劳

篇条文错简在此，其说可参。次段脉证，即后世所称的中消，可用麻子仁丸治疗。（治例见《五脏风寒积聚篇》第17条）

【原文】

3. 男子消渴，小便反多，以饮一斗，小便一斗，肾气丸主之。（方见妇人杂病中）

【浅述】

本条论述下消阳虚的证治。

消渴病，一般以男子患者为多，可能与房劳伤肾有关。肾为水火之脏，肾阴亏损，虚火上炎，固可引起本病的发生；肾阳衰弱，水不化气，亦可导致本病的形成。今饮水一斗，小便亦一斗，足见其肾火不足，水趋于下，不能化津上承，故小便多而成消渴。肾气丸，功能温补肾阳，蒸化津液，故主治之。

【按语】

以上说明了下消阳虚的证治,至于下消阴虚的治疗,编者用六味地黄汤合生脉散加猪胰子煎服,疗效尚好,可供临床参考。

【治例】

编者治验：杨某，男，52岁。患糖尿病（住某医院邀请会诊），其人身体肥胖，素嗜肥甘，现证口渴喜热饮，小便量多起泡沫，腰腿酸软，性欲减退，舌淡无苔，脉象沉细。此肾阳衰弱，不能蒸化津液，拟补肾温阳，化气生津，用金匮肾气丸：熟地30克，淮山药15克，茯苓10克，山萸肉12克，丹皮3克，泽泻6克，附片10克，上桂3克，加猪胰一具同煎。服十剂，诸证减轻，再服十剂，尿糖消失，血糖正常。

【原文】

4. 脉浮，小便不利，微热消渴者，宜利小便发汗，五苓散主之。（方见上）

5. 渴欲饮水，水入则吐者，名曰水逆，五苓散主之。（方见上）

【校勘】

《伤寒论》：上条条首有“太阳病，发汗后，大汗出，胃中干，烦躁不得眠，欲得饮水者，少少与之，令胃气和则愈”三十二字；“脉浮”上，并有“若”字；“渴者”下，无“宜利小便发汗”六字。下条条首有“中风发热，六七日不解而烦，有表里证”十五字。

【浅述】

此两条论述热病小便不利及水逆的证治。

小便不利，除见于杂病外，亦见于热病。本条脉浮微热，为太阳表证未解，膀胱气化不行，故小便不利；水不化津上承，故口渴；五苓散功能发汗利小便，故主治之。

胃内停水，不能化津，故渴欲饮水，宿水未消，新水难入，故水入即吐；水逆，即水饮上逆的意思，故亦宜五苓散导水下行为治。

【按语】

此两条亦见于《伤寒论·太阳病篇》因与杂病小便不利并见口渴的证状相似，故并列于此，以与栝蒌瞿麦丸证比较区别。

【治例】

《吴鞠通医案》：“渴欲饮水，水入则吐者，名曰水逆，五苓散主之。苍术三钱炒枯，桂枝三钱，茯苓皮六钱，半夏五钱，猪苓四钱，泽泻四钱，藿香三钱，生姜汁三匙，煮三杯，分三次服”。

【原文】

6. 渴欲饮水不止者，文蛤散主之。

文蛤散方：

文蛤五两

右一味，杵为散，以沸汤五合，和服方寸匕。

【浅述】

本条论述热病引起口渴的治疗。

热伤津液，故渴欲饮水；水津不布，故饮亦不能止其渴。

文蛤即花蛤，性寒味咸，功能清热润燥，生津止渴，故主治之。

【按语】

丹波元简说:“《金鉴》云：五倍子亦名文蛤，按法制之，名百药煎，大能生津止渴，故常用之，屡试屡验也。此说本于《三因方》，百药煎于生津止渴固效矣，然其药出于后世，本条所用，即所谓花蛤也。”

【原文】

7. 淋之为病，小便如粟状，小腹弦急，痛引脐中。

【校勘】

《脉经》条首有“师曰：热在下膲则溺血，亦令人淋闭不通”十六字。

【浅述】

本条论述淋病的证状。

淋病,后世有五淋之分,本条所论,殆指石淋而言。膀胱有热,尿内杂质沉淀,凝结成石,故小便如粟状;脐下为小腹,膀胱居小腹之内,由于结石的刺激,故小腹弦急,痛引脐中。

【按语】

关于小便如粟状的解释，注家多认为是石淋，惟陆渊雷附和丹波元简之说，认为小便下砂石，不当言如粟状；其实粟状即砂石之细小者，故仍从众说作石淋解为妥。

【原文】

8. 趺阳脉数，胃中有热，即消谷引食，大便必坚，小便即数。

【校勘】

《脉经》条首有“寸口脉细而数，数则为热，细则为寒，数为强吐”十八字；条尾有“少阴脉数，妇人则阴中生疮，男子则气淋”十六字。程本及《金鉴》，以此条移于前趺阳脉浮而数条之后；徐、尤、陈、黄注本，“引食”均作“引饮”。

【浅述】

本条论述中消胃热的脉证。

趺阳胃脉，数则为热，胃中有热，故消谷善饥，渴欲饮水；水液不能润肠而下渗膀胱，故大便坚硬，小便频数；此即本篇次条中消胃实的脉证，因此证小便频数，茎中不痛，与淋病小便频数，茎中痛者不同，故重出于此，示与淋病相区别。

【按语】

此证有的注家主张用人参白虎汤送下脾约丸(即麻仁丸,方见前《五脏风寒积聚篇》)治疗,药证相合,可备临床采用。

【原文】

9. 淋家不可发汗，发汗则必便血。

【浅述】

本条论述淋家忌汗和误汗的后果。

淋家，指素有淋病的患者，由于肾阴已虚，膀胱有热，故不可发汗；误汗则阴液更虚，邪热转甚，必致迫血妄行，引起小便出血。

【按语】

本条亦见于《伤寒论·太阳病篇》，因汗法为淋家所忌，故并出于此，以示反复叮咛之意。

【原文】

10. 小便不利者，有水气，其人苦渴，栝蒌瞿麦丸主之。

栝蒌瞿麦丸方：

栝蒌根二两　茯苓　薯蓣各三两　附子一枚，炮　瞿麦一两

右五味，末之，炼蜜丸梧子大，饮服三丸，日三服，不知，增至七八丸；以小便利，腹中温为知。

【校勘】

“苦渴”：赵刻及尤、陈、黄注本，作“若渴”。

【浅述】

本条论述下焦阳虚，小便不利的证治。

下焦阳虚，水气不化，津液不升，故小便不利，其人苦渴。栝蒌瞿麦丸：薯蓣、花粉，润燥生津，茯苓、瞿麦，渗利小便，附子温阳，通行水气，故主治之。

【按语】

栝蒌瞿麦丸与五苓散、猪苓汤，都是治疗小便不利并见口渴的方剂，但栝蒌瞿麦丸，是治疗杂病下焦阳虚的小便不利；五苓散是治疗热病有表证的小便不利；猪苓汤是治疗热病伤阴的小便不利；医者注意比较区别。

【治例】

曹仁伯:“膏淋、血淋同病，未有不因乎虚，亦未有不因乎热者，热如化尽，则膏淋之物，必且下而不痛，始可独责乎虚。大补阴丸加瓜蒌、瞿麦、牛膝、血余。再诊：所下之淋，薄且少矣，而当便之时，尚属不利，既便之后，反觉隐痛，肢膝不温，脉小弦，唇红咽干，热未全消，虚已渐著。栝蒌瞿麦去附汤，加麦冬、萆薢、黑栀、猪脊筋。”

【原文】

11. 小便不利，蒲灰散主之；滑石白鱼散，茯苓戎盐汤并主之。

蒲灰散方：

蒲灰七分　滑石三分

右二味，杵为散，饮服方寸匕，日三服。

滑石白鱼散方：

滑石二分　乱发二分，烧　白鱼二分

右三味，杵为散，饮服半钱匕，日三服。

茯苓戎盐汤方：

茯苓半斤　白术二两　戎盐弹丸大一枚

右三味，先将茯苓、白术煎成，入戎盐再煎，分温三服。

【浅述】

本条论述淋病小便不利的治疗方剂。

淋病小便不利，茎中痛，为肾虚膀胱有热，其治疗，有清热利湿、通窍行瘀、补虚润下等法。蒲灰散：蒲灰即蒲黄粉，功能利小便，止血消瘀；滑石通九窍，清热利湿，用治淋病湿热郁于膀胱者宜之。滑石白鱼散：白鱼功能利水，开胃下气；乱发治血淋，利小便水道，合滑石清利湿热，用治淋病湿热郁于血分者宜之。茯苓戎盐汤：戎盐即青盐，功能滋肾润下；白术健脾，茯苓利水，用治淋病脾肾已虚者宜之。

【按语】

本条只说小便不利，叙证简略，所用蒲黄、乱发、白鱼、戎盐等药，非一般通利之剂；考《千金》治淋方，用蒲黄的有四首，用滑石的七首，用乱发的二首，用戎盐的一首，用鱼类药（石首鱼头石或鲤鱼齿）的三首。《外台》治淋方，用蒲黄的五首，用滑石的二十一首，（其中蒲黄，滑石同用的有三首）用乱发的三首，用戎盐的一首，用鱼类药的七首。据此，可知本条所说的小便不利，是指淋病所致的小便不利，所举三方，是治淋病的方剂。

【治例】

《续名医类案》："李时珍治一男子病血淋，痛胀祈死，李以藕汁、发灰，每服一钱，服三日而血止痛除。"

《吴鞠通医案》："王，十七岁，湿土司天，湿热下注，致成淋症茎肿。茯苓皮五钱，萆薢五钱，车前子二钱，生苡仁五钱，泽泻三钱，甘草梢三钱，飞滑石二钱，芦根三钱，白通草一钱。"

【原文】

12. 渴欲饮水，口干舌燥者，白虎加人参汤主之（方见中暍中）。

【浅述】

本条论述热病引起口渴的证治。

阳明热甚，胃阴受伤，故渴欲饮水；津液不生，水入即消，故口干舌燥。白虎汤大能清阳明之热，加人参以养胃阴，故主治之。

【按语】

本条见于《伤寒论·阳明病篇》，因白虎加人参汤亦适用于杂病的上消、膈消证，故并列于此。

【治例】

肖琢如："窿工某，患冬温，初微恶风，四肢串痛，头痛而晕，口渴，发热微汗，医者与表散药，益剧。延诊：身大热大渴，心烦口苦，汗出如浴，头痛如劈，咳嗽欲呕，舌鲜红有刺，苔薄而白，脉洪大而促；即与大剂白虎加黄连、黄芩三帖，诸证悉退，改用清润养阴而瘳"。（录自《遁园医案》）

【原文】

13. 脉浮发热，渴欲饮水，小便不利者，猪苓汤主之。

猪苓汤方：

猪苓去皮　茯苓　阿胶　滑石　泽泻各一两

右五味，以水四升，先煮四味，取二升，去滓，内胶烊消，温服七合，日三服。

【浅述】

本条论述热病伤阴小便不利的证治。

热盛于表，故脉浮发热；阴伤于里，故渴欲饮水；水蓄于下，故小便不利。猪苓汤：猪苓、茯苓、泽泻、滑石，功能利水导热下行，阿胶滋养阴液，故主治之。

【按语】

上条白虎加人参汤，是治热病伤阴而无蓄水之证；本条猪苓汤，是治热病伤阴而有蓄水之证。本条与前条五苓散证，脉证虽同而病机各异，彼为热病有表，水不化气，故宜发汗利小便；本条系热病伤阴，水蓄于下，故宜滋阴利小便，医者注意比较区别。

【治例】

肖琢如："谷某之子，年十余岁，其父携之求诊。据云咳嗽发热口渴，小便不甚利，服发散药不愈，已数日矣。同道二人先后持脉毕，皆主小青龙汤，正写方未毕，余适自外归，询知其状，即持脉，浮而微数，心知方错，未便明言。病者去，乃谓之曰：顷间方证不对，试再细思。一人曰：先生必别有妙方，请明示之。余曰：小青龙证，仲师虽未言脉，然即表不解三字推之，则可知其脉必浮紧也；今脉浮而微数，乃是猪苓汤证，试取《伤寒》、《金匮》细阅便知；吾意病者明日必来，当照方更正。次日，其人果来，谓方无效，乃为疏猪苓汤，一剂知，三剂疾如失。”（录自《遯园医案》）

小　结

本篇论述消渴，以杂病消渴为主，以热病引起的口渴证，作为对比说明。关于杂病消渴，有上消虚证、中消实证的脉象，及下消阳虚的治疗；如房劳伤肾，证见消渴小便反多，饮一溲一的，用肾气丸温化津液，这是下消的正治。关于热病的渴证，有厥阴消渴的证状，及热甚伤津引起口渴的治疗；如胃热甚，渴欲饮水，口干舌燥者，用白虎加人参汤清热养阴；如热伤津液，渴欲饮水不止者，用文蛤散生津止渴。一般而言，热病引起的口渴证，多属急性病，较易治疗；而杂病消渴，多属慢性病，较难治愈；两者在现象上虽相近似，在本质上却有所不同。

本篇所论小便不利，或因于杂病，或因于热病，其治疗：如杂病下焦阳虚，水气不化，证见小便不利，其人苦渴的，用栝蒌瞿麦丸温阳利水；如热病伤阴，水蓄于下，证见脉浮发热，渴欲饮水，小便不利的，用猪苓汤滋阴利水；如热病兼有表证，水不化气，证见脉浮小便不利，微热消渴的，用五苓散发汗利水；此外，还有渴欲饮水，水入则吐的水逆证，亦用五苓散导水下行为治。

本篇所论淋病，其证小便如粟状，小腹弦急，痛引脐中，殆即后世所说的石淋，多系膀胱有热所致，故不可发汗。其治疗：有清热利湿法，如蒲灰散，用治淋病湿热郁于膀胱者宜之；有通窍行瘀法，如滑石白鱼散。用治淋病湿热郁于血分者宜之；有补虚润下法，用治淋病湿热脾肾已虚者宜之；临床时，可根据病情，分别选用。

总的说来，中医治病的特点，是辨证论治，如病同而证不同，则用不同的方剂治疗；如病不同而证相同，则用同样的方剂治疗；也就是同病异治，异病同治。消渴、小便不利、淋病三者的病变虽各有不同，而方剂的运用则可灵活掌握。如白虎加人参汤既可用于热病伤津的口渴证，亦可用于证候相同的杂病消渴；猪苓汤既可治疗热病伤阴的小便不利，亦可治疗淋病有血的小便不利；又如蒲灰散、滑石白鱼散、茯苓戎盐汤，既可治疗淋病的小便不利，亦可治疗其他疾病引起的小便不利。本篇条文，比较残缺零乱，后世医家对这三种疾病的治疗，积累了不少的经验，医者除了学习本篇之外，并宜参考后世有关著作，才能获得较全面的认识。

附：本篇内容归纳表

- 消渴
  - 杂病消渴
    - 上消虚证 (2)
      - 脉象——寸口脉浮而迟
      - 病机——浮为虚，迟为劳，荣卫虚竭
    - 中消实证 (8)
      - 脉象——趺阳脉浮而数
      - 病因——胃中有热
      - 证状——消谷引食，便坚溲数，消渴
    - 下消阳虚 (3)
      - 证状——男子消渴，小便反多，饮一斗，小便一斗
      - 治疗——肾气丸(温化津液)
  - 热病渴证
    - 厥阴消渴 (1)
      - 证状——消渴，气上冲心，心中疼热，饥而不欲食，食即吐蛔
      - 禁忌——下之利不止
    - 肺胃热甚 (12)
      - 证状——渴欲饮水，口干舌燥
      - 治疗——白虎加人参汤(清热养阴)
    - 热伤津液 (6)
      - 证状——渴欲饮水不止
      - 治疗——文蛤散(生津止渴)

- 小便不利
  - 杂病——下焦阳虚 (10)
    - 证状——小便不利，有水气，苦渴
    - 治疗——栝蒌瞿麦丸(温阳利水)
  - 热病
    - 水不化气 (4)
      - 脉证——脉浮，小便不利，微热消渴
      - 治则——宜利小便，发汗
      - 方剂——五苓散(表里分消)
    - 热伤阴液 (13)
      - 脉证——脉浮发热，渴欲饮水，小便不利
      - 治疗——猪苓汤(育阴利水)
    - 水逆变证 (5)
      - 证状——渴欲饮水，水入则吐
      - 治疗——五苓散(导水下行)
- 淋病
  - 证状——小便如粟状，小腹弦急，痛引脐中 (7)
  - 禁忌——淋家不可发汗，发汗则必便血 (9)
  - 治疗 (11)
    - 湿热郁于膀胱——蒲灰散(清热利湿)
    - 湿热郁于血分——滑石白鱼散(行水消瘀)
    - 湿热脾肾两虚——茯苓戎盐汤(健脾利水)

水气病脉证并治第十四

论七首　脉证五条　方十首

本篇论述水气病的脉证和治疗，其内容相当广泛，除重点讨论风水、皮水、正水、石水外，由于黄汗身肿，与水气病相似，所以并在一起讨论；同时还提到五脏病所发生的水肿，并对血分病和气分病的证治也有所论列。

水气病，是由于水气停滞，引起水肿或腹水的病证，《巢源》将风水、皮水、石水，均列入水肿病候，可见水气病也可称为水肿病。本篇是在《内经》的理论基础上，进一步结合具体实践加以阐述的；虽篇内某些条文，容有脱简，但就全篇内容来看，在临床上仍具有一定的指导意义。

【原文】

1. 师曰：病有风水，有皮水，有正水，有石水，有黄汗。

风水，其脉自浮，外证骨节疼痛，恶风。皮水，其脉亦浮，外证胕肿①，按之没指，不恶风，其腹如鼓，不渴，当发其汗。正水，其脉沉迟，外证自喘。石水，其脉自沉，外证腹满不喘。黄汗，其脉沉迟，身发热，胸满，四肢头面肿；久不愈，必致痈脓。

【校勘】

“胕”：《千金》作“浮”。“其腹如鼓不渴”；《巢源》皮水候，作“腹如故而不满亦不渴”；《脉经》细注云：“‘如鼓’一作‘如故不满’”。《千金》：“如鼓”下，有“不满”二字。《脉经》、《千金》：“身”下有“体”字。

【注释】

①胕肿：（胕 fū 音肤），与“肤”通，这里是指皮肤浮肿

而言；《素问·水热穴论》："上下溢于皮肤，故曰胕肿，胕肿者，聚水而成病也"。

【浅述】

本条论述水气病的分类及其脉证。

水气病，即一般所称的水肿病。导致本病的原因有多种：风水是因外感风邪，内有水气所致，故其脉自浮，外证骨节疼痛，恶风。皮水是因外受湿邪，内有水气所致，故其脉亦浮，外证皮肤浮肿，按之没指，不恶风；其腹如鼓不渴，当依《脉经》注文，作"其腹如故不满"为是。风水和皮水二者，病都属表，故当发汗，使水气从汗而泄。正水是因上焦阳虚，水气上逆所致，故其脉沉迟，外证自喘。石水是因下焦阴盛，水气不化所致，故其脉自沉，外证腹满不喘。正水和石水二者，病都属里，则当温里行水可知。黄汗是因汗出入水中浴，水从汗孔入于肌腠所致，故其脉沉迟，水湿外侵，阳气被遏，故身体发热，四肢头面浮肿；湿热郁蒸，久而不愈，逆于肉理，必致酿成痈脓。

【按语】

总的说来，风水与皮水其脉都浮，但风水恶风，皮水不恶风；正水和石水其脉都沉，但正水自喘，石水不喘；黄汗其脉亦沉，但汗出色黄而身目不黄，以此为辨。

【原文】

2. 脉浮而洪，浮则为风，洪则为气，风气相搏。风强[①]则为隐疹[②]，身体为痒，痒为泄风[③]，久为痂癞[④]。气强[⑤]则为水，难以俛[⑥]仰。风气相击，身体洪肿，汗出乃愈，恶风则虚，此为风水，不恶风者，小便通利，上焦有寒，其口多涎，此为黄汗。

【校勘】

"相击"：徐、沈、陈、朱注本，作"相系"，非。"恶风则虚，此为风水"八字，《圣济总录》作"恶风者为风水"六字。

【注释】

①风强：即风邪盛。

②隐疹：即风疹：亦见于《中风历节病篇》："邪气中经，则身痒而隐疹。"

③泄风：由于隐疹身痒，是风邪外泄的现象，所以叫泄风。

④痂癞：形容隐疹长久不愈，化脓结痂，有如癞疾的样子。

⑤气强：即水气盛。

⑥俛：同俯。

【浅述】

本条论述风水与隐疹腹水黄汗在脉证上的区别。

脉浮而洪，浮为风邪，洪为水气；风邪独盛，则为隐疹，身体发痒，痒为风邪外泄的现象，故称泄风，久而不愈，如被感染，则化脓结痂，有如癞疾。水气独盛，则为腹水；肿胀喘满，难以俯仰。风气两盛，则为风水；水为风激，故身体洪肿，洪肿即周身浮肿；阳虚则不能卫外，故恶风；汗出则风水从汗而泄；故愈。若不恶风者，则非风水可知；小便通利的通字，恐系"不"字之误，若小便通利，则湿有出路不得成为黄汗；上焦有寒，其口多涎，此为黄汗湿未化热者可有的见证。

【按语】

本条当分五段读，自脉浮而洪至风气相搏为第一段，叙述风气俱盛的脉象；自风强至痂癞为第二段，叙述风疹的证状；气强则为水，难以俯仰两句为第三段，叙述腹水的证状；自"风气相击"至"此为风水"为第四段，叙述风水的证状；自不恶风以下为第五段，叙述黄汗湿未化热的证状。

【原文】

3. 寸口脉沉滑者，中有水气，面目肿大有热，名曰风水。

视人之目裹上微臃[①]如蚕，新卧起状，其颈脉[②]动，时时欬，按其手足上陷而不起者，风水。

【校勘】

“目裹”:《衍义》及徐、魏、尤、陈、黄注本,作“目窠”;“微臃”。尤、陈、黄注本作“微肿”。《灵枢·水胀篇》作“目窠上微肿”宜从。《脉经》《千金》《外台》,均无“蚕”字。丹波元简云:“据《灵枢·论疾诊尺》及《水胀》,无‘蚕’字为是,盖因下文目下有卧蚕之语而错误也”。

【注释】

①微臃：即轻微浮肿的意思。

②颈脉：指颈部人迎脉。

【浅述】

本条论述风水的变脉和始起的特征。

寸口脉沉而滑，沉则为水，滑则为风，风水相激，故面目肿大有热。“目窠上”即眼胞，其处组织松弛，容易聚水，故风水始起，眼胞微肿，如新卧起状；水气上逆，故其颈部的人迎脉搏动显著；水渍于肺，故时时欬；水溢四肢，故手足俱肿，按之凹陷不起；这是风水始起的特征。

【按语】

本篇首条说风水其脉自浮，次条说脉浮而洪，本条说寸口脉沉滑，似乎前后矛盾。其实首条是说风水的本脉，次条说的是风水的兼脉，本条是说风水的变脉；大抵风水初起，外有表证的，其脉多浮；风水久病，外无表证的，其脉多沉；又肿势不甚的多见浮脉，肿势加重的，多见沉脉；若风水久病，外无表证，肿势严重，反见浮脉，则为水病脉出，预后不良。要知一种病可见多种脉，一种脉可主多种病，临床时总宜脉证合参，才能作出正确的诊断和处理。

【原文】

4. 太阳病，脉浮而紧，法当骨节疼痛；反不疼，身体反重而酸，其人不渴，汗出即愈，此为风水；恶寒者，此为极虚，发汗得之。渴而不恶寒者，此为皮水，身肿而冷。状如周痹[①]，胸中窒，不能食、反聚痛，暮躁不得眠，此为黄汗，痛在骨节。欬而喘，不渴者，此为脾胀，其状如肿，发汗即愈。然诸病此者，渴而下利，小便数者，皆不可发汗。

【校勘】

“酸”：徐、沈、尤、陈、黄注本，均作“痠”。“脾胀”：诸注多作“肺胀”，是；惟程、魏注仍作“脾胀”。

【注释】

①周痹：病名，痹病的一种，其证周身上下游走作痛。

【浅述】

本条论述风水、皮水、黄汗和肺胀的辨证和治法。

太阳病脉浮而紧，若为伤寒，则当骨节疼痛；今反不痛，身体但重而痠，则非伤寒而为风水侵淫肌体可知。风水在表，津气未伤，故其人不渴，汗出即愈；若恶寒者，此因发汗不当，卫阳虚极所致。若渴而不恶寒者，则非风水而为皮水；水在皮肤，阳气不能外达，故身肿而冷。若痛在骨节，状如周痹，则非皮水而为黄汗，湿气阻滞，故胸满聚痛不能食，阳为湿郁，故入暮烦躁不得眠。脾胀的脾字，当系肺字之误，若咳而上气，喘而不渴者，则非黄汗而为肺胀；水气侵肺，肺合皮毛，故其形如肿；发汗则水气随汗而出，故愈。然此诸病，凡渴而下利、小便数者，为津气已伤，都不可发汗，这是临床时应该注意的。

【按语】

本篇首条说风水外证骨节疼痛，本条说骨节不疼，身体反重而痠，似乎前后不合。究之风水为病，其流注于关节者，则骨节疼痛，其侵淫于肌体者，则身体痠重，由于所伤的部位不同，故表现的证状不一。又首条说皮水不渴，本条说渴，似亦前后不合。其实皮水并不是始终不渴，大抵邪尚在表则不渴，邪已入里，则亦有口渴者，病情有变，证状亦随之而变，这是临床上常可见到的情况。

【原文】

5. 里水者，一身面目黄肿，其脉沉，小便不利，故令病水；假如小便自利，此亡津液，故令渴也；越婢加术汤主之(方见中风)。

【校勘】

《脉经》：条首有“师曰”二字；“黄肿”，作“洪肿”；“主之”下，有细注：“一云皮水，其脉沉，头面浮肿，小便不利，故令病水；假令小便自利，亡津液，故令渴也”。

【浅述】

本条论述水在皮里的脉证和治疗。

里水，《脉经》细注：一云皮水；即水之在皮里肌腠者。黄肿，当依《脉经》作洪肿；水在皮里，故一身面目洪肿，里水肿甚则脉道被压，故其脉沉；小便不利，故令病水。“越婢加术汤主之”一句，当在“故令病水”句下，水在皮里，当发其汗，故用越婢汤以发汗散水；脾主肌肉，故加白术以培土制水。若小便自利而渴，此亡津液，则非越婢加术汤所宜。

【按语】

本篇首条说皮水其脉亦浮，本条说里水其脉沉，似与皮水不合；其实里水即水之在皮里肌腠者，为皮水的进一步发展，里水肿甚，故其脉沉；病情有轻重，肿势有微甚，所以脉象也有浮沉之别。

【治例】

《吴鞠通医案》：“兰女，十四岁，脉数，水气由面肿至足心，经谓病始于上而盛于下者，先治其上，后治其下；议腰以上肿当发汗，越婢加术汤法；麻黄去节五钱，白术三钱，杏仁泥五钱，石膏六钱，桂枝三钱，炙甘草一钱。”

【原文】

6. 趺阳脉当伏，今反紧，本自有寒，疝瘕腹中痛；医反下之，下之即胸满短气。

7. 趺阳脉当伏，今反数，本自有热，消谷小便数，今反不利，此欲作水。

【校勘】

“消谷”下，《脉经》细注云：“一作‘消渴’”。

【浅述】

此两条论述趺阳脉诊分别水气病的寒热虚实。

水气病人，足上的趺阳脉一般当伏，今不伏反紧，紧脉主寒，故知其人本自有寒，病发疝瘕腹痛；寒则当温，医反下之，重伤其阳，故胸满短气而为水病虚寒之证。

若趺阳脉不伏而反数，数则为热，故知其人本自有热，热能消谷，小便当数，今反小便不利，则水气留聚，故欲作水而为水病实热之证。

【按语】

这两条原文告诉我们，医者临床，不但要诊察手上的寸口脉，还要诊察足上的趺阳脉，才能掌握全面情况，分别寒热虚实，进行适当的处理。

【原文】

8. 寸口脉浮而迟，浮脉则热，迟脉则潜，热潜相搏、名曰沉；趺阳脉浮而数，浮脉即热，数脉即止，热止相搏，名曰伏；沉伏相搏，名曰水，沉则络脉虚，伏则小便难，虚难相搏，水走皮肤，即为水矣。

（本条文义不属，不便强解）

【原文】

9. 寸口脉弦而紧，弦则卫气不行，即恶寒，水不沾流，走于肠间。

10. 少阴脉紧而沉，紧则为痛，沉则为水，小便即难。

【校勘】

《脉经》“卫气不行”下，更有“卫气不行”四字；“走于肠间”的“于”字，作“在”。喻氏《医门法律》引此文，“即恶寒”上，有“紧”字。

【浅述】

此两条论述水病的形成与肺肾的关系。

寸口肺脉，肺主通调水道，弦则卫气不行，紧即恶寒；水不沾流，当是水沾不流之误，寒邪外束，卫气不行，则水气沾滞而不通流，于是水走肠间，外不得为汗，内不得为溺，因而形成水肿。

少阴肾脉，肾为至阴，主水，紧则为寒、为痛；沉则为里、为水。肾阳不足，寒水不化，则水气不得渗于膀胱，小便困难，聚水成病，因而形成水肿。

【按语】

此两条是根据《素问·水热穴论》：“其本在肾，其末在肺，皆积水也”的理论，说明水病的形成与肺肾的关系。丹波元简说：“考《脉经·寒疝篇》云，寸口脉弦而紧，弦则卫气不行，卫气不行则恶寒；紧则不欲食，弦紧相搏，则为寒疝”；知此条（寸口脉弦而紧条）亦宜有紧则云云语，其说可参。

【原文】

11. 脉得诸沉，当责有水，身体肿重；水病脉出者死。

【校勘】

《脉经》：“脉得”之上，有“师曰”二字；“诸沉”之下，有“者”字。《脉经》，赵刻，连上“少阴脉紧而沉”作一条，《衍义》本同；今从诸注本，分作二条。

【浅述】

本条论述水病一般的脉象和主死的脉象。

水为阴邪，沉为阴脉，故脉得诸沉，当责有水；但此就身体肿重的一般脉象而言，若身体不肿而脉得诸沉者，则不一定有水。又水病脉出，浮取则有，沉取则无，为无根之脉，表明真气已绝，故主死。

【按语】

脉出与脉浮不同，脉出举之则有，按之则无，为真气已绝之象，故预后不良；脉浮，浮取有余，沉取不足，为表邪方盛之象，故风水、皮水见之无妨。

【原文】

12. 夫水病人，目下有卧蚕，而目鲜泽，脉伏；其人消渴，病水腹大，小便不利，其脉沉绝者，有水；可下之。

【校勘】

程本及《金鉴》，自"病水腹大"以下，另作一条，丹波氏《辑义》本从。

【浅述】

本条论述水病可下的脉象和证状。

水肿病人，水气上泛，故目下微肿有如卧蚕；水溢皮肤，故面目鲜泽光亮；水气不化，津液不生，故其人消渴，小便不利；饮多溲少，水积腹腔，故病水腹大；其脉沉绝，系因水肿严重，脉道被遏，并非真的脉绝，故可下之，此即《内经》所谓去菀陈莝的治法。

【按语】

本条只说"可下之"，未举具体方剂，可见还有斟酌之意；何梦瑶《医碥》说："内水腹大，小便不利，脉沉甚，可下之，如十枣汤、濬川散、神佑丸、禹功散、舟车丸之类，盖水可以从小便利，亦可从大便泄也"；但所举各方，都是逐水的峻剂，临床时还要审慎选用。

【原文】

13. 问曰：病下利后，渴饮水，小便不利，腹满因肿者，何也？答曰：此法当病水；若小便自利及汗出者，自当愈。

【校勘】

“因肿”：《脉经》、《千金》同，惟程、魏本及《金鉴》，作“阴肿”；丹波元简云：“‘因肿’，据答语云当病水，作‘阴肿’为是”，并非。“自当愈”下，《千金》细注云：“一作‘满月当愈’”。

【浅述】

本条论述利后脾虚发肿的机转。

下利津伤，故渴欲饮水；水气不化，故小便不利；脾虚不能制水，故腹部胀满，因而发生水肿。若小便自利，则水从下出；汗出，则水从外泄，故当自愈。

【按语】

“因肿”二字的解释，业师孙鼎宜说：“肿因腹满，腹满因小便不利，小便不利因饮水，饮水因下利后津液枯干，层层相因，病情亲切，拟五苓散发汗利小便。”其说精当，宜从。

【原文】

14. 心水者，其身重而少气，不得卧，烦而躁，其人阴肿。

15. 肝水者，其腹大，不能自转侧，胁下腹痛，时时津液微生，小便续通。

16. 肺水者，其身肿，小便难，时时鸭溏。

17. 脾水者，其腹大，四肢苦重，津液不生，但苦少气，小便难。

18. 肾水者，其腹大，脐肿，腰痛不得溺，阴下湿如牛鼻上汗，其足逆冷，面反瘦。

【校勘】

“身重”下，《千金》细注云：“一作‘肿’”；《脉经》、《千金》，“阴”下有“大”字；“胁下腹痛”作“胁下腹中痛”。《千金》：“其身肿”作“其人身体肿”。“面反瘦”；《脉经》肾病篇，作“大便反坚”；水气病篇，作“面反瘦”，细注云：“一云‘大便反坚’”。《千金》肾脏脉论门，作“大便反坚”，细注云：“一云‘面反瘦’”；水肿门作“其面反瘦”；本条论肾水，当据《脉经》肾病篇及《千金》肾脏门，作“大便反坚”为是。

【浅述】

此五条论述五脏病引起的水肿。

心阳衰惫，水气不行，故身重而少气；水为阴邪，心阳被郁，故烦躁不得卧；心火不能下交于肾，水气不化，故其人阴肿；这是心脏病引起的水肿。

肝失疏泄，水积腹腔，故腹水胀大，不能自转侧；肝脉布胁肋，抵小腹，故胁下腹痛；病未及脾，故津液微生；病不在肾，故小便续通；这是肝脏病引起的水肿。

肺主皮毛，治节失调，故其身浮肿；肺不能通调水道，下输膀胱，故小便难；肺与大肠相表里，泌别失职，故大便鸭溏，粪水杂下；这是肺脏病引起的水肿。

脾虚湿困，运化失职，故其腹胀大；四肢属脾，土不制水，故四肢苦重；脾不能为胃行其津液，故津液不生；脾虚气弱，故苦少气；水气不化，故小便难；这是脾脏病引起的水肿。

肾阳衰弱，不能行水，故腹大脐肿；腰为肾之外府，肾气不化，故腰痛不得溺；水为阴邪，其性就下，故阴下湿如牛鼻上汗；肾火衰微，不能温下，故其足逆冷；“面反瘦”一句，当依《千金》作“大便反坚”为是，肾司二便，水气旁溢，故大便反坚；这是肾脏病引起的水肿。

【按语】

此五条与《痰饮咳嗽病篇》的水在五脏不同，彼为水饮侵及五脏的病变，水饮是一种原发病；此系五脏病引起的水肿，水肿是一种续发症；医者注意比较区别。

【原文】

19. 师曰：诸有水者，腰以下肿，当利小便，腰以上肿，当发汗乃愈。

【浅述】

本条论述水气病的治疗大法。

水气病的治疗，凡腰以下肿者，病多在里，当利小便，使水气从下而出；腰以上肿者，病多在表，当发其汗，使水气从汗而泄；这是治疗水气病的大法。

【按语】

发汗，利小便，就是《素问·汤液醪醴论》所说的“开鬼门，洁净府”的治法；前第12条其脉沉绝者有水，可下之，也就是该论所说的“去菀陈莝”的治法；但这些治疗原则，只适用于阳证、实证，若阴证、虚证，则当采用培脾土，温肾阳等治法；临床时，总宜根据具体病情，分别寒热、表里、阴阳、虚实，灵活运用。

【原文】

20. 师曰：寸口脉沉而迟，沉则为水，迟则为寒，寒水相搏；趺阳脉伏，水谷不化，脾气衰则鹜溏，胃气衰则身肿；少阳脉卑①，少阴脉细，男子则小便不利，妇人则经水不通，经为血，血不利则为水，名曰血分。

【校勘】

《脉经》此条并见于妊娠胎动血分水分证篇，血分下细注云:“一云‘水分’”。

【注释】

①少阳脉卑：少阳脉指手少阳三焦经脉；卑，即沉而无力的意思。

【浅述】

本条论述血分病引起水肿的脉证。

寸口脉诊在两手，包括寸、关、尺三部；沉而迟，主肺气虚寒不能通调水道，故沉则为水，迟则为寒，寒水相搏，则反侮其土。趺阳脉诊在足跗上，伏即沉伏之象，主脾胃气虚，土不制水；水谷不化，故大便鹜溏，水气外溢，故身体浮肿。少阳脉诊在耳前陷中，卑即沉弱之象，主三焦决渎无权，水道不通；少阴脉诊在内踝后跟，细即沉细之象，主肾阳衰弱，寒水不化，故男子得之则小便不利，妇女得之则经水不通，血行不利，引起水肿，故名血分。

【按语】

关于少阳脉位的问题，注家意见不一，有的认为是左关胆脉，有的认为是右尺三焦。究之水肿病多系三焦决渎失职所致，一般与胆无关，当以手少阳三焦为是，但其脉位不在右尺；因本条不是寸口、关上、尺中并举，而是寸口、趺阳、少阳、少阴并举，自当各有其部。考《素问·三部九候论》："上部人，耳前之动脉"，王冰注："在耳前陷者中，动应于手，手少阳脉气之所行也。"据此，可知本条所说的少阳脉位，是在耳前陷中。还有一些注家，并将寸口、趺阳、少阴的脉位，分属于左右两手寸关尺三部，亦不可从。

【原文】

21. 师曰：寸口脉沉而数，数则为出，沉则为入，出则为阳实，入则为阴结；趺阳脉微而弦，微则无胃气，弦则不得息；少阴脉沉而滑，沉则为在里，滑则为实，沉滑相搏，血结胞门，其瘕[①]不泻，经络不通，名曰血分。

【校勘】

此条，赵刻及《正脉》本均缺，今据尤、魏、陈、高等注本补。《脉经》：此条见于妊娠胎动血分水分证篇，"瘕"作"藏"。

【注释】

①瘕：即《灵枢·水胀》所说的石瘕。

本条论述血分病形成的机制和脉象。

寸口脉沉而数，数为阳脉，阳在外故为出，阳实则气滞不通；沉为阴脉，阴在内故为入，阴结则血凝不行；趺阳脉微而弦，食气入胃，不能淫精于脉，故微则胃气如无，胃气阻滞，不能散精于肝，故弦则短气不得息；少阴脉沉而滑，沉为在里，滑则为实，沉滑相搏，阴血凝结于胞门，月事不以时下，则为石瘕，其瘕不去，经络不通，则衃以留止，日以益大，状如怀子，因而形成血分之病。

【按语】

本条与前条所论，虽同为血分病，但前条的血分病，是一种虚寒证；本条的血分病，是一种虚中挟实证，医者注意比较区别。

【原文】

22. 问曰：病有血分、水分，何也？师曰：经水前断，后病水，名曰血分，此病难治；先病水，后经水断，名曰水分，此病易治；何以故？去水，其经自下。

【校勘】

此条，赵刻及《正脉》本并缺，今据尤、魏、陈等注本补。《脉经》，此条见于妊娠胎动血分水分证篇，分作两条，各设问答；“难治”上，有“为”字；“自下”作“自当下”。

【浅述】

本条论述血分病与水气病的鉴别和预后。

经水先断，后病水肿，这是因经闭引起的水肿，病在血分；血结难通，水气不行，故为难治。先病水肿，后断经水，这是因水肿病引起的经闭，病属水分；去其水则经自通，故为易治。

【按语】

本篇对血分病未举治疗方剂，《本事续方》：治妇人经脉不通，遍身皆肿，名曰血分，用人参，瞿麦、大黄、桂枝、茯苓、葶苈等味为丸，米饮下；又《医宗说约》及《证治要诀》，治经闭浮肿，名曰血分，用调经散（琥珀、没药、当归、桂心、白芍、细辛、麝香为末，黄酒、姜汁调服。）二方于虚证、寒证可斟酌选用。若系阳证、实证，亦可考虑选用下瘀血汤、抵当汤等方。但血分病多属虚中挟实，攻补两难，不易治疗。

【原文】

23. 问曰：病者苦水[①]，面目身体四肢皆肿，小便不利；脉之，不言水，反言胸中痛，气上冲咽，状如炙肉[②]，当微咳喘，审如师言，其脉何类？师曰：寸口脉沉而紧，沉为水，紧为寒，沉紧相搏，结在关元[③]；始时当微，年盛不觉，阳衰之后，荣卫相干，阳损阴盛，结寒微动，肾气上冲，喉咽塞噎，胁下急痛；医以为留饮而大下之，气击不去，其病不除。后重吐之，胃家虚烦，咽燥欲饮水，小便不利，水谷不化，面目手足浮肿。又与葶苈丸下水，当时如小差，食饮过度，肿复如前，胸胁苦痛，象若奔豚，其水扬溢，则浮咳喘逆[④]。当先攻击冲气令止，乃治咳；咳止其喘自差；先治新病，病当在后。

【校勘】

《脉经》:“脉之”上，有“师”字，徐、沈、尤、陈本：“当微”作“尚微”；“气击”，作“气系”；“后重吐之”，作“复重吐之”，无“浮咳”之“浮”字。魏本:“气击”作“气急”。

【注释】

①苦水：苦，痛苦之意；水即水气病。

②状如炙肉：炙肉，即烤熟的肉；是形容咽喉噎塞，如有炙肉梗阻的样子。

③关元：关元穴在脐下三寸，这里是泛指下焦而言。

④浮咳喘逆：是水气上浮迫肺，咳而喘逆。

【浅述】

本条论述水气病引起肾气上冲的误治经过和救逆法则。

病者得了水气病，身面四肢皆肿，小便不利，这是寒水不化，水气外溢的本证；但医生诊病时，病者不提水肿，反言胸中痛，气上冲咽，状如炙肉梗阻，常微咳喘，这是肾气上冲，寒水侵肺的现象，因与痰饮咳嗽病，气从小腹上冲胸咽的证状相似，师故设为问答，说明本病的脉象，形成的机制，误治的经过，和救逆的法则，以示后学。寸口脉沉而紧，沉为有水，紧则为寒，沉紧相搏，则寒水结于脐下关元，这是本病的癥结所在。溯其始病之时，病邪尚微，由于病者年壮力强，故不自觉，及至阳衰以后，荣卫失调，阳损阴盛，于是结寒稍动，肾气即冲，因而咽喉塞噎，胁下急痛；医者误以为饮留胁下，而用十枣汤之类大下之，结寒不去，正气反伤，故其病不除。医者又疑为痰阻膈上，而用瓜蒂散之类重吐之，不但伤其胃阳，并已伤其胃阴，所以发生虚烦咽燥，渴欲饮水，小便不利，水谷不化，面目手足浮肿等证。医者又以为水饮阻肺，而用葶苈丸下其水，标证稍减，故当时如小差；但因一误于吐，再误于下，脾胃大伤，故饮食稍为过量，水肿即复如前，寒结更逆，则胸胁苦痛；冲气续发，则状若奔豚，其水扬溢，则浮咳喘逆。病已至此，救逆之法，当先用桂苓五味甘草汤之类以治其冲气，使冲气止，再用苓甘五味姜辛汤之类以治其咳，咳止其喘不治自愈。先治新病，病当在后，是指先治其冲气，后治其水气，也就是本书首篇，先治新病，后乃治其痼疾的法则。

【按语】

至于水气本病的治疗方剂，曹颖甫认为防己茯苓汤、麻黄附子甘草汤、栝蒌瞿麦丸、茯苓戎盐汤、滑石白鱼散，俱可随证酌用。似不如真武汤较为适合。

【原文】

24. 风水，脉浮身重，汗出恶风者，防已黄芪汤主之；腹痛者，加芍药。

防已黄芪汤（方见湿病中）

【校勘】

本条，并见于前《痉湿暍病篇》，“风水”作“风湿”；无

"腹痛者加芍药"六字，方后加味，作"胃中不和者，加芍药三分"。《脉经》作"风水，其脉浮，浮为在表，其人能食，头痛汗出，表无他病，病者但言下重，故从腰以上和，腰以下当肿及阴，难以屈伸，防己黄芪汤主之"。并有细注，文与本条同。

【浅述】

本条论述风水汗出表虚的证治。

风水在表，故脉浮身重；卫阳不固，故汗出恶风；防己黄芪汤，功能固表祛湿，培土制水，故主治之。腹痛者于本方加芍药以止痛。

【按语】

丹波元简："按此条校之于《痉湿暍篇》，唯湿作水为异耳，盖此后人误入者；附方所载《外台》证治，的是本经之旧文，《脉经》与《外台》同，可以证矣"，其说可参。

【原文】

25. 风水，恶风，一身悉肿，脉浮不渴，续自汗出，无大热，越婢汤主之。

越婢汤方：

麻黄六两　石膏半斤　生姜三两　甘草二两　大枣十五枚

右五味，以水六升，先煮麻黄，去上沫，内诸药，煮取三升，分温三服。恶风者加附子一枚炮，风水加术四两。（原注：《古今录验》）

【浅述】

本条论述风水挟热的证治。

外有风邪，故脉浮恶风；内有水气，故身肿不渴；风水挟热，水为热迫，故续自汗出，而外无大热；越婢汤，功能散水清热，故主治之。"脉浮不渴"一句，尤在泾或作"脉浮而渴"，以渴者热之内炽，汗为热逼，与表虚出汗不同，故得以石膏清热，麻黄散肿，而无事兼固其表"，其说亦通。

【按语】

本条与前条，证状相似，但病情不同。前条的风水，身重或腰以下肿，本条的风水则一身悉肿；前条的汗出，是因卫阳不固，本条的汗出，是因水为热迫；故前条用防己黄芪汤固表祛湿；本条用越婢汤散水清热。

【治例】

《丁甘仁医案》："关左，暴肿气急，小溲短赤，口渴欲饮，脉浮滑而数；此外邪壅肺，气道不通，风水为患；风为阳邪，水为阳水，风能消谷，故胃纳不减也。拟越婢汤加味，净麻黄四分，熟石膏三钱，生白术钱半，光杏仁三钱，肥知母钱半，茯苓皮三钱，大腹皮二钱，桑白皮二钱，冬瓜子、皮各三钱，淡姜皮五分。"

【原文】

26. 皮水为病，四肢肿，水气在皮肤中，四肢聂聂动[①]者，防己茯苓汤主之。

防己茯苓汤方：

防己三两　黄芪三两　桂枝三两　茯苓六两　甘草二两

右五味，以水六升，煮取二升，分温三服。

【校勘】

《外台》引深师，作"疗皮水如肿，水气在皮肤中，四肢集集动，木防己汤"。方后注云："本出仲景《伤寒论》"。

【注释】

①聂聂动：聂聂，枝叶动摇貌；此处聂聂动是形容四肢肌肉瞤动的样子。

【浅述】

本条论述皮水阳虚的证治。

水在皮肤，故四肢浮肿；水气相搏，故聂聂瞤动；此卫阳虚弱，不能行水所致。防己茯苓汤：防己除湿，茯苓利水，桂枝通阳，黄芪益气，甘草调中，故主治之。

【按语】

黄芪甘温，功能益气达表，振奋卫阳；前条防己黄芪汤证，风水汗出恶风，是因卫阳虚弱，不能外固所致，故黄芪与白术同用，以固表除湿；本条皮水四肢聂聂瞤动，是因卫阳虚弱，不能行水所致，故黄芪与桂枝同用，以通阳行水。

【治例】

编者治验：何某，男，6岁。患肾炎已四个多月，面色苍白，四肢浮肿，精神疲倦，汗出恶风，食纳不佳，小便短少（化验室检查：红血球0~1，白血球0~3，蛋白卌），舌质胖淡，脉缓无力。此脾气虚弱，卫阳不振之故，宜振奋卫阳，健脾制水为治。用防已茯苓汤：防已6克，茯苓10克，黄芪6克，桂木5克，甘草2克，加白术6克，陈皮3克，服五剂，食欲稍好，小便增加，再服五剂，浮肿消退，精神好转（小便化验：蛋白+）；后用参苓白术散加芡实，黑豆，粳米，共研细末，加糖和匀，蒸熟作健脾糕常服，半年后，据其家长云：患儿小便经多次化验正常，已恢复健康上学。

【原文】

27. 里水，越婢加术汤主之，甘草麻黄汤亦主之。越婢加术汤：（原注：见上，于内加白术四两；又见中风中）

甘草麻黄汤方：

甘草二两　麻黄四两

右二味，以水五升，先煮麻黄，去上沫，内甘草，煮取三升，温服一升，重复汗出，不汗再服，慎风寒。

【校勘】

《外台》：此两方各作一条；一引范汪注，作“皮水，一身面目悉肿，甘草麻黄汤主之。”一引《古今录验》，作“皮水，越婢加术主之。”注云：“已上方并本出仲景《伤寒论》。”

【浅述】

本条论述水在皮里的两种治法。

里水，即水之在皮里肌腠者，其证一身面目洪肿，脉沉，小便不利，宜越婢加术汤以发越皮里肌腠之水气，已于前第5条作了讨论；但越婢加术汤，只适宜于里水之有热者，若里水无热，则当用甘草麻黄汤发其汗为宜，特于此条加以说明，以补前条之未备。

【按语】

日医吉益猷氏说："凡防己所主者为虚肿，自下而起；麻黄所主者为实肿，自上而起"；实为经验之谈，当参。

【治例】

方舆輗："往年，一男子，六十余岁，患上证（谓皮水本方证也），余一诊，即投甘草麻黄汤，服之一夜，汗出烦闷而死。后阅《济生方》曰：有人患气促，积久不瘥，遂成水肿，服此而效，但此药发表，老人虚人，不可轻用。余当弱冠，方药未妥，逮读济生，乃大悔昨非。"（《金匮今释》引）

【原文】

28. 水之为病，其脉沉小，属少阴，浮者为风，无水虚胀者为气水，发其汗即已；脉沉者，宜麻黄附子汤，浮者宜杏子汤。

麻黄附子汤方：

麻黄三两　甘草二两　附子一枚，炮

右三味，以水七升，先煮麻黄，去上沫，内诸药，煮取二升半，温服八合，日三服。

杏子汤方：（原注：未见，恐是麻黄杏仁甘草石膏汤方）

【校勘】

《脉经》：无"脉沉者"之"脉"字，两"宜"字均作"与"字；"麻黄附子汤"作"附子麻黄汤"。又《伤寒论·少阴病篇》作"麻黄附子甘草汤"。

【浅述】

本条论述肾水、风水和气分的辨证及治疗。

水病脉沉小，属少阴肾水，脉浮者为风水，无水虚胀者为气分；原文气水的“水”字，恐系“分”字之误，详见下“气分”条。肾水、风水和气分，都可发其汗，但汗法各有不同；肾水脉沉者，宜用麻黄附子汤温经发汗；风水脉浮者宜用杏子汤宣肺发汗；杏子汤，原注未见，恐是麻黄杏仁甘草石膏汤：《金鉴》、陈灵石认为是麻黄杏仁甘草汤，要之风水挟热者，可用麻杏石甘汤，无热表实者，则用麻黄杏仁甘草汤为宜。气分未出方，当用桂姜草枣麻辛附子汤温阳通气。

【按语】

注家对本条的见解极不一致，如赵以德、曹颖甫认为本条是言气水的治法，并将原文读为“浮者为风，无水，虚胀者为气水”；尤在泾认为本条是言肾水与风水的治法，陈修园认为本条是言石水的治法，尤、陈两氏并将原文气分二字分开，读为“无水虚胀者为气，水发其汗即已”；魏念庭、高学山并于水下加一病字，作“水病发其汗即已”；《金鉴》认为本条是言风水的治法，并说原文气水之气字，当是风字；又陆渊雷则认为全条皆言水病，不应羼入气病，“无水虚胀者为气水”一句，直是衍文；编者认为：此条是论述肾水、风水和气分的辨证及治疗，原文气水，当作气分；关于气分的治法，另有专条讨论，此条只附带提及，作为对比说明，是借宾定主文法。

【原文】

29. 厥而皮水者，蒲灰散主之。（原注：方见消渴中）

【校勘】

《脉经》水气篇，此条缺。

【浅述】

本条论述皮水身肿而冷的治法。

厥而皮水，即前第4条皮水身肿而冷的证候。水在皮肤，阳气不能外达，故厥；这种厥冷，与阴寒内盛引起的寒厥不同，故不用桂附回阳，而用蒲灰散通利小便，使水去阳通，则肿消厥止。

【按语】

本条，《金鉴》及陈修园认为是皮水溃烂谓之厥，以蒲灰散为外治药，其说与本条原义不合；且前《消渴病篇》的蒲灰散，方后已载明为散饮服，则非外治方可知；但皮水日久，引起褥疮者，移作外用，亦无不可。

【治例】

曹颖甫："蒲灰，即溪涧中大叶菖蒲，味咸能降，味辛能开。王一仁在广益医院治病，有钱姓男子，腹如鼓，股大如五斗瓮，臂如车轴之心，头面皆肿，遍体如冰，气咻咻若不续，见者皆曰必死。一仁商于刘仲华，取药房干菖蒲一巨捆，炽炭焚之，得灰半斤，随用滑石和研，用麻油调涂遍体，以开水调服一钱，日三服，明日肿减大半；一仁见有效，益厚涂之，改服二钱，日三服，三日而肿全消，饮食谈笑如常人，乃知经方之妙，不可思议也。前数年，予在家乡治谢姓小儿，茎及睾丸，明若水晶，令制而服之，一夕得小便甚多，其肿即消，惟腹满不减，继以姜、辛、术、附，后以急于赴沪，不复知其究竟，甲戌十一月，闻此儿已十四岁矣。"（录自《金匮发微》）

【原文】

30. 问曰：黄汗之为病，身体肿（一作重），发热汗出而渴，状如风水，汗沾衣，色正黄如蘗汁①，脉自沉，何从得之？师曰：以汗出入水中浴，水从汗孔入得之；宜芪芍桂酒汤主之。

黄芪芍药桂枝苦酒汤方：

黄芪五两　芍药三两　桂枝三两

右三味，以苦酒一升，水七升相和，煮取三升，温服一升，当心烦，服至六七日乃解；若心烦不止者，以苦酒阻故也（原注：一方用美酒醯代苦酒）。

【校勘】

“身体肿”：《脉经》、《千金》作“身体洪肿”，是。“而渴”《巢源》、《千金》，作“不渴”；《脉经》细注云：“‘而渴’一作‘不渴’”；“沾衣”，《巢源》、《千金》作“染衣”，“脉”上有“其”字。《脉经》：“何从得之”作“问曰：黄汗之病何从得之”，接下另作一条。赵刻、俞桥本：“蘗汁”作“药汁”。

【注释】

①蘗汁：蘗，同柏，是形容汗出的颜色像黄柏汁一样。

【浅述】

本条论述黄汗的成因和证治。

黄汗之病，身体洪肿，发热汗出不渴等证，与风水相似，但风水恶风，黄汗不恶风，风水脉浮，黄汗脉沉；风水汗出不黄，黄汗则汗出沾衣，色正黄如蘗汁，以此为辨。黄汗的成因，是因汗出入水中浴，水从汗孔入于肌腠所致。水湿外侵，阳气被遏，影响营卫失调，故出现以上症状；芪芍桂酒汤，黄芪益卫，桂枝通阳，芍药调营，苦酒消肿，故主治之。服后心烦者，是因苦酒味酸，阻留药力之故，服至六七日，则荣卫协调，其病自解。

【按语】

魏念庭说：“古人称醋为苦酒，非另有所谓苦酒也；美酒醯，即人家所制社醋，即镇江之红醋是也；又醋之劣者即白酒醋，各处皆是，总以社醋入药。”宜参。

【原文】

31. 黄汗之病，两胫自冷；假令发热，此属历节。食已汗出，又身常暮卧盗汗出者，此荣气也。若汗出已反发热者，久久其身必甲错，发热不止者，必生恶疮。若身重，汗出已辄轻者，久久必身瞤，瞤即胸中痛；又从腰以上必汗出，下无汗，腰髋[①]弛痛，如有物在皮中状；剧者不能食，身疼重烦躁，小便不利，此为黄汗；桂枝加黄芪汤主之。

桂枝加黄芪汤方：

桂枝 芍药各三两 甘草二两 生姜三两 大枣十二枚 黄芪二两

右六味，以水八升，煮取三升，温服一升，须臾饮热稀粥一升余，以助药力，温复取微汗，若不汗更服。

【校勘】

“荣气”：《脉经》、《外台》，赵刻及《辑义》本，作“劳气”，黄注本作“荣血”；今从《正脉》本，《衍义》本及魏、徐、尤、陈注本，作“荣气”。赵刻，“暮”下无“卧”字。《外台》引仲景《伤寒论》，“有物”作“虫”；“桂枝加黄芪汤”作“桂枝汤加黄芪五两”。

【注释】

①髋：kuān 音宽，即髋骨部分。

【浅述】

本条论述黄汗的变证及其治疗。

黄汗之病，亦与历节相似，均有发热骨节疼痛等证，但黄汗则两胫自冷，历节则两胫发热，这是辨证的要点。若食已汗出，卧常盗汗，则为卫气外泄，荣气内虚的现象。若汗出而热不为汗减，津液外泄太多，则皮肤枯燥，必如鳞甲之交错；若发热不止，热伤血脉，必生恶疮，恶疮即本篇首条所说的痈脓。若湿胜身重，汗出则湿随汗泄，故身重转轻；但汗出日久，阳气必伤，故身体肌肉瞤动而胸中聚痛；又从腰以上出汗，腰以下无汗，则为上焦阳虚，下焦湿重，故腰髋痠软疼痛，有物如在皮中状。其剧者，湿郁中焦则不能食，湿侵肌肉则身疼重，阳为湿郁则烦躁不眠，水湿不化则小便不利，这是黄汗表虚湿郁，荣卫失调所演变的结果。桂枝加黄芪汤，功能调和荣卫，通阳散邪，故主治之。

【按语】

芪芍桂酒汤与桂枝加黄芪汤，均主黄汗，调和荣卫，这是两方相同之点；但前方功能益卫通阳，调营摄阴，于黄汗之遍体浮肿，汗出色黄者宜之；后方功能通阳益卫，散邪和营，于黄汗之身体疼重，腰以上汗出者宜之；这是两方不同之点。

【治例】

编者治验：章某，女，38岁。患白细胞减少症，病因不明。血常规检查：血红蛋白及血小板正常，白细胞数在2,000～3,000/立方毫米之间，分类计数粒细胞百分率亦在正常范围。患者平时容易汗出，抵抗力差，经常感冒，精神疲倦，全身乏力，余无特殊，脉缓无力。此卫阳虚弱，腠理不固所致。拟温卫阳，固腠理为法。用桂枝加黄芪汤：桂枝10克，白芍10克，甘草3克，生姜3片，大枣3枚，黄芪15克，连服十多剂，抵抗力增强，精神转好，白细胞数达6,000/立方毫米。

【原文】

32. 师曰：寸口脉迟而涩，迟则为寒，涩为血不足；趺阳脉微而迟，微则为气，迟则为寒，寒气不足①，则手足逆冷，手足逆冷，则荣卫不利，荣卫不利，则腹满胁鸣相逐；气转膀胱，荣卫俱劳，阳气不通即身冷，阴气不通即骨疼，阳前通则恶寒，阴前通则痹不仁。阴阳相得，其气乃行，大气②一转，其气乃散。实则失气，虚则遗溺，名曰气分。

【校勘】

“胁鸣”：程、魏注本及《金鉴》，均作“肠鸣”，是。“遗溺”：赵刻本作“遗尿”，义同。

【注释】

①寒气不足：指有寒而又气血不足。

②大气：这里是指人的元气。

【浅述】

本条论述气分病的形成机制和脉证。

寸口脉迟而涩，为里寒血虚之象；趺阳脉微而迟，为气虚里寒之象；气为卫之体，荣为血之用，气血不足，寒气独胜，则荣卫不利，手足逆冷；荣卫俱虚，寒气内盛，则腹满虚胀，肠鸣相逐。气转膀胱少腹之部，寒气实，则下出于谷道而失气；阳气虚，则不能控制膀胱而遗溺；阳气不通于表以温分肉，则身冷；阴气不通于里以荣筋骨，则骨疼；阳前通则恶寒，阴前通则痹不仁，阴阳两字恐系颠倒互误，只有阴前通而阳不与之俱通，才会恶寒；阳前通而阴不与之俱通，才会麻痹不仁；以上都是阴阳相失所导致的结果。故其治疗大法，当使阴阳相得，正气才能畅行，元气运转，邪气才得消散；此为气血虚寒，无水虚胀的病变，故名气分。

【按语】

《金鉴》说："此气血内虚，寒气内客之气胀，故曰气分；而下条发明主治，用桂枝去芍药加麻黄附子细辛汤者，温养荣卫阴阳，发散寒邪之气也"；其说颇有见地，当参。

【原文】

33. 气分，心下坚，大如盘，边如旋杯，水饮所作，桂枝去芍药加麻辛附子汤主之。

桂枝去芍药加麻黄细辛附子汤方：

桂枝三两　生姜三两　甘草二两　大枣十二枚　麻黄细辛各二两　附子一枚，炮

右七味，以水七升，煮麻黄，去上沫，内诸药，煮取二升，分温三服，当汗出，如虫行皮中即愈。

【校勘】

徐、尤、陈、黄、曹注本，均无"水饮所作"四字，宜从。

【浅述】

本条是承上条论述气分病的治疗方剂。

气分病，是因阳气不行，寒气不散所致，其脉证已见于上条，与水饮所作者无关，故宜桂枝去芍药加麻黄细辛附子汤温经散寒，通阳化气以主治之；若系水饮所作的心下坚，当为枳术汤所主治，详见按语及下条。

【按语】

《金鉴》说："'气分，心下坚大如盘，边如旋杯，水饮所作'之十六字，当是衍文，观心下坚之本条自知：'桂枝去芍药加麻黄附子细辛汤主之'十五字，当在上条气分之下，又始相属，正是气分的治法，必是错简在此"；其说亦通。

【治例】

《方函口诀》："工藤球卿云，凡大气一转，为治万病之精义，而于血症为尤要。昔年一妇人患劳欬，欬血气急，肌热烙手，大肉尽削，脉甚细数，余以为死证，而一医以为可治，用桂姜草枣辛附汤，竟得全愈，余大敬服。以此发明大气一转之理，得治乳岩、舌疽、及诸翻花疮等数十人。翻花疮用黄辛附汤，盖因阴阳相隔，气无所统制，血肉失其交，以渐顽固，遂致出血，据《金匮》阴阳相得，其气乃行，大气一转，其气乃散，故拟用此汤也。一妇人患乳岩结核（即结节，非谓结核病——编者），处处糜烂，渐有翻花之兆，时时出血，至戊午初春，疼痛益甚，结核增长，卧床不能起；正月二十八日，与黄辛附汤，四五日疼痛退，结核减，起床视事如平日。"（《金匮今释》引）

【原文】

34. 心下坚，大如盘，边如旋盘，水饮所作，枳术汤主之。

枳术汤方：

枳实七枚　白术二两

右二味，以水五升，煮取三升，分温三服；腹中软，即当散也。

【校勘】

《脉经》，作"枳实术汤"。《肘后》卒心痛门，作"心下坚痛，大如椀，边如旋柈，名为气分，水饮所结"（丹波氏云：柈，即盘字）。《外台》心痛癥块门，引张文仲，与《肘后》文同；又饮澼门，引《备急》，与本条文同。"旋盘"，徐、沈注，作“旋盃”。

【浅述】

本条论述水饮病引起“心下坚”的证治。

心下，即胃的部位；胃有水饮，故心下坚；大如盘，是言其坚的面积；边如旋杯，是言其边圆中空，此为水饮所作，与前条“气分，心下坚，大如盘，边如旋杯”之由于阳气不行，寒气不散所致者不同，故不用桂姜草枣麻辛附子汤，而用枳术汤攻坚消痞，健胃制水以主治之。

【按语】

丹波元坚：“按上条与此条，其病俱在内，与外体浮肿者不同，今编在本篇者，未详其解，疑是《痰饮篇》中所错也”；其说可参。

【原文】

附方：

《外台》防己黄芪汤：治风水脉浮为在表，其人或头汗出，表无他病；病者但下重，从腰以上为和，腰以下当肿及阴，难以屈伸。（原注：方见风湿中）

【按语】

《外台》第二十卷风水门，载有深师木防己汤，主治与此相同，其方药味与本书前《痉湿暍病篇》所载防己黄芪汤相同，惟分量稍异，作“生姜三两，大枣十二枚擘，白术四两，木防己四两，甘草二两炙，黄芪五两”；煮服法，作“右六味切，以水六升，煮取二升，分三服”；方后细注云：“此本仲景《伤寒论》方”。《脉经》水气篇所载防己黄芪汤的主治，“其人”下，有“能食”二字，无“或”字；“头”下有“痛”字；“病者”下有“言”字，余与此同。据此，可知附方《外台》防己黄芪汤的主治，系仲景原文，而本篇第24条所载“风水，脉浮身重，汗出恶风者，防己黄芪汤主之”，系后人误据前《痉湿暍病篇》：“风湿、脉浮身重，汗出恶风者，防己黄芪汤主之”的条文，将风湿改作风水，置于本篇。

小　结

水气即是水肿。本篇将水气病分为风水、皮水、正水、石水四类：风水、皮水病皆属表，身肿明显，但无腹满，风水恶风，皮水则不恶风；正水、石水病皆属里，均有腹满、身肿，但正水腹满而喘，石水则腹满不喘；四水以此为辨。又有黄汗身肿，与水气相似，所以并在一起讨论。本篇水气，与痰饮亦相近似，但痰饮是水饮潴留于局部的疾患，水气是水液泛滥于周身的病证；篇内提到的五脏水，即五脏病所引起的水肿，与《痰饮篇》的水在五脏，为水饮侵及五脏者不同。此外，因血分病、气分病均与水气病有关，所以附带作了讨论。

在治疗上：风水，由于水为热迫，证见脉浮身肿不渴，汗出，外无大热的，用越婢汤散水清热；由于表实无汗的，用杏子汤宣肺发汗；由于卫阳不固，证见脉浮身重，汗出恶风的，用防己黄芪汤固表除湿。皮水，由于阳虚不能行水，证见四肢肿，聂聂瞤动的，用防己茯苓汤通阳散水；由于阳郁不能外达，证见身肿而冷的，用蒲灰散利水通阳。里水，即水之在皮里者，证见脉沉，身面洪肿，小便不利，其表实有热的，用越婢加术汤解表清热；其表实无热的，用甘草麻黄汤解表泄水。又少阴肾水脉沉的，用麻黄附子汤温阳散水。至于水气病引起肾气上冲的变证，则当先治其冲气，后治其水气。黄汗本证，而见身肿发热，汗出口渴的，用芪芍桂酒汤行阳和阴；黄汗变证，而见身瞤胸痛，腰下无汗，髋腰弛痛的，用桂枝加黄芪汤通阳散邪。气分病，由于阳虚气滞，证见手足逆冷，麻痹不仁，腹满虚胀，肠鸣相逐的，则用桂枝去芍药加麻辛附子汤温经散寒，通阳行气；由于水饮所作，证见心下坚大如盘，边如旋杯的，则用枳术汤攻坚消痞，健胃制水；但枳术汤证，系水饮所作，条首并未标出“气分”二字，疑系《痰饮病篇》条文，错置本篇。

总的说来，水病的形成，与肺、脾、肾、三焦有关：《素问·水热穴论》说：“其本在肾，其末在肺，皆积水也”；《阴阳别论》说：“三阴结谓之水”；《灵兰秘典论》说：“三焦者，决渎之官，水道出焉”；可知肺不能通调水道，脾不能运化水湿，肾不能温化水气，三焦失其决渎之职，均可形成水肿。水病的治疗，《素问·汤液醪醴论》有开鬼门，洁净府，及去菀陈莝的治法，所以篇内提出了腰以上肿当发汗，腰以下肿当利小便，及病水腹大可下的法则；但这些治法，只适宜于阳证、实证，若阴证、虚证，则当采用培脾土，温肾阳等治法。本篇论风水、皮水的治疗较多，论正水、石水的治疗较少；用发汗的方法较多，用利小便的方法较少，而攻下的方法则未举出具体方剂；后世医家认为水饮与水气，两者同源异流，水气病可下的实证，亦可借用《痰饮病篇》的十枣汤、己椒苈黄丸等方治疗，可作临床参考。

附：本篇内容归纳表

(一)水气病：

- 诊察
  - 水病分类 (1)
    - 风水——其脉自浮，外证骨节疼痛，恶风
    - 皮水——其脉亦浮，外证浮肿，按之没指，不恶风；其腹如鼓，不渴
    - 正水——其脉沉迟，外证自喘
    - 石水——其脉自沉，外证腹满不喘
    - 黄汗——其脉沉迟，身发热，胸满，四肢头面肿，久不愈，必致痈脓
  - 五脏水肿
    - 心水——其身重而少气，不得卧，烦而躁，其人阴肿 (14)
    - 肝水——其腹大，不能自转侧，胁下腹痛，时时津液微生，小便续通 (15)
    - 肺水——其身肿，小便难，时时鸭溏 (16)
    - 脾水——其腹大，四肢苦重，津液不生，但苦少气，小便难 (17)
    - 肾水——其腹大，脐肿，腰痛不得溺，阴下湿如牛鼻上汗，其足逆冷，面反瘦 (18)

- 诊察
  - 水病脉证
    - 脉象
      - 脉得诸沉，当责有水
      - 脉伏 (11)
    - 特征
      - 目裹上微臃，如蚕新卧起状，其颈脉动，时时欬，
      - 按其手足上陷而不起 (3)
      - 水病人，目下有卧蚕，面目鲜泽 (12)
    - 死证——身体肿重，水病脉出者死 (11)
  - 趺阳脉诊
    - 本自有寒 (6)
      - 脉象——趺阳脉当伏，今反紧
      - 证状——疝瘕腹中痛
      - 误下——医反下之，即胸满短气
    - 本自有热 (7)
      - 脉象——趺阳脉当伏，今反数
      - 证状——消谷，小便数
      - 机转——今小便反不利，此欲作水
  - 水病机制
    - 水走皮肤 (8)
      - 脉象
        - 寸口脉浮而迟
        - 趺阳脉浮而数
      - 病机——络脉虚，小便难，虚难相搏，水走皮肤
    - 水在肠间 (9)
      - 脉象——寸口脉弦而紧
      - 病机——卫气不行，恶寒，水沾不流，走于肠间
    - 肾不化水 (10)
      - 脉象——少阴脉紧而沉
      - 病机——紧则为痛、沉则为水，小便即难
    - 利后脾虚 (13)
      - 证状——病下利后，渴饮水，小便不利，腹满因肿
      - 机转——小便自利及汗出者，自当愈

- 治则
  - 治水大法 (19)
    - 腰以下肿——当利小便
    - 腰以上肿——当发汗
  - 可汗证
    - 风水——风气相击，身体洪肿，汗出乃愈 (2)
    - 皮水——当发其汗 (1)
  - 可下证——病水腹大，小便不利，其脉沉绝，可下之 (12)
  - 禁汗证——{风水，皮水；黄汗，肺胀}渴而下利，小便数者，皆不可发汗 (4)

- 风气相搏 (2)
  - 脉象——浮洪
  - 辨证
    - 隐疹——身体为痒，痒为泄风，久为痂癞(风强)
    - 腹水——难以俛仰(气强为水)
    - 风水——身体洪肿，恶风
    - 黄汗——不恶风，小便通利，上焦有寒，其口多涎

- 证治
  - 风水
    - 中有水气 (3)
      - 脉象——寸口脉沉滑
      - 证状——面目肿大，有热
    - 水侵肌体 (4)
      - 脉象——太阳病，脉浮而紧
      - 辨证
        - 风水——骨节反不疼，身体反重而酸，不渴，恶寒
        - 皮水——渴而不恶寒，身肿而冷
        - 黄汗——痛在骨节，状如周痹，胸中窒，不能食反聚痛，暮躁不得眠
        - 肺胀——欬而喘，不渴，其状如肿
    - 表虚有汗 (24)
      - 脉证——脉浮，身重，汗出恶风
      - 治疗——防己黄芪汤(固表除湿)
    - 表实里热 (25)
      - 脉证——恶风一身悉肿，脉浮不渴，自汗，无大热
      - 治疗——越婢汤(解表清里)
  - 皮水
    - 水在皮肤 (26)
      - 证状——四肢肿，聂聂动
      - 治疗——防己茯苓汤(行阳去水)
    - 厥而皮水——蒲灰散(利水通阳) (29)
  - 里水
    - 表实有热 (5)
      - 脉证—— 一身面目黄肿，其脉沉，小便不利
      - 治疗——越婢加术汤(解表清热)
    - 表实无热——甘草麻黄汤(解表泄水) (27)
  - 肾水 (28)
    - 辨证
      - 水病
        - 脉沉小——少阴肾水
        - 脉浮者——风水
      - 气分——无水虚胀
      - （以上）发其汗即已
    - 治疗
      - 肾水脉沉——麻黄附子汤(温经发汗)
      - 风水脉浮——杏子汤
        - 挟热——麻杏甘石汤
        - 无热——麻黄杏仁甘草汤
  - 黄汗
    - (30)
      - 成因——汗出入水中浴，水从汗孔入得之
      - 脉证——身体肿，发热汗出而渴，状如风水，汗沾衣，色正黄如柏汁，脉自沉
      - 治疗——芪芍桂酒汤(通阳和阴)
    - 变证 (31)
      - 辨证
        - 黄汗——两胫自冷
        - 历节——假令发热，此属历节
        - 荣气——食已汗出，又身常暮卧盗汗出
        - 恶疮——若汗出已反热，久久身必甲错，发热不止者必生恶疮
      - 证状——苦身重，汗出已辄轻，久久必身瞤，胸中痛，从腰以上汗出，下无汗，腰髋弛痛，

- 证治
  - ……
    - 如有物在皮中状，剧者不能食，身疼重，烦躁，小便不利，此为黄汗
    - 治疗——桂枝加黄芪汤(行阳散邪)
  - 误治处理 (23)
    - 本病——病者苦水，面目身体四肢皆肿，小便不利
    - 并发证——胸中痛，气上冲咽，状如炙肉，微欬喘
    - 脉象——寸口脉沉而紧，沉为水，紧为寒。沉紧相搏，结在关元
    - 误治经过
      - 大下——医以为留饮大下之，气击不去，其病不除
      - 重吐——胃家虚烦，咽燥欲饮水，小便不利，水谷不化，面目手足浮肿
      - 下水——又与葶苈丸下水，当时如小差，食饮过度，肿复如前，胸胁苦痛，象若奔豚，其水扬溢，则浮欬喘逆
    - 救逆法则——先治新病，水病治当在后。先攻击冲气令止，乃治欬，咳止其喘自差

(二)血分病和气分病：

- 血分
  - 虚证寒证 (20)
    - 脉证
      - 寸口——沉迟，沉为水，迟为寒，寒水相搏
      - 趺阳——脉伏，水谷不化
        - 脾气衰——骛溏
        - 胃气衰——身肿
      - 少阳——脉卑；少阴——脉细
        - 男子——小便不利
        - 妇人——经水不通
    - 引起水肿——经为血，血不利则为水
  - 阳证实证 (21)
    - 脉证
      - 寸口——脉沉数，阴结阳实
      - 趺阳——脉微弦，微则无胃气，弦则不得息
      - 少阴——脉沉滑，沉为在里，滑则为实
    - 形成机制——血结胞门，其瘕不泻，经络不通
  - 鉴别预后 (22)
    - 血分——经水先断，后病水——难治
    - 水分——先病水，后经水断——易治，去其水，其经自下

- 气分
  - 脉象
    - 寸口——迟涩，迟则为寒，涩为血不足
    - 趺阳——微迟，微则为气，迟则为寒
  - 病机——寒而气血不足，荣卫不利，气转膀胱，荣卫俱劳
  - 证候——手足逆冷，腹满肠鸣相逐，身冷骨疼恶寒，痹不仁
  - 机转——寒气实则失气，阳气虚则遗溺
  - 治则——阴阳相得，其气乃行，大气一转，其气乃散
  - （以上）(32)
  - 治疗
    - 证状——心下坚，大如盘，边如旋杯
    - 方剂
      - 阳虚气滞——桂枝去芍药加麻辛附子汤(通阳行气)
      - （以上）(33)
      - 水饮所作——枳术汤(健胃制水)……………………………(34)

黄疸病脉证并治第十五

论二首　脉证十四条　方七首

本篇是论述黄疸病的脉证和治疗的专篇。黄疸，亦作黄瘅，瘅与疸通。《素问·平人气象论》:“溺黄赤安卧者，黄疸；目黄者，曰黄瘅”。又《六元正纪大论》:“湿热相搏，民病黄瘅”。《灵枢·经脉》:“脾所生病者，溏瘕泄，水闭，黄疸”，“肾所生病者，口热舌干，烦心，黄疸”，可知黄疸的形成，主要是因湿热相交所致，并与脾肾两经有关。

黄疸病，是以身目发黄为主的病证，本篇分为谷疸、酒疸、女劳疸，以及由酒疸、女劳疸发展而成的黑疸四类。后世《巢源》分黄病为二十八候；《圣济总录》又有九疸、三十六黄之分；可见黄疸病的范围相当广泛，凡具有黄疸证状的疾病均包括在内。《伤寒论·阳明病篇》亦有讨论发黄证候的条文，在学习本篇的同时，并宜与《伤寒论》有关各条互参。

【原文】

1. 寸口脉浮而缓，浮则为风，缓则为痹，痹非中风；四肢苦烦，脾色必黄，瘀热以行。

【浅述】

本条论述黄疸的脉象和病机。

寸口脉浮而缓，浮为风热的象征，缓为湿痹的象征；痹，指湿邪郁闭而非中风之痹，故四肢不疼，但苦烦重，脾为湿土，黄为土色，湿瘀化热，行于周身，因而成为黄疸。

【按语】

丹波元坚说:“‘缓则为痹’之‘痹’字，盖是瘅字之讹，始与文义相叶；顾以其讹作痹，后人不辨，遂补‘痹非中风’

一句也；再按‘痹非中风’一句，推他文例，当是‘风痺相搏’四字，《仓公传》曰：‘风痺客脬，难于大小溲，溺赤”。其说可备参考。

【原文】

2. 趺阳脉紧而数，数则为热，热则消谷；紧则为寒，食即为满。尺脉浮为伤肾，趺阳脉紧为伤脾，风寒相搏，食谷即眩；谷气不消，胃中苦浊，浊气下流，小便不通，阴被其寒，热流膀胱，身体尽黄，名曰谷疸。

额上黑，微汗出，手足中热，薄暮即发，膀胱急，小便自利，名曰女劳疸，腹如水状不治。

心中懊侬[①]而热，不能食，时欲吐，名曰酒疸。

【校勘】

《脉经》：女劳疸，酒疸，各作一条；《衍义》本及徐、沈、尤、魏、陈、黄注本同。《千金》：自上条“寸口脉浮而缓”至本条“名曰谷疸”，作一条；《金鉴》：自上条“寸口”起至本条“酒疸”止，合为一条。沈、尤、陈、黄本，“疸”均作“瘅”。

【注释】

①懊侬：形容心中烦闷，嘈杂难受。

【浅述】

本条论述谷疸，女劳疸，酒疸的脉证。

趺阳脉紧而数，数为胃热，故能消谷；紧为脾寒，故主腹满。尺脉浮为风热伤肾，趺阳脉紧为寒湿伤脾；风寒相搏，湿热中阻，故食谷即眩；运化失常，谷气不消，故胃中苦浊；浊气下流，气化不行，故小便不通；脾湿胃热，流于膀胱，膀胱属太阳，主一身之肌表，故身体尽黄；此证是因谷气不消所致，故名谷疸。

黑色属肾，肾主五液；房劳伤肾，故额上黑，微汗出；肾阴亏虚，故手足中热，薄暮即发，薄暮即傍晚的时候；下元不足，故膀胱拘急，小便自利；此证是因房劳过度所致，故名女劳疸；若腹如水状，则脾肾两败，故为不治。

酒，体湿而性热，热蒸于上，故心中懊侬而热；湿郁于中，故不能食，时欲吐；此证是因饮酒过多所致，故名酒疸。

【按语】

丹波元坚按："先兄曰：尺脉浮为伤肾，趺阳脉紧为伤脾，二句插入，以对示女劳疸、谷疸二证之脉，此不承'食即为满'句，亦不接'风寒相搏'句"；其说亦通。又《巢源》女劳疸候，有小便难；丹波元简按："本经云小便自利，可疑。"

【原文】

3. 阳明病脉迟者，食难用饱，饱则发烦头眩，小便必难，此欲作谷疸，虽下之，腹满如故，所以然者，脉迟故也。

【校勘】

此条，并见于《伤寒论·阳明病篇》；"发烦"作"微烦"。

【浅述】

本条论述谷疸寒湿在里的证状。

阳明燥热，其脉当数；今脉迟，则为寒湿可知。寒湿在里，故不能饱食；胃阳被郁，故饱则发烦；清阳不升，故头为之眩；寒湿不化，故小便必难；这是谷疸将欲发作的前兆。寒湿腹满，则宜温化，若下之，则徒伤其胃而腹满不除，所以然者，是因脉迟寒湿不解的缘故。

【按语】

本条并见于《伤寒论·阳明病篇》。又《伤寒论》说："脉迟，尚未可攻；""伤寒，发汗已，身目为黄，所以然者，以寒湿在里不解故也；以为不可下也，于寒湿中求之"，可与本条互参，则脉迟不可下，其义更明。

【原文】

4. 夫病酒黄疸，必小便不利，其候心中热，足下热，是其证也。

【浅述】

本条论述酒疸的本证。

酒为湿热之物，饮酒过多，故病酒黄疸；湿气不化，则小便不利；热气上蒸，则心中热；湿热下流，则足下热；可能还有足胫浮肿的现象，这是酒疸的本证。

【按语】

《巢源》酒疸候，有“足胫满”而无“足下热”，《圣济总录》论酒疸，亦无“足下热”而有“足胫浮肿”；据此，本条的“足下热”，可能是“足胫满”之误，因小便不利，湿气不化，必然会发生足胫浮肿的现象。

【原文】

5. 酒黄疸者，或无热，靖言了了，腹满欲吐，鼻燥；其脉浮者先吐之，沉弦者先下之。

【校勘】

“靖言了了”：《正脉》本作“靖言了”；赵刻本作“请言”，程本及《金鉴》作“谵言”均无“了了”二字；《衍义》本，喻氏《医门法律》，尤注本，作“清言了了”，黄注作“谵言了了”；《外台》引《千金》作“静言了了”，高注本同；今据《脉经》，《千金》及徐、沈、魏、陈注本，作“靖言了了”。（陆渊雷按：“靖、静、清皆同音通假；清，则形近之讹；靖言了了，谓言语不乱也”。丹波元简按：“靖作谵，并系于后人改定”）赵刻、程本及《金鉴》：“腹满”上有“小”字。

【浅述】

本条论述酒疸腹满欲吐的两种不同脉象和治法。

酒黄疸，一般多心中懊憹而热，但亦有无热者，心中无热，故精神安静，言语不乱。热不在心而在胃，故腹满欲吐；

津液不升，故鼻燥；于法，中满者当泻之于内，其高者则因而越之，今腹满欲吐，则为可下、可吐之证，故必决之于脉；其脉浮者，病势向上，宜先吐之；脉沉弦者，病势在里，宜先下之。

【按语】

本条只提示吐、下的治法，未举具体方剂；按栀子大黄汤，吐、下两法兼备，宜先吐者，则以栀子、香豉为主，宜先下者，则以大黄、枳实为主，临床时可灵活掌握使用。

【原文】

6. 酒疸，心中热欲吐者，吐之愈。

【校勘】

“欲吐”，赵刻本作“欲呕”。

【浅述】

本条论述酒疸可吐的证状。

酒能助湿，亦能助热；心中热而欲吐，为湿热郁蒸，邪欲上越之象，故吐之即愈，这是因势利导的法则。

【按语】

上条腹满欲吐，为可下，可吐之证，故从脉象的浮、沉来决定先吐或先下的治法；本条心中热欲吐，则可吐的证状表现很明显，故不言脉象，以彼例此，其为浮脉可知；至于具体方剂，则栀子豉汤及瓜蒂汤，可斟酌选用。

【原文】

7. 酒疸，下之，久久为黑疸；目青面黑，心中如噉蒜虀[①]状，大便正黑，皮肤爪之不仁，其脉浮弱，虽黑微黄，故知之。

【校勘】

《巢源》酒疸候，无“虽黑微黄”四字。“噉”，《千金》作“啖”；“皮肤爪之”，《千金翼》作“皮革搔之”；“爪”，程本作“抓”。

【注释】

①虀（jī 音姬）：蒜虀，即蒜末之类。

【浅述】

本条论述酒疸误治，经久变为黑疸的脉证。

酒疸，用下法，必须掌握可下的脉证，若非腹满、脉沉弦者而误下之，则湿热乘虚侵及血分，久久必变为黑疸。目为肝窍，肝脏郁血，故目青，面属阳明，瘀热上蒸，故面色黑黄；湿热郁遏，故心中嘈杂难受，如同吃了蒜末一样；消化道出血，故大便黑；血不营于皮肤，故用手爪之，不知痛痒。其脉浮弱，为病程日久，正气已虚之象，面虽黑，而黑中微带黄色，故知此为酒疸演变的结果。

【按语】

《巢源》说："夫黄疸、酒疸、女劳疸，久久多变为黑疸。"由此可见，黑疸是诸疸病情恶化的晚期证状，不但酒疸、女劳疸久久可变为黑疸，而黄疸经久失治，亦可变为黑疸，预后均属不良。

【原文】

8. 师曰：病黄疸，发热烦喘，胸满口燥者，以病发时，火劫其汗，两热所得；然黄家所得，从湿得之；一身尽发热而黄，肚热，热在里，当下之。

【校勘】

"烦喘"：尤、陈本作"烦渴"。"两热所得"《衍义》、《金鉴》、程、黄本，均作"两热相得"。"而黄"：《正脉》本作"面黄"，今据《脉经》、赵刻、《衍义》及徐、陈、沈、魏、尤、程、黄注本，作"而黄"。

【浅述】

本条论述热病误用火攻引起黄疸的证治。

病黄疸，发热烦喘，胸满口燥者，这是由于热病初起，医者误用火劫其汗，两热相得所引起的黄疸，与一般黄疸从湿而得者不同；今患者一身尽黄发热，特别是以手扪其腹部发热，为瘀热在里的确证，故当下之，以清其里热。

【按语】

陈修园说:“此概言黄疸有因误火而得之证，又辨其湿热相合者为瘅病之常，独热在里者为瘅病之变，使人分别论治也”，其说甚当；至于具体应用的方剂，曹颖甫主张用大黄硝石汤，可供临床参考。

【原文】

9. 脉沉，渴欲饮水，小便不利者，皆发黄。

10. 腹满，舌痿黄，躁不得睡，属黄家。（原注：舌痿疑作身痿）

【校勘】

“躁”：赵刻及徐、沈注本，作“燥”。《金鉴》云:“舌痿黄之‘舌’字，当是‘身’字，必传写之讹”。丹波元简按:“‘舌痿’诸注并云作‘身痿’但尤仍原文释之，非；魏云：‘痿’当作‘委’，舌胎正黄无间色，亦非”。

【浅述】

此两条论述湿热发黄与寒湿发黄的证候。

脉沉主里。热盛于里，则渴欲饮水；湿郁于里，则小便不利；湿热郁蒸，故成黄疸。这是湿热发黄的证候。

脾虚湿困，则为腹满；血色不荣，则身萎黄；阳为湿郁，故躁不得眠，萎黄虽非黄疸之黄，然病从湿得，故属黄家。这是寒湿发黄的证候。

【按语】

湿热发黄，多急性实证，病属阳明，宜清热利湿，如茵陈蒿汤之类；寒湿发黄，多慢性虚证，病属太阴，宜温中化湿，如理中汤之类；临床时注意分别施治。

【原文】

11. 黄疸之病，当以十八日为期，治之十日以上瘥，反剧，为难治。

【校勘】

《脉经》：条首有“师曰”二字。“剧”，赵刻本作“极”。

【浅述】

本条论述黄疸消退的时间和预后。

黄疸的消退时间，一般是十八天左右，治疗十天以上，病就应该好转；若不但没有好转，反而增剧，说明病势还在继续发展，必将很快加重，或将变成慢性，故为难治。

【按语】

本条十八日为期，注家如尤在泾等，多以脾土寄旺于四季之末十八日，故以土旺之数，作黄病之期，脾气旺则虚者当复，实者当通作解；究之十八日为期，是从临床实践得来的大致日数，不必拘执。

【原文】

12. 疸而渴者，其疸难治；疸而不渴者，其疸可治。发于阴部①，其人必呕；阳部②，其人振寒而发热也。

【校勘】

“阳部”上，《脉经》，《千金》，有“发于”二字，程本及《金鉴》同。“发热”之“发”字，《巢源》、《千金》，均作“微”字。

【注释】

①阴部：指里。

②阳部：指表。

【浅述】

本条论述黄疸的辨证和预后。

疸系湿热之病，渴为阴伤之证，疸而渴者，阴液已伤，正不胜邪，故为难治；疸而不渴者，阴液未虚，正气易复，故为可治。里属阴部，表属阳部，病发于里，故其人必呕；病发于表，故振寒发热。

【按语】

上条是从黄疸消退的时间来推断其预后，本条是从黄疸的渴与不渴来推断其预后，并从呕逆与寒热的证状，辨别其病之属里属表，医者宜深入体会。

【原文】

13. 谷疸之为病，寒热不食，食即头眩，心胸不安，久久发黄，为谷疸，茵陈蒿汤主之。

茵陈蒿汤方：

茵陈蒿六两　大黄二两　栀子十四枚

右三味，以水一斗，先煮茵陈，减六升，内二味，煮取三升，去滓，分温三服，小便当利，尿如皂角汁状，色正赤，一宿腹减，黄从小便去也。

【浅述】

本条论述谷疸的证状和治疗。

谷疸系胃热脾湿为病，湿热郁遏，故寒热不食，食即头眩；湿热熏蒸，故心胸不安；久则发黄，而为谷疸。茵陈蒿汤：茵陈利湿，栀子清热，大黄通便，湿热分消，则黄自退，故主治之。

【按语】

本篇第二条谷疸小便不通，第三条谷疸小便必难；本条方后注："分温三服，小便当利，一宿腹减"；前后对照，可知本条还有腹满，小便不利的证状。

【治例】

《丁甘仁医案》："刁（左），抑郁起见，肝病传脾，脾不健运，湿自内生，与胃中之浊气相并，下流膀胱，膀胱为太阳之府，太阳主一身之表，膀胱湿浊不化，一身尽黄，小溲赤涩，食谷不消，易于头眩，此谷疸也；治病必求于本，疏肝解郁为主，和中利湿佐之：银柴胡一钱，云茯苓三钱，大砂仁八分，苍、白术各一钱，全当归二钱，生、熟谷芽各三钱，陈皮一钱，赤芍钱半，生熟苡仁各三钱，川朴一钱，茵陈钱半，车前子三钱，黑山栀二钱。”

【原文】

14. 黄家，日晡所发热，而反恶寒，此为女劳得之；膀胱急，少腹满，身尽黄，额上黑，足下热，因作黑疸，其腹胀如水状，大便必黑，时溏；此女劳之病，非水也，腹满者难治；硝石矾石散主之。

硝石矾石散方：

硝石　矾石烧，等分

右二味，为散，以大麦粥汁和服方寸匕，日三服，病随大、小便去；小便正黄，大便正黑，是其候也。

【校勘】

《千金》:“膀胱急”上，有“当”字；《千金》、《外台》:“少腹”均作“小腹”。“身尽黄”:《千金》作“体尽黄”，《外台》作“身体尽黄”。“其腹胀如水状”：《千金》作“其腹胪胀而满，如欲作水状”；《外台》作“腹胪胀满如水状”。《千金》:“溏”下有“泄”字；“女劳之病”，作“女劳疸”。《外台》:“大便必黑时溏，”作“大便黑溏者”。“非水”下，尤、陈注本有“病”字。

【浅述】

本条论述女劳疸发展成为黑疸的证治。

黄疸病人，傍晚时发热而不恶寒，则为阳明热盛的现象；若傍晚时发热而反恶寒，则为少阴肾虚的现象，此为女劳而得。膀胱居少腹之部，肾与膀胱为表里，女劳伤肾，故膀胱拘急，少腹胀满；黑色属肾，少阴肾虚，故身尽黄而额上色黑；下元不足，肾阴亏损，故身发热而足下尤甚；病势继续发展，则成黑疸。大便黑溏，为消化道出血；腹如水状，为脾肾两败；这是女劳疸演变的结果，而非水肿病引起的腹满，故难治。硝石矾石散：硝石即火硝，性味苦寒，功能消瘀泄满；矾石即皂矾，性味酸寒，功能入血除湿；大麦粥甘平养胃，并以缓消矾之刺激，故主治之。服后小便正黄，为湿热下出的现象；大便正黑，有两种情况，一是原来消化道出的血，二是服药后皂矾所染，使大便变成黑色。

【按语】

日晡所，正当申酉之时，阳明旺于申酉，而申时又是气血流注于膀胱的时候，酉时是气血流注于肾的时候，肾与膀胱相表里，故日晡所发热者，主阳明热盛，亦主少阴肾虚，但阳明发热不恶寒，少阴发热则恶寒。又皂矾煅赤，名绛矾，小量能止血补血，燥湿除满，治黄肿；过服能涌吐，入药用绛矾，忌与茶同服，宜注意及之。

【治例】

《丁甘仁医案》："任（右），经闭三月，膀胱急，少腹满，身尽黄，额上黑，足下热，大便色黑，时结时溏，纳少神疲，脉象细涩，良由寒客血室，宿瘀不行，积于膀胱少腹之间也，女劳疸之重证，非易速痊，古方用硝石矾石散，今仿其意而不用其药：归尾、茯苓、红花，砂仁、赤芍、桃仁、肉桂、茵陈、丹参、清宁丸、延胡索、血余炭、泽泻。"

【原文】

15. 酒黄疸，心中懊憹，或热痛，栀子大黄汤主之。

栀子大黄汤：

栀子十四枚　大黄一两　枳实五枚　豉一升

右四味，以水六升，煮取二升，分温三服。

【校勘】

《外台》："酒黄疸"作"酒痒者"。

【浅述】

本条论述酒疸的治疗。

酒疸，湿热郁结，故心中嘈杂难受或热痛，栀子大黄汤：栀子、香豉，开郁除烦；枳实、大黄，破结泄热，湿随热泄，其病自解，故主治之。

【按语】

张路玉说：“此治酒疸之脉沉弦者，用此方以下之；其脉浮，当先吐者，则用栀子豉汤，可不言而喻矣；”其说当参。

【治例】

陈作仁：“病名：湿热阳黄。原因：此人好饮酒，数斤不醉，适至六月暑温当令，又饮酒过量，致有黄疸重证。症候：壮热不退，面目遍身色如老橘，口渴思饮，大小便秘，日渐沉重，卧床不起。诊断：六脉沉实而数，舌苔黄燥。疗法：阳黄证宜清解，因仿仲景茵陈蒿加大黄栀子汤主之；以茵陈利湿清热为君，以大黄、厚朴通大便为臣，以栀子清心肾之热为佐，加木通利水道，使邪由前阴分走不致停滞为使。连进二剂，二便均通，黄亦稍退，脉象亦较前柔和，仍照原方减去木通，加茯苓、六一散，续进二剂，至四日黄症已退过半。但年高气弱，不宜过于攻伐，因照原方减去大黄，加薏苡仁，又接服四剂，未十日而黄症逐渐全愈矣。”（录自《全国名医验案类编》）

【原文】

16. 诸病黄家，但利其小便；假令脉浮，当以汗解之，宜桂枝加黄芪汤主之。（原注：方见水气病中）

【校勘】

《千金》载此方，黄芪用五两。

【浅述】

本条论述黄疸表虚湿郁的治疗。

黄疸病人，多系湿热郁蒸为患，故当利其小便，使热随湿去而愈，这是治疗黄疸的一般法则。假令脉浮而表虚湿郁者，则当从汗而解，宜桂枝加黄芪汤解肌发汗，扶正却邪以主治之。

【按语】

按桂枝加黄芪汤，只适宜于表虚湿郁无热者；若表实湿郁有热，则当采用麻黄连翘赤小豆汤为宜；又《外台》：许仁则疗急黄始得，宜合麻黄等五味汤服之，发汗以泄黄势，方用麻黄、葛根、石膏、生姜、茵陈等五味组成，亦可参考。

【治例】

尤在泾："面目身体悉黄，而中无痞闷，小便自利，此仲景所谓虚黄也，即以仲景法治之。桂枝、黄芪、白芍、茯苓、生姜、炙草、大枣。"（录自《柳选四家医案·静香楼医案》）

【原文】

17. 诸黄，猪膏发煎主之。

猪膏发煎方：

猪膏半斤　乱发如鸡子大，三枚

右二味，和膏中煎之，发消药成，分再服，病从小便出。

【浅述】

本条论述黄疸津枯血燥的治疗。

黄疸久病，津枯血燥，证见大便秘结者，宜润燥通瘀。猪膏发煎：猪膏润燥利血脉，乱发通瘀利水道，故主治之。

【按语】

黄疸一般忌食重油，本条说"诸黄，猪膏发煎主之，"必有脱简，若非蓄血发黄而致津液枯燥者，宜慎用。

【治例】

徐忠可："此为黄疸之谷气实者设也。仲景于胃气下泄，阴吹而正喧者，亦用此方，注曰：此谷气之实也。予友骆天游，黄疸腹大如鼓，百药不效，用猪膏四两，发灰四两，一剂而愈，仲景岂欺我哉！"

【原文】

18. 黄疸病，茵陈五苓散主之。（原注：一本云，茵陈汤及五苓散并主之）

茵陈五苓散方：

茵陈蒿末，十分　五苓散五分（方见痰饮中）

右二味和，先食饮方寸匕，日三服。

【浅述】

本条论述黄疸湿重于热的治疗。

黄疸，湿重于热，小便不利者，宜茵陈五苓散，利尿渗湿以主治之；若热重于湿，小便不利而赤者，方中桂、术温燥，究非所宜，医者慎之。

【按语】

上第16条说诸病黄家，但利其小便，茵陈五苓散为利小便的主要方剂，果系湿重于热的黄疸，自可采用。

【治例】

《本事方》："有一人病伤寒七八日，身体洞黄，鼻目皆痛，两髀及项颈腰脊强急，大便涩，小便如金。予曰：脉紧且数，脾元受阻，暑热蕴蓄于太阳之经，宿谷相搏，郁蒸而不得散，故使头面有汗，至颈下无之；若鼻中气冷，寸口近掌无脉则不疗，急用茵陈汤调五苓散与之，数服而差。"

【原文】

19. 黄疸腹满，小便不利而赤，自汗出，此为表和里实，当下之，宜大黄硝石汤。

大黄硝石汤方：

大黄　黄蘖　硝石各四两　栀子十五枚

右四味，以水六升，煮取二升，去滓，内消，更煮取一升，顿服。

【校勘】

《脉经》、《千金》：作"大黄黄蘖栀子芒硝汤"；《外台》引仲景《伤寒论》：作"大黄黄蘖皮栀子硝石汤"；《千金翼》：作"大黄汤"。

【浅述】

本条论述黄疸热重于湿的治疗。

黄疸里实热盛，故腹满小便不利而赤；表和里热，故自汗出，此与阳明里实，热蒸自汗同理，故当下之。大黄硝石汤：大黄泻中焦之热，栀子清上焦之热，黄柏清下焦之热，硝石则于苦寒清热之中，攻下泄满，故宜之。

【按语】

大黄硝石汤，与茵陈蒿汤、栀子大黄汤，均用栀子、大黄，但三方各有所主：茵陈蒿汤主清热利小便，栀子大黄汤主清热除烦，大黄硝石汤主清热攻下，医者注意比较区别。

【治例】

《静俭堂治验》："某，患黄疸，更数医，累月不见效，发黄益甚，周身如桔子色，无光泽，带黯黑，眼中黄如金色，小便短少，色黄如柏汁，呼吸迫促，起居不安，求治于予。乃以指头按胸肋上，黄色不散，此疸证之尤重者也。乃合茵陈汤、大黄硝石汤作大剂，日服三四帖，及三十日，黄色渐散去，小便清利而痊愈。凡察疸证之轻重，以指重按患者胸肋之骨间，放指则黄色其迹见白，忽复如元黄色者，此轻证易治也；至重证，则虽重按，则黄色不少散，屹然不动；以此人属重证，故合茵陈蒿汤、大黄硝石汤与之。"（《金匮今释》引）

【原文】

20. 黄疸病，小便色不变，欲自利，腹满而喘，不可除热，热除必哕，哕者小半夏汤主之。（原注：方见痰饮中）

【浅述】

本条论述黄疸虚寒致哕的治疗。

黄疸病，里无热，则小便色不变；欲自利，则中气虚寒可知；脏寒生满病，故腹满；腹满则吸气难入，故喘；证属虚寒，法当温中健胃，不可除热。若误为里实而用栀子、大黄之类以除其热，势必引起胃气虚逆而作哕；哕是误治所致的标证，急则治标，故宜小半夏汤温胃散寒，降逆止哕以主治之。

【按语】

本条宜与上条对比参看，上条腹满小便不利而赤，是里有实热，故宜清里泄热；本条腹满与小便色不变，是里气虚寒，故不可除热。小半夏汤是治误治致哕的标证，至于本证的治疗，审其虚寒有湿，大便自利者，可用理中汤；虚寒无湿，小便自利者，可用小建中汤。

【原文】

21. 诸黄，腹痛而呕者，宜柴胡汤。（原注：必小柴胡汤，方见呕吐中）

【校勘】

“诸黄”：《正脉》本原作“诸劳”，丹波氏《辑义》本据诸注本改定作“诸黄”，并云：“魏作‘劳’解之，非”。

【浅述】

本条论述黄疸邪在少阳的证治。

诸病黄疸，腹痛而呕者，邪在少阳，于法当有寒热往来，胸胁苦满之证，故宜柴胡汤和解少阳，则呕痛自止。柴胡汤，原文未明示小柴胡汤或大柴胡汤，临床时，可根据具体病情，斟酌选用。

【按语】

《金鉴》说：“呕而腹痛，胃实热也，然必有潮热便硬，始宜大柴胡汤两解之，若无潮热，便软，则当用小柴胡汤去黄芩加芍药和之可也。”其说可参。

【原文】

22. 男子黄，小便自利，当与虚劳小建中汤。（原注：方见虚劳中）

【浅述】

本条论述虚劳萎黄的证治。

小便自利，则湿热随小便排泄，当不发黄；今黄而小便自利，则非湿热黄疸，而为虚劳萎黄可知。虚劳患者，一般以男子为多，殆与房劳过度有关，其临床表现为营养不良，失精亡血萎黄等证，故当与小建中汤调和营卫，建立中气为治。

【按语】

《伤寒论·阳明病篇》说:“小便自利者,不能发黄”;本篇第9条说:“小便不利皆发黄;”可知本条男子黄小便自利,必非湿热引起的黄疸,而是虚劳所致的萎黄。虚劳萎黄则两目不黄,湿热黄疸则两目发黄,这是鉴别两者的重要标志,学者注意及之。

【原文】

附方:

瓜蒂汤: 治诸黄。(原注:方见暍病中)

【按语】

《外台》第四卷诸黄门，引《删繁》疗天行毒热，通贯藏府，沉鼓（《千金》细注作‘沉伏’）骨髓之间，或为黄疸、黑疸、赤疸、白疸、谷疸、马黄等疾，喘息须臾而绝，（《千金》细注作‘不绝’）第二方，其药味分量及煮服法，与本书前《痉湿暍病篇》的一物瓜蒂汤均同，据此，可知此方“治诸黄”三字，系后人据《外台》所载《删繁》方编入。

【原文】

《千金》麻黄醇酒汤：治黄疸。

麻黄三两

右一味，以美清酒五升，煮取二升半，顿服尽；冬月用酒，春月用水煮之。

【按语】

此方，《千金》载于第十卷伤寒发黄门，主治伤寒热出表，发黄疸。“美清酒”，作“淳酒”；“二升半”，作“一升半”；“顿服尽”，作“尽服之”；下云:“温复汗出即愈”，“冬月”下，有“寒时”二字。又《外台》第四卷黄疸门，引仲景《伤寒论》：黄瘅，麻黄醇酒汤主之方，作“麻黄一大把，去节”，煮服法与此方同，方后并引古今方云:“伤寒热出表，发黄疸，宜汗之则愈。”据《外台》，可知此方原系仲景方，而《千金》所载此方的主治，则与古今方同。

小　结

黄疸病的致病因素有多种，本篇对湿热发黄、寒湿发黄、女劳发黄，火劫发黄、燥结发黄以及虚黄等都有所论述，但以谷疸、酒疸、女劳疸、黑疸四类为重点。

谷疸，是胃热脾湿，谷气不消所致，以寒热不食，食即头眩，心烦不安，身体尽黄为主征；酒疸，是因饮酒过多，湿热郁遏所致，以心中懊侬或热痛，身黄为主征。其治疗，当区别湿热的轻重而作出相应处理，如湿重于热，用茵陈五苓散；热重于湿，用栀子大黄汤、大黄硝石汤；湿热两盛，用茵陈蒿汤。女劳疸，是因房劳过度，肾阴亏虚所致，以身发黄，额上黑，手足心热，薄暮即发，膀胱急，少腹满为主征。黑疸则是酒疸、女劳疸经久不愈，转变而成，以目青面黑，虽黑微黄，腹如水状，大便色黑时溏为主征，治疗以硝石矾石散消瘀泄满为主。后世医家，对于黄疸的辨证，分阴黄、阳黄两类，大抵酒疸、谷疸多属阳黄，女劳疸、黑疸多属阴黄，又须结合全身情况，才能作出正确的诊断和处理。

此外，篇中提出诸黄而有表证的，可用桂枝加黄芪汤解肌托表；邪在少阳而见腹痛呕吐的，用柴胡汤止呕定痛；由于津枯血燥而见大便秘结的，用猪膏发煎润燥通便；由于虚寒误治致哕的，用小半夏汤温胃降逆；由于虚劳萎黄而见小便自利的，用小建中汤建立中气；皆有一定临床价值。惟附方瓜蒂汤为剧烈吐剂，麻黄醇酒汤为辛温刺激的汗剂，临床实际应用很少。后世对黄疸宜吐者，多用栀子豉汤；宜汗者，多用麻黄连翘赤小豆汤，可资参考。

尤在泾说：“夫黄疸之病，湿热所郁也，故在表者汗而发之，在里者攻而去之，此大法也；乃亦有不湿而燥者，则变清利为润导，如猪膏发煎之治也；不热而寒，不实而虚者，则变攻为补，变寒为温，如小建中之治也；其有兼证错出者，则先治兼证而后治本证，如小半夏及小柴胡之治也”；其说对本篇正变虚实的治法，作了简要的归纳，可视为本篇的小结。

附：本篇内容归纳表

- 辨证
  - 黄疸
    - 湿瘀化热
      - 脉象——寸口脉浮而缓，浮则为风，缓则为痹
      - 病机——痹非中风，四肢苦烦，脾色必黄，瘀热以行 (1)
    - 湿热发黄——脉沉，渴欲饮水，小便不利者，皆发黄 (9)
    - 寒湿发黄——腹满，身痿黄，躁不得睡，属黄家 (10)
    - 误治发黄 (8)
      - 证状——病黄疸，发热烦喘，胸满口燥
      - 原因——以病发时，火劫其汗，两热所得
      - 病变——一身尽发热而黄，肚热，热在里
      - 治法——当下之(清其里热)
  - 谷疸
    - 胃热脾寒 (2)
      - 脉象——趺阳脉紧而数
        - 数则为热，热能消谷
        - 紧则为寒，食即为满
      - 病机——谷气不消，胃中苦浊，浊气下流，阴被其寒，热流膀胱
      - 证状——食谷即眩，小便不通，身体尽黄
    - 寒湿在里 (3)
      - 脉象——阳明病，脉迟
      - 证候——食难用饱，饱则发烦头眩，小便必难，此欲作谷疸
      - 禁忌——(脉迟，不可下)虽下之，腹满如故
  - 女劳疸 (2)
    - 证状——额上黑，微汗出，手足中热，薄暮即发，膀胱急，小便自利
    - 预后——腹如水状，不治
  - 酒疸
    - 证状
      - 心中懊憹而热，不能食，时欲吐 (2)
      - 小便不利，心中热，足下热(足胫满) (4)
      - 或无热，靖言了了，腹满欲吐，鼻燥 (5)
    - 治法
      - 其脉浮者——先吐之 (5)
      - 脉沉弦者——先下之 (5)
      - 心中热，欲吐者，吐之愈 (6)
  - 黑疸 (7)
    - 病因——酒疸，下之，久久为黑疸
    - 脉证——目青面黑，心中如啖蒜齑状，大便正黑，皮肤爪之不仁，其脉浮弱
    - 特征——虽黑微黄

- 治疗
  - 黄疸
    - 湿重于热——茵陈五苓散(利尿渗湿) (18)
    - 热重于湿 (19)
      - 证状——腹满，小便不利而赤，自汗出
      - 治法——此为表和里实，当下之
      - 方剂——大黄硝石汤(清热泄满)
  - 谷疸——湿热并重 (13)
    - 证状——寒热不食，食即头眩，心胸不安，久久发黄
    - 方剂——茵陈蒿汤(清利湿热)
  - 酒疸——湿热郁结 (15)
    - 证状——心中懊憹或热痛
    - 方剂——栀子大黄汤(泄热除烦)
  - 黑疸——女劳引起 (14)
    - 证候——黄家，日晡所发热，反恶寒，膀胱急，少腹满，身尽黄，额上黑，足下热，其腹胀如水状，大便黑溏，此为女劳得之，因作黑疸
    - 预后——腹满者难治
    - 方剂——硝石矾石散(泄满除热)
  - 诸黄
    - 一般治则——诸病黄家，但利其小便 (16)
    - 表虚湿郁 (16)
      - 脉象——浮
      - 治法——当以汗解之
      - 方剂——桂枝加黄芪汤(解肌却邪)
    - 津枯血燥——猪膏发煎(润燥通瘀) (17)
    - 虚寒致哕 (20)
      - 证状——黄疸病，小便色不变，欲自利，腹满而喘
      - 禁忌——不可除热，热除必哕
      - 方剂——哕者，小半夏汤(温胃降逆)
    - 邪在少阳 (21)
      - 证状——腹痛而呕
      - 方剂——柴胡汤(止呕定痛)
    - 虚劳萎黄 (22)
      - 证状——男子黄，小便自利
      - 方剂——小建中汤(建立中气)
- 转归预后
  - 黄疸消退时间——当以十八日为期，治之十日以上瘥，反剧为难治 (11)
  - 转归 (12)
    - 发于阳部——振寒发热(属表)
    - 发于阴部——其人必呕(属里)
  - 预后 (12)
    - 疸而渴者——其疸难治(较重)
    - 疸而不渴——其疸可治(较轻)

惊悸吐衄下血胸满瘀血病脉证治第十六

脉证十二条　方五首

本篇是论述惊悸、吐衄、下血、瘀血等疾患的脉证和治疗。篇名虽将惊悸、胸满与血证并列，但其内容是以讨论血证为重点。讨论惊悸的条文不多，而胸满只是作为瘀血的一个兼证附带提及。

惊与血证，《内经》早有记载；《素问·举痛论》:“惊则心无所倚，神无所归，虑无所定，故气乱矣；”《灵枢·百病始生》:“阳络伤则血外溢，血外溢则衄血；阴络伤则血内溢，血内溢则后血”；又《灵枢·口问》:“大惊卒恐，则血气分离”；《素问·气厥论》:“脾移热于肝，则为惊衄”；可知惊与血证有着一定的关系。因惊病属肝，悸病属心；心主血，肝藏血；如络伤血溢，则为吐衄下血；如血凝气滞，则为瘀血胸满；而失血过多，又可引起血虚心悸；所以合为一篇讨论。

【原文】

1. 寸口脉动而弱，动即为惊，弱则为悸。

【浅述】

本条论述惊悸的脉象和成因。

寸口，包括寸、关、尺三部脉位而言；动脉厥厥动摇，弱脉沉而无力；外有所触而心跳的为惊，内无所主而心跳的为悸；惊则气乱，故脉动不宁；悸因血虚，故脉弱无力。

【按语】

《医林绳墨》:“惊者，默然遇惊，身心皆动而神不自守也；悸者，偶而存想，心有所惧，惚然所伤。惊从外入，自外以惕内也；悸自内生，自内以惊外也。”其说可参。

【治例】

曹颖甫：“仓卒之间，暴受惊怖，则心为之跳荡不宁，而寸口之动应之，故动则为惊；既受惊怖，气馁而惕息，寸口之弱应之，故弱则为悸；此证不得卧寐，才合目则惊叫，又复多疑。予尝治赵姓妇人一证，颇类似。中夜比邻王姓失火，梦中惊觉，人声鼎沸，急从楼梯奔下，未及地而仆，虽未波及，而心中常震荡不宁，予用炙甘草汤加枣仁、辰砂，五剂而卧寐渐安，不复叫呼矣。”（录自《金匮发微》）

【原文】

2. 师曰：尺脉浮，目睛晕黄[①]，衄[②]未止；晕黄去，目睛慧了[③]，知衄今止。

【校勘】

“尺”：赵刻本作“夫”，程本及《金鉴》并同。《脉经》云：“病衄连日不止，其脉何类？师曰：脉来轻轻在肌肉，尺中自溢；（细注：一云尺脉浮）；《巢源》鼻衄候，作“连日不止者，其脉轻轻在肌，尺中自浮；”下文均与本条同。《脉经》、《巢源》：“未止”上，均有“必”字。

【注释】

①目睛晕黄：形容目睛昏浊，黑白不明。

②衄：指鼻出血。

③慧了：形容目睛黑白分明。

【浅述】

本条论述衄血的脉证和预后。

尺脉候肾，肾脉当沉而反浮，则为虚火上炎的象征；目为肝窍，肾热移肝，故目睛晕黄，黑白不明；虚火乘肺，血随火升，故衄未止；若晕黄已去，目睛清明慧了，则虚热已退，尺脉自沉，故知衄止。

【按语】

目睛晕黄与黄疸目黄不同，黄疸目黄，是白珠发黄；目睛晕黄，是黑睛周围发生黄晕，医者注意区别。

【原文】

3. 又曰：从春至夏衄者，太阳；从秋至冬衄者，阳明。

【校勘】

《脉经》：两“衄”字之上，均有“发”字。《巢源》鼻衄候，作“衄发，从春至夏，为太阳衄；从秋至冬，为阳明衄”。

【浅述】

本条论述衄血与四时气候有关。

春温夏热，阳气在外，太阳表证为多，表邪不从汗解，势必郁而致衄，故春夏衄者，多属太阳；秋凉冬寒，阳气在里，阳明里证为多，里热不从下泄，势必逆而致衄，故秋冬衄者，多属阳明。

【按语】

本条所说春夏衄者太阳，秋冬衄者阳明，只是说明衄血与气候的变化有关，但也不是绝对的，因为春夏也有阳明证，秋冬也有太阳证。临床时，必须根据具体病情进行辨证，才能作出正确的诊断和处理。

【原文】

4. 衄家[①]不可汗，汗出必额上陷脉[②]紧急，直视不能眴[③]，不得眠。

【校勘】

此条，并见于《伤寒论·太阳病篇》。“额上陷脉紧急”；《脉经》惊悸吐衄篇，作“额上促急而紧”；病不可发汗篇，作“额陷脉上促急而紧”。

【注释】

①衄家：即素患鼻衄的人。

②额上陷脉：指额上陷中动脉。

③眴（xuàn 音炫）：义同瞬。

【浅述】

本条论述衄家误汗伤阴的变证。

素患衄血的病人，阴血已虚，不可发汗，若误汗之，则重伤其阴。额上陷脉，即上部天两额之动脉，为足少阳脉气之所行，阴液耗伤，故额上陷中动脉紧急；目为肝窍，肝与胆相表里，经脉失养，故两目直视不能瞬动；阴虚阳亢，阳不入阴，故不得眠；这是衄家误汗伤阴引起的后果。

【按语】

衄家不可发汗，与太阳病其人发烦目瞑，剧者必衄，及伤寒脉浮紧，不发汗因致衄者，病情完全不同；彼为阳气重，表实无汗致衄的患者，故均主麻黄汤以发其汗；此为阴血虚，素患衄血的病人，故不可发汗以伤其阴，医者注意及之。

【原文】

5. 病人面无血色，无寒热，脉沉弦者衄；浮弱手按之绝者下血，烦咳者必吐血。

【校勘】

“面无血色”：赵刻及徐、沈、尤、陈注本，作“面无色”。《脉经》，《衍义》及尤、陈注本：“浮弱”上，有“脉”字。《脉经》：“浮弱”以下，另作一条。“无寒热”：《巢源》鼻衄候，脱“无”字；大便下血候，作“时寒时热”四字。

【浅述】

本条论述衄血、下血和吐血的不同脉证。

病人面无血色，无寒热，是包括衄血、下血、吐血而言。病人失血，故面无血色；病非外感，故身无寒热；阳络伤则血外溢而衄血，衄血太多，阴气内虚，故脉象沉弦；阴络伤则血内溢而下血，下血太多，阳气外浮，故脉象浮弱，按之则绝；血热则烦，气逆则咳，故烦咳者必吐血。

【按语】

徐忠可说:“烦咳条不言脉，浮弱二字贯之也”；可参。又《金鉴》说:“‘脉沉’当是‘脉浮’,‘脉浮’当是‘脉沉’，文义始属，必传写之误”，其说似是；但与前《血痹虚劳病篇》:“男子脉虚沉弦，无寒热，面色白，时目瞑兼衄，此为劳使之然”条不合；且《巢源》鼻衄候，亦作“脉沉弦者衄”；大便下血候，亦作“脉浮弱按之绝者下血”；故仍依本条原文为是。

【原文】

6. 夫吐血，咳逆上气，其脉数而有热，不得卧者死。

【校勘】

《千金》咳嗽门载此条,“吐血”上，有“病”字;“咳逆”作“喘咳”；无“而”字。《巢源》吐血候，作“喘咳上气，脉数浮大者死”。

【浅述】

本条论述吐血预后不良的脉证。

阴虚火盛，迫血妄行，故吐血；虚火刑金，肺失肃降，故咳逆上气；脉数身热，为真阴亏损，阳气独胜之象；不得卧，为阴虚阳亢，阳不入阴之征；故主死。

【按语】

陈修园说:“此言血后真阴亏而难复也；若用滋润之剂，恐阴云四合，龙雷之火愈升；若用辛温之方，又恐孤阳独胜，而燎原之势莫当；师所以定其死而不出方，余于死证中觅一生路，用二加龙骨汤（白薇、白芍、龙骨、牡蛎、附子、甘草、生姜、大枣）加阿胶，愈者颇多;”其说可备临床参考。

【原文】

7. 夫酒客[①]咳者，必致吐血，此因极饮过度所致也。

【校勘】

《千金》咳嗽门与痰饮门，均载此条。“此因极饮”；痰饮门作“此坐久饮”，咳嗽门作“此坐久极饮”。

【注释】

①酒客：指素嗜饮酒的人。

【浅述】

本条论述嗜酒亦为吐血的原因之一。

酒体湿而性热，素喜饮酒的人，必多湿热，湿能生痰，热能伤血，因痰致咳，因咳动血，故酒客咳者必致吐血，这是由于饮酒过度所致，与上阴虚火盛，咳嗽吐血者不同。

【按语】

《伤寒论》说："酒客病，不可与桂枝汤，得汤则呕，以酒客不喜甘故也"；又说："凡服桂枝汤吐者，其后必吐脓血也"；治疗时必须注意。

【原文】

8. 寸口脉弦而大，弦则为减，大则为芤，减则为寒，芤则为虚，寒虚相击，此名曰革，妇人则半产漏下，男子则亡血。

【校勘】

此条已见前《血痹虚劳病篇》，彼条，无"寸口"二字；"相击"作"相搏"；"亡血"下，有"失精"二字。

【浅述】

本条论述亡血虚寒的脉象。

寸口，包括寸、关、尺三部而言。脉弦如张弓弦，主阳气减，故弦则为寒；脉大中空为芤，主阴血虚，故芤则为虚；虚寒相搏名为革，革脉弦大中空，如按鼓皮，为阴虚阳浮，外强中干之象。故妇人得之则半产漏下，男子得之则亡血。

【按语】

此条已见于前《血痹虚劳病篇》，因虚劳与亡血有关；复出于此，与以上第六、七两条作为对比，说明亡血不一定都是阴虚，也可出现阳虚的情况。

【原文】

9. 亡血[①]，不可发其表，汗出即寒慄而振[②]。

【校勘】

此条并见于《伤寒论·太阳病篇》，“血”下有“家”字，《脉经》同；“发”：《脉经》作“攻”。

【注释】

①亡血：指失血过多而言。

②寒慄而振：即怕冷发抖的样子。

【浅述】

本条论述亡血误汗伤阳的变证。

亡血病人，阴血已伤，不可发表，若误表发汗，则并伤其阳，阳虚不能卫外，故寒慄而振，这是亡血以后误汗伤阳的变证。

【按语】

前第四条与本条，同为亡血误汗所导致的后果，但彼为误汗伤阴，所以出现直视不能眴的阴虚变证；此为误汗伤阳，所以出现寒慄而振的阳虚变证；由于人体素质的不同，所以引起的变证也不同。

【原文】

10. 病人胸满，唇痿[①]舌青口燥，但欲漱水不欲咽，无寒热，脉微大来迟，腹不满，其人言我满，为有瘀血。

11. 病者如热状，烦满，口干燥而渴，其脉反无热，此为阴伏[②]，是瘀血也；当下之。

【校勘】

“为有瘀血”下，《脉经》有“当汗出不出，内结亦为瘀血”十一字。“如热状”，徐、尤、陈注本，作“如有热状”。“阴伏”，赵刻本作“阴状”，非。

【注释】

①唇痿：口唇色萎不泽。

②阴伏：是阴邪结伏，指内有瘀血而言。

【浅述】

此两条论述瘀血的诊断和治法。

离经之血，蓄结不散，则为瘀血。血瘀气滞，故病人胸满；血色不荣，则唇萎不泽；血流不畅，则舌色青紫；津液不生，则口中干燥；漱水不欲咽，则内无实热可知；身无寒热，则病非外感所致；其脉微大来迟，为气滞血瘀之象；腹不满而其人自言我满，为阴伏在内之征；根据以上脉证，故可断其为内有瘀血。

病人烦满口干燥渴，如有实热的形状；其脉不数，有热证而无热脉，为阴伏在内，血瘀不行之象；故当下其瘀血。

【按语】

业师孙鼎宜说："前条言虚热与瘀血见证多同，必以脉反见迟又兼腹满者，而后瘀血证乃可定；后条言实热与瘀血见证多同，必以脉之见寒，于以知其为阴伏成瘀，为可下"；其说精当，宜参。

【原文】

12. 火邪者，桂枝去芍药加蜀漆牡蛎龙骨救逆汤主之。

桂枝救逆汤方：

桂枝三两，去皮　甘草二两，炙　生姜三两　牡蛎五两，熬　龙骨四两　大枣十二枚　蜀漆三两，洗去腥

右为末，以水一斗二升，先煮蜀漆，减二升，内诸药，煮取三升，去滓，温服一升。

【校勘】

沈注本，未载此条。

【浅述】

本条论述火邪致惊的治疗。

火邪，是指误用烧针、艾灸、火熏等法劫汗亡阳，引起惊狂起卧不安的变证。桂枝去芍药加蜀漆牡蛎龙骨救逆汤：桂、甘、姜，枣，调荣和卫，龙骨、牡蛎，安神镇惊，蜀漆除邪散

结，故主治之。

【按语】

本条只说火邪，没有指出火邪的具体证状，根据《伤寒论》："太阳伤寒者，加温针必惊也；"又"伤寒脉浮，医以火迫劫之，亡阳，必惊狂、起卧不安者，桂枝去芍药加蜀漆龙骨牡蛎救逆汤主之"二条，可见本条的火邪，必有惊狂、起卧不安的证状。

【原文】

13. 心下悸者，半夏麻黄丸主之。

半夏麻黄丸方：

半夏　麻黄各等分

右二味，末之，炼蜜和丸小豆大，饮服三丸，日三服。

【校勘】

《脉经》惊悸篇，未载此条。

【浅述】

本条论述水饮致悸的治疗。

心下，即胃的部位，胃有水饮，澹荡则悸。半夏麻黄丸：半夏涤饮降逆，麻黄散水通阳，故主治之。

【按语】

本篇首条所说的弱则为悸，为血虚所引起的心动悸，宜炙甘草汤治疗；本条所说的悸，为水饮所致的心下悸，所以用半夏麻黄丸治疗。一病在心，一病在胃；一为血虚，一为水饮；医者注意分别施治。

【治例】

《张聿青医案》："锺（左），心下虚悸，脉细濡而右关滑，此由痰水积聚于胸中，阴湿泐漫于下，则心阳浮越于上，长沙独得其旨，故《玉函经》中，一则曰心下悸者为水气，再则曰水停心下，则心下悸，近医每以心营不足目之，未知圣训耳。制半夏、炒杏仁、云茯苓、桔皮、薤白头、瓜蒌仁炒研、生姜汁冲。”

【原文】

14. 吐血不止者，柏叶汤主之。

柏叶汤方：

柏叶　干姜各三两　艾一把

右三味，以水五升，取马通汁一升，合煮取一升，分温再服。

【浅述】

本条论述中气虚寒、吐血不止的治疗。

吐血不止，失血必多，热随血去，阳气亦虚；阳虚气寒，不能摄血，又可影响吐血不止，形成恶性循环。故宜柏叶汤：柏叶、干姜、艾叶温经止血，马通引血下行以主治之。

【按语】

马通，即马粪用水化开，以布绞汁澄清入药；如无马通，可用童便代替，其效亦佳。但本方只适宜于阳虚气寒不能摄血者，若阴虚火盛迫血妄行者，则非所宜。

【治例】

编者治验：彭某，男，43 岁。患支气管扩张，咯血，并有结核病史。一般来说，此类病人多属阴虚血热之体，治宜养阴清肺，但此患者咳痰稀薄，形寒畏冷，舌苔白薄，脉象沉缓。前医用四生丸加白芍、白及、仙鹤草之类，反觉胸闷不适，食纳减少，此肺气虚寒，不能摄血所致。拟温肺摄血，用柏叶汤：侧柏叶 12 克，干姜炭 5 克，艾叶 3 克，童便一杯兑，服两剂，咯血已止，仍咳稀痰；继用六君子汤加干姜、细辛、五味子，服三剂，咳嗽减轻，食欲转好。

【原文】

15. 下血，先便后血，此远血也，黄土汤主之。

黄土汤方：（原注：亦主吐血、衄血）

甘草　干地黄　白术　附子炮　阿胶　黄芩各三两　灶中

黄土半斤

右七味，以水八升，煮取三升，分温二服。

【校勘】

《脉经》:“先”“后”二字下，均有“见”字。“远”:《正脉》本作近”，今据《脉经》赵刻本及徐、魏、尤、陈诸注本，作“远”。《千金》作“诸下血，先见血，后见便，此为远血，宜服黄土汤，”《千金翼》同。《外台》引仲景《伤寒论》云:“吐血，下血，黄土汤主之。”

【浅述】

本条论述虚寒下血的治疗。

先便后血，病在胃与小肠；胃肠虚寒，不能摄血，因而下血，其血呈黯黑色；胃与小肠距离肛门较远，故名远血。黄土汤：黄土、白术、附子，温寒摄血；地黄、阿胶、甘草，补血止血；黄芩苦寒坚阴，且以制附子之燥烈，故主治之。

【按语】

黄土汤为治胃肠虚寒不能摄血的有效方剂，其适应范围并不限于下血，故原注亦主吐血衄血。陈修园说:“吐血自利者尤宜之，愚每用赤石脂一斤代黄土，如神；或以干姜代附子，或加鲜竹茹、侧柏叶各四两。”其说可参。

【治例】

编者治验：章某，男，54岁。患胃痛多年，经X光吞钡透视，诊断为溃疡病。初起自服苏打片、氢氧化铝之类，可以缓解；以后时愈时发，逐渐加重，曾经中医治疗，亦只暂时见效。近来嗳气泛酸，胃痛背胀之症，反而减轻，但觉头晕眼花，神疲无力，大便溏黑如柏油，隐血试验阳性，其人面色萎黄，眼睑、舌质淡白，脉弦芤无力。此中气虚寒，不能摄血，治以温脾摄血为法。用黄土汤：干地黄15克，白术10克，附片10克，黄芩6克，阿胶10克蒸兑、甘草3克，灶心土150克烧红淬水煎药，加白芍10克，侧柏叶10克，服三剂，大便色变黄软，余症如上，后用归脾汤多剂，调理半月而痊。

【原文】

16. 下血，先血后便，此近血也，赤小豆当归散主之。(原注：方见狐惑中)

【校勘】

《脉经》:“先”“后”两字之下，均有“见”字，上条接此条之下，并为一条，均无主治方。《千金》：作“先见便，后见血，此为近血，宜服赤小豆散”，《千金翼》同。

【浅述】

本条论述湿热下血的治疗。

先血后便，病在大肠直肠，肠内湿热，伤及血脉，因而下血，其血呈鲜红色；大肠直肠距离肛门较近，故名近血。赤豆当归散：赤小豆解毒清热，当归和血止血，故主治之。

【按语】

赤豆当归散方见本书《狐惑病篇》，为治直肠痈脓已成的方剂；本条的近血，殆为肠痈便脓痔血之类，故亦主之。编者每用此方合《千金》三物黄芩汤（生地、黄芩、苦参）治痔血，疗效很好，可供临床参考。

【治例】

《丁甘仁医案》:“王（左），内痔便血又发，气虚不能摄血，血渗大肠，兼湿热内蕴所致，拟益气养阴，而化湿热。赤豆一两，当归二钱，党参一钱五分，荆芥炭八分，炙黄芪二钱，大白芍一钱五分，侧柏炭一钱五分，清炙草六分，生地炭三钱，槐花炭三钱（包）”。

【原文】

17. 心气不足，吐血衄血，泻心汤主之。

泻心汤方：(原注：亦治霍乱)

大黄二两　黄连　黄芩各一两

右三味，以水三升，煮取一升，顿服之。

【校勘】

“不足”:《千金》心虚实门，作“不定”，为是。《金鉴》认为“不足”二字，当是“有余”二字，不可从。

【浅述】

本条论述血热妄行，吐血衄血的治疗。

“心气不足”，当依《千金》作“心气不定”。心为君火，包络为相火，邪热客于包络，引起心气不定；心火亢盛，迫血妄行，故吐血衄血。泻心汤：黄连泻心火，黄芩泻相火，大黄引火下行，邪热去则心气定而血自宁，故主治之。

【按语】

本条与前第十四条适成对比，彼为中气虚寒不能摄血，故用柏叶汤温经止血；此为心火亢盛，迫血妄行，故用泻心汤泻火止血；这是治疗吐血衄血两种不同的法则。

【治例】

编者治验：王某，男，50岁。素患胃溃疡，因其长子结婚，非常高兴，亲友劝酒，畅饮不辞，已有几分醉意。饭后，突然胃痛发作，始则呕吐食物，继而呕吐鲜血约两百毫升之多，延余诊视，其人面色红润，精神尚好，渴欲饮冷，舌质红，苔薄黄，脉象弦滑有力，因酒为辛热之物，功能促进血行，刺激溃疡，故尔出血，宜苦寒清泄，直折其热。用泻心汤：大黄10克，黄芩6克，黄连3克，加葛花10克，白芍10克，藕节12克，乌贼骨12克，服一剂，呕血即止，泻下黑粪甚多；后用三生饮：生地、侧柏叶、荷叶，去艾叶加白芍、当归、川楝、乌贼骨、甘草等味，以巩固疗效。

小　　结

惊与悸，都有心跳的证状，惊因突受外界刺激而起，惊则气乱，故脉动不宁；悸因血虚则脉弱无力；但临床所见，惊与悸常可互相影响。在治疗上，一般惊宜镇静，悸宜补虚，因惊致悸的，以治惊为主，惊平则悸自定；因悸易惊的，以治悸为主，悸定则惊自平。本篇只提出救逆汤证、半夏麻黄丸证，前者为火劫致惊，后者为水饮致悸，仅是举隅而言。

血证是本篇重点，有吐血、衄血、下血、瘀血四种。血证的产生，外因则由风、火、暑、燥的激动，内因则由肝、肾、心、脾的损伤，不内外因则由跌扑创伤，均可导致阳络伤则血外溢而吐衄，阴络伤则血内溢而便血，离经之血，蓄结不散，则成瘀血。吐血、衄血，有由中气虚寒，不能摄血的，用柏叶汤温经止血；有由心火亢盛，迫血妄行的，用泻心汤泻火止血。由于胃肠虚寒，先便后血的下血，称为远血，用黄土汤温胃止血；由于直肠湿热，先血后便的下血，称为近血，用赤小豆当归散除湿清热。治疗血证的方剂虽只四首，但已具备了温清补泻的大法。瘀血之证，由于血瘀于内，不能外荣，而有唇痿舌青，脉涩，口燥，但欲漱水不欲咽，一般无寒热，若瘀久化热，亦可有口干燥而渴，但有热证而无热脉；又因瘀阻而致气滞，则可见胸满、腹满。治疗瘀血，本篇虽未举出具体方例，但已提示了当下的原则，《伤寒论》的桃仁承气汤、抵当汤丸，及本书《妇人篇》的下瘀血汤，《虚劳篇》的大黄䗪虫丸，均是逐瘀的有效方剂，可酌情选用。

关于血证的治疗禁忌，本篇提出禁汗。《内经》说：“夺血者无汗”，所以失血者不可发汗，若误汗伤阴，则出现直视不能眴的阴虚变证；若误汗伤阳，则出现寒慄而振的阳虚变证；甚则有亡阴、亡阳的危险。

血证预后，若吐衄而目睛晕黄昏浊，黑白不明，为虚热浮而未降，其吐衄不止；若晕黄已去，目睛清明，则虚热已退，吐衄自止。吐血而见咳逆上气，脉数身热不得卧，是为有阳无阴，有升无降，预后多属不良。这些宝贵经验，都是应当继承的。

附：本篇内容归纳表

- 惊悸
  - 脉象——寸口脉动而弱，动则为惊，弱则为悸 (1)
  - 治疗
    - 火邪致惊——桂枝去芍药加蜀漆龙骨牡蛎救逆汤(镇惊除邪) (12)
    - 水饮致悸——半夏麻黄丸(涤饮通阳) (13)
- 血证
  - 亡血总论
    - 失血脉证 (5)
      - 外证——面无血色，无寒热
      - 诊察
        - 脉沉弦者——衄血
        - 脉浮弱
          - 手按之绝者——下血
          - 烦欬者——吐血
    - 亡血虚寒 (8)
      - 脉象——寸口
        - 弦——为减为寒
        - 大——为芤为虚
        - 寒虚相搏，此名为革
      - 病变
        - 妇人——半产漏下
        - 男子——亡血
    - 亡血误汗
      - 伤阴——衄家不可汗，汗出必额上陷脉紧急，直视不能眴，不得眠 (4)
      - 伤阳——亡血家不可发其表，汗出则寒慄而振 (9)
  - 衄血
    - 辨证 (3)
      - 从春至夏衄者——太阳
      - 从秋至冬衄者——阳明
    - 预后 (2)
      - 尺脉浮，目睛晕黄——衄未止
      - 晕黄去，目睛慧了——衄止
  - 吐血
    - 原因——酒客欬者必致吐血，因极饮过度所致 (7)
    - 预后——吐血，欬逆上气，脉数有热，不得卧——死 (6)
  - 瘀血
    - 血瘀气滞 (10)
      - 脉象——微大来迟
      - 证候——胸满唇痿，舌青口燥，但欲漱水不欲咽，无寒热，腹不满而自言满
    - 阴伏于内 (11)
      - 脉证——病者如热状，烦满，口干燥而渴，其脉反无热
      - 治法——当下之
  - 治疗
    - 吐衄
      - 中气虚寒——吐血不止——柏叶汤(温经止血) (14)
      - 血热妄行——吐血衄血——泻心汤(泄火止血) (17)
    - 下血
      - 远血——先便后血——黄土汤(温寒摄血) (15)
      - 近血——先血后便——赤小豆当归散(解毒清热) (16)

呕吐哕下利病脉证治第十七

论一首　脉证二十七条　方二十三首

本篇论述呕吐哕下利的脉证和治疗。一般以有声有物为呕，有物无声为吐，有声无物为哕；下利，则是泄泻与痢疾的总称。但篇内讨论哕逆的条文较少，讨论呕吐和下利的条文较多，其中大部分条文并见于《伤寒论·厥阴病篇》与“可下篇”，宜与《伤寒论》互相参证。

呕吐哕，《内经》均有记载；《素问·至真要大论》：“诸呕吐酸，皆属于热”；《宣明五气篇》：“胃为气逆为哕”；下利，《内经》有飧泄、濡泄、及肠澼、滞下等记载；飧泄、濡泄即腹泻，肠澼、滞下即痢疾，本篇均包括在下利之内。由于呕吐哕、下利，都系胃肠疾患，所以合为一篇讨论。

【原文】

1. 夫呕家有痈脓，不可治呕，脓尽自愈。

【校勘】

此条并见于《伤寒论·厥阴病篇》。《外台》引仲景《伤寒论》。作“夫呕家本有痈脓者，不可疗也，其呕脓尽自愈。”

【浅述】

本条论述痈脓致呕的治法。

呕家吐脓，这是内痈已溃、脓从外出的现象，故不可治呕，宜消痈解毒排脓，脓尽则呕自愈。

【按语】

本条所说的呕家，是指胃有痈脓致呕的患者，不可见呕治呕，呕止则脓无从出，必致养痈贻患，变生他证。此外，因食物或药物中毒而致呕的，也不可止呕，有时还要用探吐的方法，使之及早吐出。

【原文】

2. 先呕却渴者，此为欲解；先渴却呕者，为水停心下，此属饮家。

呕家本渴，今反不渴者，以心下有支饮故也，此属支饮。

【校勘】

从“先渴却呕”以下，并见于前《痰饮病篇》，分作两条。“却”作“后”，“饮家”下有“小半夏茯苓汤主之”八字。“呕家本渴”下，另为一条，“此属支饮”四字，作“小半夏汤主之”六字。《外台》杂疗呕吐哕门，引仲景《伤寒论》，“此属支饮”下，细注云：“张仲景杂方，此证当用小半夏加茯苓汤。”

【浅述】

本条论述水饮致呕的辨证。

胃有水饮，先呕后渴，则饮随呕去，故为欲解；先渴后呕，饮水过多，则水停心下，故属饮家。

呕家胃液已虚，本应口渴，今反不渴，是因心下有支饮的缘故，法当治其支饮。

【按语】

本条已见于前《痰饮病篇》：“先渴后呕，为水停心下，此属饮家，小半夏加茯苓汤主之”；“呕家本渴，渴者为欲解，今反不渴，心下有支饮故也，小半夏汤主之”；宜参。

【原文】

3. 问曰：病人脉数，数为热，当消谷引食，而反吐者何也？师曰：以发其汗，令阳微膈气虚，脉乃数，数为客热①，不能消谷，胃中虚冷故也。

脉弦者，虚也；胃气无余，朝食暮吐，变为胃反②；寒在于上，医反下之，今脉反弦，故名曰虚。

【校勘】

"胃中虚冷故也"以上，并见于《伤寒论·太阳病篇》，无"问曰"，"何也"，"师曰"等字。《伤寒论》、《脉经》:"故也"之间，并有"吐"字。《脉经》:"脉弦者"以下，另作一条。"引食"：徐、尤、陈注本，作"引饮"。

【注释】

①客热：即暂时的假热现象。

②胃反：一般又称反胃。

【浅述】

本条论述误治而致虚寒胃反的脉证。

病人脉数，数则为热，当能消谷引食；而反吐者，是因误汗伤阳，膈气虚寒所致；热客于脉，故脉乃数；胃中虚冷，故不能消谷。

脉弦为虚，是因寒在于上，医反下之所致；下后阳气虚寒，故脉反弦；胃气所余无多，不能消化水谷，故朝食暮吐，变为胃反。

【按语】

本条自"病人脉数"至"胃中虚冷故也"一段，亦见于《伤寒论·太阳病篇》，说明误汗脉数，不尽属于实热，亦有属于客热不能消谷的，自"脉弦者虚也"以下，《脉经》别为一条，说明误下脉弦，不尽伤阴，亦有伤阳变为胃反的；由此可见，诊断疾病，不可单凭脉象，必须脉证合参。

【原文】

4. 寸口脉微而数，微则无气，无气则营虚，营虚则血不足，血不足则胸中冷。

【浅述】

本条论述胃反而致气血俱虚的脉象。

胃中虚冷，不能消谷，则气血生化的来源不足，故寸口脉微而数；数为客热，微则无气，气为血之帅，血为荣之体，故气虚则荣虚，荣虚则血不足，气血俱虚，寒在于上，故胸中冷。

【按语】

《金鉴》按:“此条文义不属，必是错简”；陆渊雷按:“脉微而数，下文有‘微则’云云，无‘数则’云云，不合脉经家通例，必有阙文”；其说亦可参考。

【原文】

5. 趺阳脉浮而涩，浮则为虚，涩则伤脾，脾伤则不磨；朝食暮吐，暮食朝吐，宿谷不化，名曰胃反。脉紧而涩，其病难治。

【校勘】

《脉经》：此条接上条为一条。“涩则伤脾”的“涩”字，《正脉》本作“虚”字，今据《脉经》、《千金》，赵刻及尤、陈注本，作“涩”。《千金》:“脉紧”上，有“趺阳”二字。

【浅述】

本条论述胃反腑病及脏的脉象和预后。

趺阳脉主候脾胃，浮为胃阳虚，涩则脾阴伤；胃虚脾伤，不能消磨水谷，故朝食暮吐，暮食朝吐，宿食不化，还从胃出，故名胃反。趺阳脉紧而涩，紧为胃气虚寒，涩则脾阴不足，腑病及脏，病势转深，故其病难治。

【按语】

本条是承前两条，进一步说明胃反腑病及脏的脉象和预后；第三条是着重说明“数为客热”，第四条是着重说明“微则无气”，本条是着重说明涩则伤脾，须前后联系参看。

【原文】

6. 病人欲吐者，不可下之。

【浅述】

本条论述病人欲吐不可下之的禁例。

病人温温欲吐复不能吐，是胃有湿痰，或宿食停滞所致；邪欲上越，当因其势而吐之，若逆而下之，则为痞为利，变证难测，故不可下。

【按语】

本条宜与《伤寒论》:“少阴病，饮食入口则吐，心中温温欲吐复不能吐，始得之，手足寒，脉弦迟者，此胸中实，不可下也，当吐之”条，互参。

【原文】

7. 哕而腹满，视其前后，知何部不利，利之则愈。

【校勘】

此条并见于《伤寒论·厥阴病篇》。

【浅述】

本条论述邪实致哕的辨证和治法。

哕而腹满，为邪气上逆，故当审其前后大小便何部不利，前部不利，为水邪致逆，法当利其小便；后部不利，为热邪致哕，法当通其大便；前后通利，则满去而哕自愈。

【按语】

哕有虚证，亦有实证，本条是指邪实致哕而言；朱肱说：“前部不利，猪苓汤；后部不利，调胃承气汤；”可备临床参考。

【原文】

8. 呕而胸满者，茱萸汤主之。

茱萸汤方:

吴茱萸一升　人参三两　生姜六两　大枣十二枚

右四味，以水五升，煮取三升，温服七合，日三服。

【浅述】

本条论述阴寒上乘，呕而胸满的治疗。

胸为阳位，胸中阳气不足，下焦阴寒上乘，故呕而胸满。吴茱萸汤：吴茱萸温阳降逆，人参益气补虚，生姜散寒止呕，大枣和中健胃，故主治之。

【按语】

吴茱萸汤，亦主阳明病食谷欲呕；少阴病吐利，手足厥冷，烦躁欲死；厥阴病干呕头痛吐涎沫，宜与《伤寒论》有关各条互参。

【治例】

萧琢如:“漆工黄某，胸满头痛喜呕，医与发散药不愈，过余寓求诊，脉紧，舌苔白滑，授吴茱萸汤，两服而瘥。”(录自《遁园医案》)

【原文】

9. 干呕吐涎沫，头痛者，茱萸汤主之。(方见上)

【校勘】

此条并见于《伤寒论·厥阴病篇》，“茱萸”上有“吴”字，尤、陈注本同。

【浅述】

本条论述阴寒上乘，干呕头痛的治疗。

头为诸阳之会，阳气不足，阴寒上逆，故干呕、头痛、吐涎沫。吴茱萸汤功能温阳降逆，散寒止呕，故主治之。

【按语】

本条与上条，在证状上虽有呕而胸满，与干呕、头痛的不同，但其病机都属上焦阳气不足，下焦阴寒上乘所致，故均以吴茱萸汤主治。

【治例】

编者治验：钟某，女，34 岁。其人素体虚寒，月经愆期，量少色淡，一天即净。近旬来患头顶痛，得温按则痛减，胸满脘闷，呕吐涎沫，舌苔薄白，脉象沉细。前医投以半夏天麻白术汤不应；此肝寒犯胃，浊阴上逆所致，拟温肝逐寒，和胃降逆为法，用吴茱萸汤：吴萸 5 克，西党 12 克，生姜 30 克，大枣 3 枚，嘱服五剂，外用头风摩散炒热布包熨头，干呕头痛已止；后用当归四逆加吴萸生姜汤巩固疗效，兼调其经。

【原文】

10. 呕而肠鸣，心下痞者，半夏泻心汤主之。

半夏泻心汤方：

半夏半升，洗　黄芩　干姜　人参各三两　黄连一两　大枣十二枚　甘草三两，炙

右七味，以水一斗，煮取六升，去滓再煮，取三升，温服一升，日三服。

【浅述】

本条论述呕吐寒热相杂的证治。

寒热相杂，胃肠不和，故呕而肠鸣，心下痞满。半夏泻心汤：半夏、干姜，辛温散寒，黄芩、黄连，苦寒清热，人参、草、枣，甘缓调中，故主治之。

【按语】

本条证虽上为呕吐，下为肠鸣，而其病实由中焦寒热相杂，中气痞而升降失常所致，故不必治其上下，但治其中，使中气健运，上下交通，则诸证自止。

【治例】

《谢映庐医案》："危廷阶，年二十，始病发热恶寒，进表散药二剂，汗已大出，热仍不解；更医又用柴葛解肌之法，反增气逆干呕，胸前板结；一医进大柴胡汤一剂，遂尔腹中雷鸣，利下不止。其父亦知医理，邀集同道相商，交口当进七味白术散；余独议曰：仲景云胸中实，下利不止者死；其父惶悚，诸医默然。余又曰：此真谓之死证耶，但证极险耳，俟吾以法治之，二剂可收神效，其父且惊且喜，及见疏方乃生姜泻心汤，又疑芩连不服；余曰：此症吾揣摩有素，非一时之拟用也，服下果然呕热顿止，但溏泄未止，更与甘草泻心汤，呕利随止"。（半夏泻心汤加生姜，名生姜泻心汤；去人参再加甘草，名甘草泻心汤）

【原文】

11. 干呕而利者，黄芩加半夏生姜汤主之。

黄芩加半夏生姜汤方：

黄芩三两　甘草二两，炙　芍药二两　半夏半升　生姜三两　大枣十二个

右六味，以水一斗，煮取三升，去滓，温服一升，日再、夜一服。

【浅述】

本条论述挟热呕利的证治。

胃气上逆，故干呕；肠内挟热，故下利；黄芩加半夏生姜汤；黄芩、芍药，清热止利；甘草、大枣，和胃调中；半夏、生姜，降逆止呕，故主治之。

【按语】

本条宜与上条比较参看，上条主证为痞，其病在胃，故用半夏泻心汤主治其胃，兼以治肠；本条主证为利，其病在肠，故用黄芩加半夏生姜汤主治其肠，兼以和胃。

【原文】

12. 诸呕吐，谷不得下者，小半夏汤主之（原注：方见痰饮中）

【浅述】

本条论述宿饮致呕，谷不得下的治疗。

诸凡呕吐，多有停痰宿饮，水饮上逆，故饮食不得下。小半夏汤：半夏涤饮降逆，生姜健胃止呕，故主治之。

【按语】

诸呕吐谷不得下，有虚寒证，也有实热证；食入即吐，多属实热；朝食暮吐，多属虚寒；此则属于停痰宿饮所致，故宜小半夏汤主治。

【原文】

13. 呕吐而病在膈上，后思水者解，急与之。思水者，猪苓散主之。

猪苓散方：

猪苓　茯苓　白术各等分

右三味，杵为散，饮服方寸匕，日三服。

【校勘】

《外台》引仲景《伤寒论》:“呕吐”下，无“而”字；“后”下，有“必”字；“急”上，无“解”字。

【浅述】

本条论述吐后思水，饮水过多的治疗。

病在膈上，饮邪上逆，故呕吐；吐后饮随呕去，胃阳将复，故思水，宜少少与之，令胃气和则愈。若思水而饮水过多，则宿饮方去而新水复增，病必不解，故宜猪苓散：猪苓、茯苓导水下行，白术健脾生津以主治之。

【按语】

本条上段呕吐而病在膈上，后思水者解，与前第二条：先呕却渴者，此为欲解的意义相同；下段思水者，与前第二条先渴却呕者不同，此为呕后思水，饮水过多，故宜猪苓散利水培土止渴；彼为水停心下，属于饮家，故宜小半夏加茯苓汤涤饮降逆止呕。

【原文】

14. 呕而脉弱，小便復利，身有微热，见厥者难治；四逆汤主之。

四逆汤方：

附子一枚，生用　干姜一两半　甘草二两，炙

右三味，以水三升，煮取一升二合，去滓，分温再服。强人可大附子一枚，干姜三两。

【校勘】

此条并见于《伤寒论．厥阴病篇》。

【浅述】

本条论述呕吐阴盛格阳的证治。

中焦虚寒，则呕而脉弱；下焦虚寒，则小便自利；虚阳外

浮，故身有微热；阴寒内盛，故手足见厥；阴盛阳衰，气不顺接，故为难治。四逆汤：附子温下焦之阳，干姜温中焦之阳，甘草安中，且以缓姜附之燥烈，散主治之。

【按语】

一说呕多者小便当不利，身热者不当见厥；今呕而小便利，身热而见厥，为上下将脱之象，故云难治；亦通。

【治例】

“马元仪治葛怀，年六旬外，下痢呃逆，两足微冷，或以痢治之，转剧。诊之，两脉虚微，此中气挟寒下痢，当大剂温补，以恢复元气。时有言下痢多由湿热在胃，不行清理而反温补，恐未合。曰：湿热伤者，其脉必实，其腹结痛，且无呃逆足冷之症；此由年高气弱，火衰于下，气虚于中，因之升降失常，而输泄无度；温补非治痢也，阳回则痢自止耳！若必俟痢止而后补之，晚矣！遂与人参四两，合附桂理中汤，连投四大剂而瘥。”（录自《续名医类案》）

【原文】

15. 呕而发热者，小柴胡汤主之。

小柴胡汤方：

柴胡半斤　黄芩三两　人参三两　甘草三两　半夏半升　生姜三两　大枣十二枚

右七味，以水一斗二升，煮取六升，去滓再煎，取三升，温服一升，日三服。

【校勘】

此条并见于《伤寒论·厥阴病篇》。

【浅述】

本条论述呕吐邪在少阳的治疗。

呕而发热，是少阳经证，邪在半里则呕，邪在半表则发热。小柴胡汤：柴胡解表，黄芩清里，人参补虚却邪，姜、夏降逆止呕，草、枣安中健胃，故主治之。

【按语】

邪在少阳，当有寒热往来，胸胁苦满，口苦咽干之证；但《伤寒论》说:“伤寒中风，有柴胡证，但见一证便是，不必悉具;”所以本条只举呕而发热为例，即可用小柴胡汤主治之。

【治例】

编者治验：陈某，男，18岁。于三天前起病，恶寒发热，脘闷恶心，呕吐苦水，继即右上腹痛，巩膜发黄，住长沙市某医院外科，诊断为急性胆囊炎，拟予手术摘除。患者的父亲系一老药工，坚决要求用中药治疗，邀我一诊，病史如上，大便灰白，小便黄赤，舌苔黄腻，脉象弦数，此湿热郁蒸，胆胃不和，拟清胆利湿，和胃降逆，用小柴胡合温胆汤加减：苦参10克，柴胡10克，黄芩6克，法夏10克，茯苓10克，陈皮5克，竹茹10克，枳实6克，郁金10克，茵陈15克，六一散10克。服五剂，寒热已除，呕吐亦止；再服五剂，黄疸消退，上腹痛止；后用原方去苦参、滑石，加党参、白芍调理，痊愈出院。

【原文】

16. 胃反呕吐者，大半夏汤主之。（原注：《千金》云，治胃反不受食，食入即吐；《外台》云，治呕心下痞硬者）

大半夏汤方：

半夏二升，洗完用　人参三两　白蜜一升

右三味，以水一斗二升，和蜜，扬之二百四十遍，煮药，取二升半，温服一升，余分再服。

【校勘】

原注“食入即吐”，《千金》作“食已即呕吐”。

【浅述】

本条论述胃阴受伤胃反呕吐的治疗。

胃气上逆，食不得下，则为呕吐；胃阴受伤，幽门狭窄，则成胃反；所以朝食暮吐，暮食朝吐，大便燥结如羊屎。大半夏汤：半夏降逆止呕，人参补虚安中，白蜜润燥通便，故主治之。

【按语】

本条的胃反呕吐，与前第十二条诸呕吐谷不得下者病情不同；彼为停饮宿水所致，故宜小半夏汤涤饮降逆止呕；此为胃阴受伤所致，故宜大半夏汤补虚润燥通便；医者注意比较区别。

【治例】

编者治验：刘某，女，31岁。近几年来，曾因溃疡病、肠梗阻等病，先后做过四次手术，最后一次是在我院第一附属医院外科行肠切除吻合术，术后切口一期愈合，但呕吐便秘，每餐所进食物，约过两小时许，必尽吐出，全靠静脉注射葡萄糖维持营养，手脚静脉，针痕斑斑，大便干结如羊粪，旬日不解。邀我会诊。患者面色苍白，肌肉消瘦，舌体细小，舌质淡红，脉象弦细。此胃阴亏损，肠液虚耗所致，法当养阴滋液，降逆通便为治，用大半夏汤合橘皮竹茹汤：沙参30克，法夏10克，橘皮5克，竹茹10克，炙草3克，生姜3片，大枣3枚，白蜜30克，加麦冬10克，厚朴6克，杏仁10克，苏子10克，枇杷叶10克，连服两个多月，便通呕止，体重增加，康复出院。

【原文】

17. 食已即吐者，大黄甘草汤主之。（原注：《外台》方：又治吐水）

大黄甘草汤方：

大黄四两　甘草一两

右二味，以水三升，煮取一升，分温再服。

【校勘】

《外台》引《必效》，作“疗胃反吐水及吐食”，原注本此。

【浅述】

本条论述胃热上冲，食已即吐的治疗。

食入即吐，片刻不能相容，是胃热上冲，肠内阻滞所致，下不得通，势必上逆而吐，故宜大黄甘草汤泻热通便以主治之。

【按语】

前第6条病人欲吐，是胃有痰食，邪欲上越的现象，故不可下；本条食入即吐，是肠内阻滞，胃热上冲的现象，故当下之。

【治例】

肖琢如："洋货店曾某，患伤寒，一月未愈，后变呕吐，食入顷刻吐无余，诸医技穷而却走。延诊时，见其满面红光，舌色红而有刺，脉洪数，大便硬，与大黄甘草汤而瘥。"（录自《遯园医案》）

【原文】

18. 胃反，吐而渴欲饮水者，茯苓泽泻汤主之。

茯苓泽泻汤方：（原注：《外台》治消渴脉绝，胃反吐食者，有小麦一升）

茯苓半斤　泽泻四两　甘草一两　桂枝二两　白术三两　生姜四两

右六味，以水一斗，煮取三升，内泽泻再煮取二升半，温服八合，日三服。

【校勘】

《正脉》本，无“者”字，今据赵刻及诸注本补。

【浅述】

本条论述水饮不化而致胃反的治疗。

胃中虚冷，水饮不化，故胃反而吐；脾失健运，津液不生，故渴欲饮水；愈吐则愈渴，愈饮则愈吐，因而形成恶性循环。茯苓泽泻汤：苓、泽利水，姜、桂通阳，术、草培土，故主治之。

【按语】

茯苓泽泻汤是五苓散的变方，但彼病是膀胱的水气不化，以小便不利为主征；此病是胃的水饮不化，以吐而欲饮为主征，故于五苓散方中去猪苓，加甘草、生姜以和胃止吐。

【治例】

藤田谦造："一妇年二十四五，患呕吐，三四日或四五日一发，发必心下痛，如此者二三月，后至每日二三发，甚则振寒昏迷，吐后发热，诸医施呕吐之治或与驱蚘之药无效；余诊之：渴好汤水甚，因与茯苓泽泻汤，令频服少量，自其夜，病势稍缓，廿余日诸症悉退。"(《金匮今释》引)

【原文】

19. 吐后，渴欲得水而贪饮者，文蛤汤主之；兼主微风脉紧头痛。

文蛤汤方：

文蛤五两　麻黄　甘草　生姜各三两　石膏五两　杏仁五十个　大枣十一枚

右七味，以水六升，煮取二升，温服一升，汗出即愈。

【浅述】

本条论述吐后渴欲得水而贪饮的治疗。

吐后津液已伤，故渴欲得水以济之；贪饮而不复吐，又无小便不利之证，则非内有水饮，而为余热未清可知；热能消水，但用文蛤散咸以润下，寒以清热即可；若兼风邪外感，而有脉紧头痛等表证，则宜文蛤汤：文蛤、石膏，清热止渴，麻黄、杏仁，解表祛邪，姜、枣、甘草，健胃安中以主治之。

【按语】

柯韵伯以此条移于《伤寒论·太阳病篇》文蛤散条；日医丹波元坚及尾台氏，认为此条是与《伤寒论》文蛤散证彼此互错，并引《消渴病篇》："渴欲饮水不止者，文蛤散主之"

条为证，其说有理。又《金鉴》以“文蛤汤主之”五字，当在“头痛”之下，文义始属，是传写之讹；“兼主”之“主”字是衍文。其说并是。

【原文】

20. 干呕吐逆，吐涎沫，半夏干姜散主之。

半夏干姜散方：

半夏　干姜各等分

右二味，杵为散，取方寸匕，浆水一升半，煎取七合，顿服之。

【校勘】

“吐涎沫”:《千金》作“涎沫出”。

【浅述】

本条论述胃中虚冷、干呕吐涎的治疗。

胃中虚冷，气逆不降，故干呕吐逆；上焦有寒，其口多涎，故吐涎沫。半夏干姜散：半夏降逆止呕，干姜温中散寒，浆水酸甘护胃，故主治之。

【按语】

本条与前吴茱萸汤证，现象相似而病实不同，彼为下焦阴寒上逆，而有胸满头痛之证，故用吴茱萸汤温下降逆；此为胃中虚寒气逆，而无胸满头痛之证，故用半夏干姜散温中止呕。

【原文】

21. 病人胸中，似喘不喘，似呕不呕，似哕不哕，彻[①]心中愦愦然无奈[②]者，生姜半夏汤主之。

生姜半夏汤方：

半夏半升　生姜汁一升

右二味，以水三升，煮半夏，取二升，内生姜汁，煮取一升，小冷，分四服，日三夜一服；止，停后服。

【校勘】

《外台》卷二引仲景《伤寒论》:“不哕”下,无“彻”字;“无奈”,作“彻无聊赖”;“生姜”下,有“汁”字;“汤”下,作“兼主天行”四字。“半夏半升”后有“洗切”二字。

【注释】

①彻：通的意思。

②愦愦然无奈：形容泛泛恶心，心胸难受的样子。

【浅述】

本条论述寒饮在胸，恶心欲呕的治疗。

寒饮在胸，阳气被郁，故短气恶心，其人似喘不喘，似呕不呕，似哕不哕，心中愦愦无奈。生姜半夏汤：姜汁散寒止呕，半夏涤饮降逆，故主治之。

【按语】

生姜半夏汤即小半夏汤，生姜用汁，取其散结涤饮之力较著，又恐寒饮格拒不纳，故方后服法，采用小冷分服，使其潜移默化，则邪自降服；凡以镇呕为目的之方药，都可仿此服法。

【原文】

22. 干呕哕，若手足厥者，橘皮汤主之。

橘皮汤方：

橘皮四两　生姜半斤

右二味，以水七升，煮取三升，温服一升，下咽即愈。

【校勘】

《千金》:“厥”下，有“冷”字。《外台》引仲景《伤寒论》云:“小橘皮汤，兼主天行”。

【浅述】

本条论述胃寒气逆干呕而哕的证治。

胃寒气逆，故干呕而哕；若手足厥冷，别无他证，为胃阳被郁，不能宣达所致。橘皮汤：橘皮开郁行气，生姜通阳散寒，故主治之。

【按语】

本条证是胃阳被郁不能宣达所致，与阴盛阳微，呃逆厥冷之证不同，故不用大剂温补回阳，但用小剂散寒行气即可。

【治例】

方舆輗:“此证虽曰手足厥，实从气逆得之，而非发于虚寒，其手足之厥，以气逆于胸膈，不行于四末故也，故其证虽似危殆，用此轻淡之药，气行则愈。尝见一男子，暑月霍乱，吐泻虽已止，干呕未止，兼发哕，手足微厥，脉细至欲绝，更医数人，凡附子理中汤、四逆加人参汤、吴茱萸汤、参附、参姜之类，殆尽其术，一不容受。余最后至，诊之，少有所见，即作橘皮汤令煮，斟取澄清，冷热得中，细细啜之。余镇日留连于病家，再四诊视，指令服药之度，移时药达，稍安静，遂得救治。”(《金匮今释》引)

【原文】

23. 哕逆者，橘皮竹茹汤主之。

橘皮竹茹汤方：

橘皮二斤　竹茹二升　大枣三十枚　生姜半斤　甘草五两　人参一两

右六味，以水一升，煮取三升，温服一升，日三服。

【浅述】

本条论述胃有虚热而致哕逆的治疗。

胃有虚热，气逆不降，故作哕逆。橘皮竹茹汤：橘皮、竹茹，理气清热，人参、大枣，补虚安中，甘草、生姜，和胃散逆，故主治之。

【按语】

哕逆有实证也有虚证，有寒证也有热证，实证则腹满，虚证腹不满；寒证则手足厥冷，热证则手足不冷；本条证属于虚热致哕，故宜橘皮竹茹汤补虚清热，安中止哕为治。

【治例】

尤在泾："胃虚气热，干呕不便：橘皮竹茹汤加芦根、粳米"。"胃有火邪，故呕而不食；胆有热邪，故合目自汗；橘皮竹茹汤加石斛。"（录自《柳选四家医案·静香楼医案》）

【原文】

24. 夫六府气绝于外者，手足寒，上气脚缩；五藏气绝于内者，利不禁，下甚者手足不仁。

【校勘】

《脉经》、《千金》："利"上，有"下"字。

【浅述】

本条论述脏腑气绝，下利不禁的重证。

六腑属阳，阳气不达于外，故手足寒；胸阳不足，阴寒下盛，故上气脚缩。五脏属阴，阴气不摄于内，故利不禁；下利太甚，则脾气虚弱，荣卫不行，故手足不仁。

【按语】

业师孙鼎宜说："气绝，系隔绝不通，非脱绝之谓"，宜参。下利，包括泄泻与滞下而言，凡泄泻或滞下太甚，均足伤阴，阴液耗伤过多，则阳亦随之而虚，因而出现手足厥冷，麻痹不仁，脚缩踡卧等重证，宜理中四逆辈，大剂温补回阳为治。

【原文】

25. 下利脉沉弦者，下重；脉大者为未止；脉微弱数者为欲自止，虽发热不死。

【校勘】

自此条以下五条，并见于《伤寒论·厥阴病篇》。

【浅述】

本条论述痢疾的脉象和预后。

本条的下利，是指痢疾而言。脉见沉弦，沉为在里，弦则主急，故其人必后重里急；若见脉大，大为邪盛，又主病进，故痢未止；若见微弱面数，微弱为邪衰正虚之象，数为阳气将复之象，故知痢欲自止；邪微正复，而脉不大，故虽发热不死。

【按语】

痢疾，又称滞下，亦名肠澼。《素问·通评虚实论》说："肠澼身热则死，"是指邪盛正虚的病例而言；此则身虽发热，脉见微弱而数，为邪微正复之象，所以预后良好。

【原文】

26. 下利，手足厥冷无脉者，灸之不温，若脉不还，反微喘者死。少阴负趺阳者，为顺也。

【校勘】

"少阴"以下，《玉函》及成本《伤寒论》，均另作一条。

【浅述】

本条论述虚寒洞泄，阳气衰竭的危候。

下利，指泄泻而言，虚寒洞泄，阳气衰竭，故厥冷无脉，当灸关元，气海，以维欲绝之阳，若灸之而厥不回，脉不还，反见微喘，则为元气上脱，有阴无阳的死证。少阴负趺阳者，阴负阳胜，胃气尚存，故为顺，此则阳负阴胜，胃气已绝，故预后不良。

【按语】

陈修园说："此言下利阳陷之死证而并及于脉之本原也；脉之元始于少阴，生于趺阳，少阴趺阳，为脉生始之根，少阴脉不至，则趺阳脉不出，少阴在下，趺阳在上，故必少阴上合而负于趺阳者，戊癸相合，脉气有根，其证为顺也；负，如负戴之负"；其说亦通。

【原文】

27. 下利有微热而渴，脉弱者今自愈。

28. 下利脉数，有微热，汗出，今自愈；设脉紧为未解。

29. 下利脉数而渴者，今自愈；设不差，必清脓血，以有热故也。

30. 下利，脉反弦，发热身汗者自愈。

【校勘】

上三条，并见于《伤寒论·厥阴病篇》，三“今”字，宋本《伤寒论》都作“令”。“清”：尤、陈注本作“圊”。

【浅述】

此四条论述下利邪正消长的脉证。

下利微热而渴，则正气已复；脉弱，则邪气已衰，故知自愈。

下利脉数，亦正气已复之象；微热汗出，为邪气外达之象，故知自愈；若见脉紧，则寒邪外束，故为未解。

下利脉数而渴，亦正气已复之象，其病当愈而不愈，则阳热偏胜，阴血必伤，故便脓血。

下利脉弦，虽主寒邪，但发热汗出，则邪气外达，故亦自愈。

【按语】

尤在泾说：“按上数条，皆是伤寒邪气入里之候，故发热或渴，或汗出，或脉数，阳气既复，邪气得达则愈。若杂病湿热下利之证，则发热口渴脉数，均非美证；《内经》云：下利身热者死。仲景云：下利手足不逆冷，反发热者不死。盖《内经》所言者，杂病湿热下利之证，仲景所言者，伤寒阴邪内入之证，二者不可不分也”；其说当参。

【原文】

31. 下利气者，当利其小便。

【校勘】

“气”，《脉经》作“热”字。

【浅述】

本条论述下利湿气偏胜的治法。

下利气者，是指下利之由于湿气偏胜者而言。《内经》说：湿胜则濡泄，故当利其小便，可用五苓散治之，使湿气去则濡泄自止，此即喻嘉言所谓“急开支河”的道理。

【按语】

本条注家多作气利解。按气利由于气滞不行者，则宜理气导滞；由于气虚不固者，则宜温涩固肠；由于中气不足者，则宜补中益气；均不当利其小便。唯湿胜濡泄，才用“急开支河”的治法。

【原文】

32. 下利，寸脉反浮数，尺中自涩者，必清脓血。

【校勘】

《巢源》伤寒利候：无“寸”字“反”字；“涩”作“滑”；“必”上，有“其人”二字。此条以下五条，并见于《伤寒论·厥阴病篇》。

【浅述】

本条论述热痢下脓血的脉象。

下利，这里是指痢疾而言。寸脉浮数，为阳邪盛的表现；尺中自涩，为阴血虚的象征；热伤血分，故便脓血。

【按语】

从本条尺中自涩的脉象来看，可知前第二十九条，下利脉数而渴者，为欲自愈，若不瘥而便脓血的，当亦有尺中自涩的脉象。

【原文】

33. 下利清谷，不可攻其表，汗出必胀满。

【校勘】

《脉经》:“胀满”下，有“其藏寒者当下之”七字。

【浅述】

本条论述虚寒洞泄，误攻其表的变证。

下利，这里指泄泻而言；清谷，即完谷不化。这是里气虚寒，脾阳不振所致，急当救里，以温其阳；若误攻其表，则汗出而阳气愈虚，里寒愈甚，必致发生胀满的变证。

【按语】

本篇宜与首篇第十四条及本篇下第三十六条联系参看。胀满，即《素问·厥论》所谓“下虚则腹胀满，”及《异法方宜论》所谓“藏寒生满病”的道理。

【原文】

34. 下利脉沉而迟，其人面少赤，身有微热，下利清谷者，必郁冒[①]汗出而解，病人必微热；所以然者，其面戴阳[②]，下虚故也。

【校勘】

“必微热”:《正脉》本作“必微厥”，今据赵刻及俞桥本，作“必微热”。

【注释】

①郁冒：即郁闷昏冒的意思。

②戴阳：虚阳上浮，面发赤色，谓之戴阳。

【浅述】

本条论述虚寒下利阴盛格阳的危候。

阴盛于内，故下利清谷，脉沉而迟；阳格于外，故其人面色稍赤，身有微热。郁冒汗出而解的“解”字，当系“厥”字之误，观后第四十五条:“下利清谷，里寒外热，汗出而厥”自知，宜通脉四逆汤主之；病人必微热，即上文身有微热的互词；其面戴阳，下虚故也，就是说明微热面赤的道理。

【按语】

本条亦见于《伤寒论·厥阴病篇》，为虚寒下利，阴盛格阳的危候。从来注家对“郁冒汗出而解”一句，解说极不一致；个人认为郁冒汗出，阳气外越，必有手足厥逆之证，当无其病自解之理，故本条的汗出而解，宜依下第四十五条作汗出而厥，文义始属。

【原文】

35. 下利后脉绝，手足厥冷，晬时脉还手足温者生，脉不还者死。

【校勘】

“脉不还”:《千金》作“不还不温”。

【浅述】

本条论述虚寒下利，阳气将绝的转归。

下泄之后，里气虚寒，阳微欲绝，故脉绝厥冷；晬时，指一周时而言，一日一夜，经气一周，若脉还手足温者，则阳气来复，生机有望；若脉不还手足不温者，则阳气已绝，必死无疑。

【按语】

从前第二十六条来看，可知本条下利后脉绝厥冷，必经过一番急救措施，如用温灸或服温药以后，才能脉还厥止，并非等待晬时经气一周，病机自然好转，医者注意及之。

【原文】

36. 下利腹胀满，身体疼痛者，先温其里，乃攻其表；温里宜四逆汤，攻表宜桂枝汤。

四逆汤方：（方见上）

桂枝汤方：

桂枝三两，去皮　芍药三两　甘草二两　生姜三两　大枣十二枚

右五味，㕮咀，以水七升，微火煮取三升，去滓，适寒温，服一升，服已须臾啜稀粥一升，以助药力，温覆令一时许，遍身漐漐微似有汗者益佳，不可令如水淋漓，若一服汗出病差，停后服。

【校勘】

此条并见于《伤寒论·厥阴病篇》。尤、陈注本：“下利”下，有“后”字。

【浅述】

本条论述虚寒下利、表里兼病的治法。

里气虚寒，则下利胀满；外有表邪，则身体疼痛；此虽表里兼病，然以里证为急，故当先用四逆汤以温其里，俟阳气恢复，再用桂枝汤以攻其表，使表邪外达，其病才能痊愈。

【按语】

本条宜与首篇第十四条及本篇第三十三条互参，由此可见表里兼病，凡正气未虚，表证为急的，当先解表后攻其里；若正气已虚，里证为急的，当先温里，后解其表，这是治病须分先后缓急的重要法则。

【原文】

37. 下利，三部脉皆平，按之心下坚者，急下之；宜大承气汤。

38. 下利，脉迟而滑者，实也，利未欲止，急下之，宜大承气汤。

39. 下利，脉反滑者，当有所去，下乃愈，宜大承气汤。

【校勘】

此三条，并见于《伤寒论·可下篇》。“下利，三部脉皆平”:《脉经》作“下利后，脉三部皆平”；《千金》作“下利三部皆平”，细注云:“一作‘浮’”。《千金翼》:“平”作“浮”。《脉经》、《千金》、《千金翼》:“按之”均作“按其。”“坚者”下:《脉经》作“可下之”，《千金翼》作“宜下之”；“未欲止”下:《脉经》作“当下之”，《千金翼》作“宜下之。”

【浅述】

此三条论述下利实证的治法。

泄泻之证，三部脉皆如常，按之心下坚者，则里气未虚，中实有物可知，故宜大承气汤以急下之。

脉迟而滑者，主气滞宿食的实证，实邪未去，则利未欲止，故亦宜大承气汤以急下之。

脉反滑者，为里有宿食，宿食当去，亦宜大承气汤下之乃愈；以上，都是通因通用的治法。

【按语】

此三条，并见于《伤寒论·可下篇》，复出于此，以与前四条虚寒下利作为对比说明；可见泄泻之证，有寒有热，有虚有实，不可一概以止泄为能事，必须辨证论治，才能达到愈病的目的。

【治例】

陆渊雷："《伤寒》、《金匮》中急下诸条，皆不能无疑，为其证轻而药重也。虽然，尝治一叟伤寒，热高汗多，脉洪大而数，不大便五六日，腹虽不软，亦不甚坚，以其年高有烟癖，不敢逐下，与大剂白虎汤。越两日，下证较显，急与大承气汤，已不及救。因思大论《阳明篇》云：阳明病发热汗多者，急下之；盖谓稍有可下之证，而发热汗多，即当急下，自恨读书不精，坐令可救不救。然因此知《伤寒》、《金匮》中方法，苟非显然刺谬，必有效验，虽不能知其理，未尝不可用其法也。"（录自《金匮今释》）

【原文】

40. 下利已差，至其年月日时复发者，以病不尽故也，当下之，宜大承气汤。

大承气汤：（见痉病中）

【校勘】

此条，并见于《伤寒论·可下篇》。《脉经》、《千金》无"已"字；《千金翼》无"年月日"三字。"以病不尽故也"：《脉经》作"此为病不尽"；《千金》作"此为下不尽"。"当下之"：《脉经》作"当复下之"；《千金》作"更下之愈"；《千金翼》作"宜复下之"。

【浅述】

本条论述余邪未尽，下利复发的治疗。

下利已瘥，至其年月日时复发者，这是由于初病之时，止涩太早，余邪未尽的缘故，所以宜大承气汤下其未尽之邪，其病自愈。

【按语】

下利有因余邪末尽瘥后复发的，但不必拘于年月日时；其治法一般多用温药下之，如备急丸、温脾汤之类，亦不必拘于寒下的大承气汤；临床时，总宜根据具体病情，斟酌选用为是。

【治例】

肖琢如："首饰店胡某，其妻近三四年来，每至霜降节，必发生痢疾，甚以为苦。审视腹痛里急，赤白杂下，日夜二十余行，舌色鲜红，苔白而薄，身微恶寒，脉浮紧。自云先日食面受凉，遂尔疾作，已两日矣，尚未服药。即与平胃散加羌活、防风、神曲、麦芽等味，以剪除新邪，二剂，外恙已，继用大承气汤两剂，服后腹痛甚，下黑污臭粪便极多，症减七八，恐其久蓄之积，根株未尽，复进大柴胡两剂，各恙皆平，乃以柴芍六君调理而愈。次年霜降时，疾不复作。仲景尝云：下利已瘥，至其年月日时复发者，以未尽故也；不诚然哉。"（录自《遯园医案》）

【原文】

41. 下利谵语者，有燥屎也，小承气汤主之。

小承气汤方：

大黄四两　厚朴二两，炙　枳实大者三枚，炙

右三味，以水四升，煮取一升二合，去滓，分温二服，得利则止。

【校勘】

此条，并见于《伤寒论·厥阴病篇》。《脉经》、《千金》："下利"下，有"而"字；《千金》："者"下有"腹内"二字；"也"下作"宜下之"三字。

【浅述】

本条论述下利谵语，胃有实热的治疗。

本条下利，指热结旁流而言；谵语，即妄言乱语，声音高朗，与虚证郑声，言语重复，声音低微者不同，这是由于大便燥结，胃有实热所致，于法当有潮热脉滑而疾的现象，故宜小承气汤清下实热以主治之。

【按语】

《金鉴》说："谵语一证，有虚有实，实则谵语，虚则郑声；谵语是阳明热盛，上乘于心，乱言无次，其声高朗，邪气实也；郑声则精神衰乏，不能自主，语言重复，其声微短，正气虚也"；宜参。

【原文】

42. 下利便脓血者，桃花汤主之。

桃花汤方：

赤石脂一斤，一半剉，一半筛末，干姜一两　粳米一升

右三味，以水七升，煮米令熟，去滓，温七合，内赤石脂末方寸匕，日三服，若一服愈，余勿服。

【校勘】

此条，并见于《伤寒论·少阴病篇》，条首有"少阴病"三字。

【浅述】

本条论述虚寒久痢，滑脱不禁的证治。

下利便脓血，这里系指虚寒久痢，滑脱不禁者而言，与热痢下重者不同，故宜桃花汤：赤石脂固脱止血，干姜温中散寒，粳米补虚安中以主治之。

【按语】

本条的下利便脓血，必系久痢失治，或治疗不当所致，所下脓血，必暗而不鲜，脉象必微细而弱，并有舌苔淡白，精神萎靡，或四肢不温，腹痛喜按等证，才可用温中固脱之桃花汤治疗。

【治例】

张仲华："下血较昨减半，而其来必阵下，肠中滑泄已甚，关闸尽撤，肾气有下脱之虑，拟参桃花汤意：赤石脂四钱，干姜炭五分，粳米四钱，地榆一钱，白芍一钱五分，丹皮一钱，阿胶，蛤粉拌炒一钱五分，炙草三分，炒黄柏一钱，黄连四分。复诊：血下缓而大减，脉微神倦，气阴并乏矣，堵塞存阴之药，尚不可撤，拟就昨方加建中意。原方加人参，另煎冲入。"（录自《柳选四家医案·爱庐医案》）

【原文】

43. 热利下重者，白头翁汤主之。

白头翁汤方：

白头翁二两　黄连　黄柏　秦皮各三两

右四味，以水七升，煮取二升，去滓，温服一升；不愈更服。

【校勘】

此条，并见于《伤寒论·厥阴病篇》。"下重"：赵刻本作"重下"；《外台》重下门，并未载此方，伤寒下痢门引《千金翼》，仍作"热利下重"，注云："此张仲景《伤寒论》方"，据此，当以作"下重"为是。

【浅述】

本条论述湿热痢疾，里急后重的证治。

热利下重，这里是指湿热痢疾，里急后重者而言，与虚寒久痢，滑脱不禁者不同；白头翁汤，功能清热除湿，坚阴止痢，故主治之。

【按语】

本条的湿热痢疾，所下脓血，色必鲜红，脉必弦数，此外必有口渴、尿赤、肛门灼热等证，故用白头翁汤之苦以除湿，寒以清热主治之，与上条虚寒久痢之用桃花汤温涩者适成对比。

【治例】

张仲华:“暑湿热病下痢，始系赤白垢腻，昼夜数十余次，旬日后，痢虽减而纯下血矣；伤及肝肾，病情最深，非易治者。姑先清热存阴，宗厥阴下痢之条，拟白头翁汤合黄连阿胶汤意：白头翁三钱，秦皮一钱半，黄连一钱，炒黄柏一钱，丹皮一钱半，地榆炭二钱，白芍钱半，荷蒂三个，阿胶蛤粉拌炒一钱五分。”（录自《柳选四家医案·爱庐医案》）

肖琢如:“王某，患下血稠粘，间露里急后重；发散升补，备尝之矣，踵门乞诊，脉弦数而沉，舌鲜红而苔黄燥，与白头翁汤加僵虫、乌梅，五帖，遂霍然已。”（录自《遁园医案》）

【原文】

44. 下利后更烦，按之心下濡者，为虚烦也，栀子豉汤主之。

栀子豉汤方：

栀子十四枚　香豉四合，绵裹

右二味，以水四升，先煮栀子得二升半，内豉煮取一升半，去滓，分二服，温进一服，得吐则止。

【校勘】

此条，并见于《伤寒论·厥阴病篇》。

【浅述】

本条论述利后虚烦、余热未净的证治。

下利以后，热从下泄，应不复烦，今反更烦，按之心下濡而不坚，则非内有实热而为余热未净之虚烦可知，故宜栀子豉汤，清热除烦以主治之。

【按语】

本条的利后更烦，是因内有余热，故宜栀子豉汤治之；若系旧病微溏，内有虚寒者，则不相宜；所以《伤寒论》指出：“凡用栀子豉汤，病人旧微溏者，不可与服之。”

【原文】

45. 下利清谷，里寒外热，汗出而厥者，通脉四逆汤主之。

通脉四逆汤方：

附子大者一枚，生用　干姜三两，强人可四两　甘草二两，炙

右三味，以水三升，煮取一升二合，去滓，分温再服。

【校勘】

此条，并见于《伤寒论·厥阴病篇》。

【浅述】

本条论述虚寒下利，阴盛格阳的治疗。

阴寒内盛，故下利洞泄，完谷不化；虚阳外越，故身热汗出，四肢厥逆；通脉四逆汤即四逆汤倍加干姜，以增温中回阳之力，故主治之。

【按语】

从上第二十六、三十四、三十五等条来看，可知本条的脉象必微细欲绝，服通脉四逆汤后，当以厥止脉还为验。

【治例】

《丁甘仁医案》:“赵（右），寒疫不正之气，挟湿滞互阻太阴、阳明为病，清浊相干，升降失常，忽然吐泻交作，脉伏肢冷，目陷肉削，汗出如水。脾主四肢，浊阴盘踞中州，阳气不能通达，肢冷脉伏，职是故也。阴无退散之期，阳有散亡之象，阴霍乱之重症，危在旦夕，勉拟通脉四逆汤加味，驱内胜之阴，复外散之阳，未识能有挽回否？熟附片三钱，淡干姜五分，姜川连八分，仙半夏钱半，猪胆汁三四滴冲服，炙甘草五分，赤、猪苓各三钱，淡吴萸三分，制川朴八分，葱白头三个。”

【原文】

46. 下利，肺痛，紫参汤主之。

紫参汤方：

紫参半斤　甘草三两

右二味，以水五升，先煮紫参取二升，内甘草，煮取一升半，分温三服。（原注：疑非仲景方）

【校勘】

《脉经》无此条，此方《千金》、《外台》亦无考。《本草图经》引，“肺痛”二字，作“者”一字。

【浅述】

本条论述下痢赤白、腹痛的证治。

这里所说的下利，指赤白痢疾而言。“肺痛”临床上实所未见，肺脏本身并无痛觉，当是“腹痛”之误，而腹痛则为痢疾常有的见证。《本草经》说：紫参味苦辛寒，主心腹积聚，寒热邪气，通九窍，利大小便，配甘草以缓痛，故主治之。

【按语】

陆渊雷：“按此方《千金》、《外台》诸书俱无考，故林亿等疑非仲景方。紫参为通经药，能破血止血，诸书并载之；然沪上药商不识其物，市医多书丹参为紫丹参，遂有臆断紫参为丹参者；其实紫参属蓼科植物，丹参属唇形科植物，本草中二物分载，不可混也。”宜参。

【原文】

47. 气利，诃黎勒散主之。

诃黎勒散方：

诃黎勒十枚，煨

右一味为散，粥饮和，顿服。（原注：疑非仲景方。）

【浅述】

本条论述气虚久利的治疗。

气利，指气虚久痢，气体与粘液杂下如蟹渤者而言，与前第三十一条下利之有湿气，当利小便者不同。诃黎勒散功能收敛固脱，又用粥饮和服，藉收安中补虚之效，故主治之。

【按语】

诃黎勒即诃子，味苦性涩，宜煨熟用，功似罂粟壳而无毒，较石榴皮则力大，若与补中益气汤同用，其效更著；亦治直肠及子宫脱垂。

【治例】

曹颖甫："气利用止涩之诃黎勒散者，实因久利而气虚下陷，意与近人晨泄用四神丸略同。予昔寓白克路，治乡人陶姓曾用之，所用为诃子散，取其味涩能止，彼以药末味涩，不能下咽，和入粥中强吞之，日进一服，三日而止。诃黎勒，今名诃子，味涩而苦，煨不透则研不细，入咽哽塞。"（录自《金匮发微》）

【原文】

附方：

《千金翼》小承气汤：治大便不通，哕数谵语。（方见上）

【按语】

此方，《千金翼》载于第十八卷霍乱门，治大便不通，哕数，口谵语。无方名，药味与仲景小承气汤同，但分量稍有出入；用厚朴二两炙，大黄四两，枳实五枚炙；方后服法，无"得利则止"四字，有"当通不通，尽服之"七字。

【原文】

《外台》黄芩汤：治干呕下利。

黄芩　人参　干姜各三两　桂枝二两　大枣十二枚　半夏半升

右六味，以水七升，煮取三升，温分三服。

【按语】

此方，《外台》载于第六卷杂疗呕吐哕门，引仲景《伤寒论》，云出第十六卷中；可知此本系仲景方，而为《金匮》原本所阙遗者。此方即本篇前第十一条黄芩加半夏生姜汤，去芍药、甘草、生姜，加人参、桂枝、干姜，故其主治亦同。现《伤寒论》通行本载有治太阳与少阳合病，必自下利的黄芩汤，仅黄芩、芍药、甘草、大枣四味，与此方不同，可对照参看。

小　结

呕吐，是临床上常见的病证。本篇所论，分虚寒呕吐、热性呕吐、水饮致呕，寒热相杂四类；其治疗虚寒呕吐，由于阴寒上逆，证见呕而胸满，或干呕、头痛、吐涎沫的，用吴茱萸汤温寒降逆；由于阳微阴盛，证见呕而脉弱，小便复利，微热厥逆的，用四逆汤回阳救逆；由于胃中虚冷，证见干呕吐涎沫而不头痛的，用半夏干姜散温中散寒；由于胃阴受伤，证见胃反呕吐，大便燥结的，用大半夏汤补虚润燥。热性呕吐：由于胃热上冲，证见食已即吐的，用大黄甘草汤泻热通便；由于邪在少阳，证见呕而发热的，用小柴胡汤和解表里。水饮呕吐：由于饮停心下，证见呕吐，谷不得下的，用小半夏汤涤饮止呕；由于寒饮在胸，证见恶心欲呕的，用生姜半夏汤散寒降逆；由于病在膈上，证见呕吐而思水的，用猪苓散利水止渴；由于水饮不化，证见胃反吐后渴欲饮水的，用茯苓泽泻汤利水通阳。又，由于寒热相杂，证见呕而肠鸣，心下痞满的，用半夏泻心汤降逆和中；由于胃肠不和，证见干呕而利的，用黄芩加半夏生姜汤清热和胃；由于余热未清，证见吐后贪饮的，用文蛤散清热生津；若兼风邪外感，脉紧头痛的，用文蛤汤解表清热。

哕即干呕，是因气逆相并，复出于胃所致。《灵枢·口问》："谷入于胃，胃气上注于肺，今有故，寒气与新谷气俱还入胃，新故相乱，真邪相攻，气并相逆，复出于胃，故为哕。"本篇所论的哕逆，分虚寒、虚热、邪实三类；其治疗：如胃寒气逆，干呕而哕，并见手足厥冷的，用橘皮汤散寒顺气；如胃虚有热，气逆不降而致哕逆的，用橘皮竹茹汤补虚清热；如邪实气逆，哕与腹满并见的，则当审其前后何部不利，分别采用利小便或通大便的治法，使满去则哕自愈。

下利，包括泄泻与痢疾而言；一般以大便稀薄，次数增多为泄泻，便下脓血，里急后重为痢疾。引起下利的原因，主要是饮食不节，气候失常所致。本篇所论：泄泻分虚寒、实积、气利三类；痢疾分湿热痢疾、虚寒久痢二类。其治疗：虚寒泄泻：如表里兼病，证见下利腹胀满，身疼痛的，先用四逆汤温里，后用桂枝汤攻表；如里寒外热，证见下利清谷，汗出厥冷的，用通脉四逆汤温中回阳；如气虚久利，证见气体与粘液杂下的，用诃黎勒散温涩固脱。实热泄泻：如中实有物，证见心下坚，脉滑的，用大承气汤攻下实热；如内有燥屎，证见谵语，热结旁流的，用小承气汤清下实热。湿热痢疾而见里急后重的，用白头翁汤除湿清热；虚寒久痢，而见便下脓血的，用桃花汤固脱止血；下痢赤白，而见腹痛的，用紫参汤和血止痛。又如利后虚烦，按之心下濡的，用栀子豉汤清热除烦；如下利余热未尽，瘥后复发的，用大承气汤攻下余邪。

总的来说，凡先渴后呕，或呕而不渴，为饮停心下，病属支饮；先呕后渴，为饮随呕去，其病欲解。由于胃病致呕的，以健胃止呕为主；由于水饮致呕的，以涤饮逐水为主；呕家有痈脓的，不可治呕；病人欲吐的，不可攻下。泄泻与痢疾，以脉象微弱为邪轻，脉大紧涩为邪重；微热汗出，则邪气外达；脉数而渴，为正气渐复。至于下利厥冷无脉，与里寒外热的重证，则从阳气的盛衰来判断其预后，若脉还厥止，则为阳气来复，生机有望；若手足不温，其脉不还，则为阳气脱绝，预后不良。虚寒洞泄，固宜温涩，而实积泄泻，则当荡涤；肠澼滞下，固宜荡涤；而虚寒久痢，又当温涩。此外，下利完谷不化的，不可攻表；下利湿气偏胜的，当利小便，这都是临床时应该注意的。

附：本篇内容归纳表

- 呕吐
  - 诊察
    - 水饮致呕 (2)
      - 先呕却渴——此为欲解
      - 先渴却呕——为水停心下
      - 呕家本渴，今反不渴——此属支饮
    - 胃反脉证
      - 误治所致 (3)
        - 误汗——病人脉数，反吐，以发其汗，阳微膈气虚，数为客热，不能消谷，胃中虚冷
        - 误下——寒在于上，医反下之，脉弦，胃气无余，朝食暮吐，变为胃反
      - 气血俱虚——寸口脉微而数，气虚荣虚，血不足，胸中冷 (4)
      - 腑病及脏 (5)
        - 脉象——趺阳脉浮而涩，浮则为虚，涩则伤脾
        - 病机——脾伤则不磨，宿谷不化
        - 证状——朝食暮吐，暮食朝吐
        - 预后——脉紧而涩，难治
  - 证治
    - 治疗禁忌
      - 呕家有痈脓——不可治呕 (1)
      - 病人欲吐者——不可下之 (6)
    - 虚寒呕吐
      - 阴寒上乘——呕而胸满，干呕吐涎沫，头痛——吴茱萸汤(温寒降逆) (8)(9)
      - 阳虚阴盛——呕而脉弱，小便复利，微热见厥，难治——四逆汤(回阳救逆) (14)
      - 胃阴受伤——胃反呕吐——大半夏汤(补虚润燥) (16)
      - 胃中虚冷——干呕吐逆，吐涎沫——半夏干姜散(温中散寒) (20)
    - 热性呕吐
      - 胃热上冲——食已即吐——大黄甘草汤(泻热通便) (17)
      - 邪在少阳——呕而发热——小柴胡汤(和解表里) (15)
    - 水饮呕吐
      - 饮停心下——诸呕吐，谷不得下——小半夏汤(涤饮降逆) (12)
      - 病在膈上——呕吐后思水——猪苓散(利水止渴) (13)
      - 水饮不化——胃反吐而渴，欲饮水——茯苓泽泻汤(利水通阳) (18)
      - 寒饮在胸——似喘不喘，似呕不呕，似哕不哕，彻心中愦愦然无奈 —— 生姜半夏汤 (散寒降逆) (21)

- 寒热相杂——呕而肠鸣，心下痞——半夏泻心汤(降逆和中) (10)
- 挟热呕利——干呕而利——黄芩加半夏生姜汤(清热降逆) (11)
- 余热未清——吐后渴而贪饮——文蛤汤(清热止渴) (19)

- 哕
  - 邪实致哕 (7)
    - 证状——哕而腹满
    - 治法
      - 前部不利——水邪致逆，利其小便
      - 后部不利——热邪致逆，利其大便
  - 胃寒气逆——干呕哕，手足厥——橘皮汤(散寒降逆) (22)
  - 胃有虚热——哕逆——橘皮竹茹汤(补虚清热) (23)

- 下利
  - 诊察
    - 痢疾脉象 (25)
      - 脉沉弦——下重
      - 脉大——为未止
      - 脉微弱数——为欲自止，虽发热不死
      - 寸脉浮数、尺中自涩——必清脓血
    - 虚寒下利
      - 阳气衰竭 (26)(35)
        - 脉证
          - 下利，手足厥冷，无脉
          - 下利后，脉绝，手足厥冷
        - 机转
          - 灸之不温，脉不还，反微喘——死
          - 晬时脉还，手足温者——生
      - 阴盛格阳 (34)
        - 脉证——下利脉沉迟，面少赤，身有微热，下利清谷者，必郁冒汗出而厥
        - 病机——其面戴阳，下虚。
    - 邪正消长
      - 微热而渴，脉弱者——自愈 (27)
      - 微热汗出 (28)
        - 脉数——自愈
        - 脉紧——未解
      - 脉数而渴 (29)
        - ——自愈
        - 设不差——必清脓血
      - 脉反弦，发热，身汗者——自愈 (30)
    - 脏腑气绝 (24)
      - 六腑气绝于外——手足寒，上气脚缩
      - 五藏气绝于内——利不禁，下甚者手足不仁

- 下利
  - 证治
    - 泄泻
      - 虚寒
        - 误表变证——下利，清谷，不可攻表，汗出必胀满 (33)
        - 表里兼病——下利腹胀满，身疼痛——先温里——四逆汤；后攻表——桂枝汤 (36)
        - 里寒外热——下利清谷，汗出而厥——通脉四逆汤(温中回阳) (45)
        - 滑脱不禁——气利——诃黎勒散(温涩固脱) (47)
      - 实热
        - 大承气汤(急下实热)
          - 中实有物——下利三部脉皆平，按之心下坚 (37)
          - 气滞宿食——下利脉迟滑，利未欲止 (38)
          - 宿食里实——下利脉反滑，当有所去 (39)
        - 胃实燥结——下利谵语——小承气汤(清下实热) (41)
    - 痢疾
      - 湿热——热利下重——白头翁汤(除湿清热) (43)
      - 虚寒——下利便脓血——桃花汤(固脱止血) (42)
      - 腹痛——下利肺(疑系“腹”字误)痛——紫参汤(和血止痛) (46)
    - 利后
      - 虚热——下利后更烦，按之心下濡——栀子豉汤(清热除烦) (44)
      - 余邪——下利已差，至其时复发——大承气汤(荡涤余邪) (40)
    - 下利——湿气偏胜者，当利其小便 (31)

疮痈肠痈浸淫病脉证并治第十八

论一首　脉证三条　方六首

本篇是论述疮痈、肠痈、金疮、浸淫病等四类疾患的脉证和治疗。篇名，《脉经》作“痈肿肠痈金疮浸淫脉证”；方六首，赵刻本作五首，如将原阙的黄连粉方计算在内，实为六首。

疮，古作创；《说文》:“创，伤也；疡也”。痈，古作癕，刘熙释名:“癕，气壅否而溃也。”《内经》对疮痈、肠痈、浸淫等疾患早有记载；如《素问·气交变大论》:“炎暑流火，湿胜燥，病寒热疮疡疿胗痈痤”；《素问·生气通天论》:“营气不从，逆于肉理，乃生痈肿”；又《灵枢·上膈》:“食饮不节，寒温不时，则寒汁流于肠中，留则痈成”；《素问·玉机真脏论》:“夏脉太过，令人身热肤痛而为浸淫。”一般而言：痈肿，是外疡疾患；肠痈，系内痈之一；金疮，指金刃创伤；浸淫疮，是一种皮肤病。由于四者都属外科范围，所以合为一篇讨论。

【原文】

1. 诸浮数脉，应当发热，而反洒淅恶寒，若有痛处，当发其痈。

2. 师曰：诸痈肿，欲知有脓无脓，以手掩肿上，热者为有脓，不热者为无脓。

【校勘】

《辨脉法》：无“应”字“反”字；“痛处”下，有“饮食如常者”五字；“当发其痈”，作“蓄积有脓也”；《巢源》

作“当有痈也”；《千金》作“当结为痈”。“洒淅”:《巢源》作“洗淅”，《千金》作“洗洗”。《脉经》:“欲知有脓”下，有“与”字。

【浅述】

此两条论述痈肿初起的脉证和诊法。

脉象浮数，多属风热，故当发热；由于卫气被遏，故反恶寒；若有固定的痛处，则为营血凝涩不通所致，营卫壅遏，逆于肉理，故当发为痈肿。

由于营卫壅遏不行，郁而化热，热胜则肉腐，故欲知其脓之有无，可用手按其肿上，热者则肉腐，为有脓；不热者则肉未腐，为无脓。

【按语】

以上对痈脓的诊法，仅作原则性提示，后世医家，在本条的基础上，又有所补充和发展，如陈实功《外科正宗》，齐德之《外科精义》，王肯堂《证治准绳》，除了验其热与不热之外，还从痈肿的软硬、陷起、疼痛、颜色等方面进行诊察，均须参考。

【原文】

3. 肠痈之为病，其身甲错，腹皮急，按之濡如肿状；腹无积聚，身无热脉数，此为肠内有痈脓，薏苡附子败酱散主之。

薏苡附子败酱散方：

薏苡仁十分　附子二分　败酱五分

右三味，杵为末，取方寸匕，以水二升，煎减半，顿服，小便当下。

【校勘】

《脉经》:“腹皮”下细注云:“一作‘支’”，无“腹无积聚”以下二十五字。

【浅述】

本条论述慢性肠痈化脓的治疗。

慢性肠痈，血滞于内，不能外荣肌肤，故其身如鳞甲之交错；内无积聚，故腹皮虽急而按之濡如肿状；病属慢性，故身无热；热郁血分，故其脉数；这是肠内有痈脓的证候。薏苡附子败酱散：薏苡除湿排脓，败酱解毒消痈，少佐附子，以顾护阳气，故主治之。

【按语】

薏苡附子败酱散，用于慢性肠痈化脓偏于阳虚者，宜之；若痈虽已化脓，而阳气未虚者，则用《千金》肠痈方（薏苡仁、牡丹皮、桃仁、瓜瓣仁）加败酱草为宜。

【治例】

余听鸿《外证医案汇编》："沈，小肠痈内溃，小便下蛔十计，此乃内膜有伤，治之非易。制附子、苡仁米、败酱草、琥珀、冬瓜子、川连、广皮、瓜蒌仁"。

【原文】

4. 肠痈者，少腹肿痞，按之即痛如淋，小便自调，时时发热，自汗出，复恶寒，其脉迟紧者，脓未成，可下之，当有血；脉洪数者，脓已成，不可下也；大黄牡丹汤主之。

大黄牡丹汤方：

大黄四两　牡丹一两　桃仁五十个　瓜子半斤　芒硝三合

右五味，以水六升，煮取一升，去滓，内芒硝，再煎沸，顿服之，有脓当下，如无脓当下血。

【校勘】

"肠痈"：《正脉》本作"肿痈"，今据《脉经》、《千金》、赵刻及诸注本，作"肠痈"。《脉经》：无"痞"字；"痛"下，作"小便数如淋"，无"小便自调"四字，《巢源》、《千金》并同。

【注释】

肿痞：指肠痈之形肿于外而满痞于内。

【浅述】

本条论述急性肠痈的诊断和治疗。

急性肠痈，血瘀于内，故少腹肿痞；少腹与阴器相近，故按之即痛如淋；膀胱无病，故小便自调；营卫失常，故发热汗出恶寒；其脉迟紧者，热毒未聚，其脓未成，故可下之，以通瘀血；脉洪数者，热毒已聚，其脓已成，故不可下，以防穿孔。大黄牡丹汤：大黄、芒硝，清下实热，丹皮、桃仁，行瘀活血，瓜子消痈排脓，故主治之。

【按语】

肠痈的治法，薛立斋作了如下补充："脉迟紧者，未有脓也，宜牡丹汤下之（即本方），当有血下；脉洪数者，已有脓也，用苡仁汤排之，（薏苡仁、瓜蒌仁、丹皮、白芍），小腹疼痛，小便不利，脓壅滞也，用牡丹皮散主之（丹皮、蒌仁、桃仁、苡仁）；气血虚者，宜八珍汤加黄芪、肉桂、丹皮、北五味敛补之。"以上治法，可供临床参考。

【治例】

编者治验：张某，男，58岁。患急性阑尾炎，两天前，因出差劳累，饮食不时，回来后即感不适；当晚发热，洒淅恶寒，继而右下腹痛，翌晨加剧，以急症住入某医院，诊断为急性阑尾炎，拟手术治疗，患者及家属不同意，要求用中药治疗，邀我会诊，症如上述，其脉弦紧，此瘀热蓄结于肠，将成痈脓之候，急宜清热消瘀，解毒散结，用大黄牡丹皮汤合四逆散：大黄10克，丹皮10克，桃仁10克，芒硝10克冲，冬瓜子30克，柴胡6克，枳实6克，赤白芍各6克，甘草6克，服两剂，寒热已除，腹痛亦止；仍用原方去柴胡、芒硝、大黄，加苡仁15克，败酱15克，再服五剂，血象正常，回家休养。

【原文】

5. 问曰：寸口脉浮微而涩，法当亡血，若汗出，设不汗出者云何？答曰：若身有疮，被刀斧所伤，亡血故也。

【校勘】

《脉经》：无“浮”字；“斧”作“器”。赵刻本：“法”，作“然”。徐、尤本：“设不汗”下，有“出”字。

【浅述】

本条论述金疮失血过多的诊断。

寸口脉浮微而涩，浮微为阳虚，浮涩为阴虚，故主亡血或汗多之候；血与汗都属阴液，阴虚则阳亦因之而虚，所以同时出现微涩的脉象；设不汗出而身有金疮，则知其被刀斧创伤，失血过多所致，即《内经》所谓夺血者无汗的缘故。

【按语】

“若汗出”的“若”字，当作“或”字解。丹波元坚说：“疮”，古作‘创’，即金疮之义也，其从病者，系于六朝俗字。”

【原文】

6. 病金疮，王不留行散主之。

王不留行散方：

王不留行十分，八月八日采　蒴藋细叶十分，七月七日采　桑东南根白皮十分，三月三日采　甘草十八分　川椒三分，除目及闭口，去汗　黄芩二分　干姜二分　芍药二分　厚朴二分

右九味，桑根皮以上三味，烧灰存性，勿令灰过，各别杵筛，合治之为散，服方寸匕。小疮即粉之，大疮但服之，产后亦可服。如风寒，桑东根勿取之；前三物皆阴干百日。

【浅述】

本条论述金刃创伤的治疗。

金疮，指金刃创伤。王不留行散：王不留行主金疮止血，蒴藋细叶能通利气血，桑东南根主伤中脉绝，三味阴干烧灰存性，取其黑能止血；黄芩、芍药，清热防腐，川椒、干姜，行瘀活血，厚朴破滞行气，甘草和诸药而解百毒，共奏消瘀止血

镇痛之效，故小创可外敷之，大创可内服之，产后亦可服。

【按语】

丹波元简说："王不留行，《本经》云治金疮，止血逐痛；蒴藋，《本草》不载治金疮，而接骨木一名木蒴藋，《唐本草》云，治折伤续筋骨，盖其功亦同；桑根白皮，《本经》云治绝脉，《别录》云可以缝金疮，知是三物为金疮之要药"；其说可参。

【原文】

排脓散方：

枳实十六枚　芍药六分　桔梗二分

右三味，杵为散，取鸡子黄一枚，以药散与鸡黄相等，揉和令相得，饮和服之，日一服。

排脓汤方：

甘草二两　桔梗三两　生姜一两　大枣十枚

右四味，以水三升，煮取一升，温服五合，日再服。

【按语】

排脓散：枳实破滞气，芍药除血痹，桔梗排脓，鸡子黄补虚，大抵适用于肠痈之化脓者。排脓汤：甘草解毒，桔梗排脓，生姜健胃，大枣安中，大抵适用于肺痈之化脓者。但两方都是以排脓为目的，亦可不拘于何种痈脓，灵活使用。

排脓散，即《产后篇》枳实芍药散加桔梗、鸡子黄；排脓汤，即《肺痈篇》桔梗汤加生姜、大枣；两方只桔梗一味相同，均以排脓名方，可见桔梗为排脓之要药，惟两方药力较薄，应用时，均可适当加入银花、连翘、赤小豆、贝母、苡米、败酱、丹皮、桃仁、瓜瓣之类，其效更显。

【原文】

7. 浸淫疮，从口流向四肢者可治，从四肢流来入口者，不可治。

8. 浸淫疮，黄连粉主之。（原注：方未见）

【校勘】

《脉经》:“浸”作“侵”;“从口”下，有“起”字。

【浅述】

此两条论述浸淫疮的预后和治疗。

浸淫疮，即湿热成疮之浸润蔓延者；从口起流向四肢，是疮毒外出，故为可治；从四肢流来入口，是疮毒内侵，故不可治。黄连粉方未见，可能是用黄连一味为粉敷疮上，取其苦以燥湿，寒以除热，故主治之。

【按语】

浸淫疮，与今之湿疹相似，小儿易患之，多从口起蔓延于颈下、腋窝、腹股沟、阴囊及肘弯、膝弯等处，皮肤奇痒，搔之出水，如被感染，亦有化脓者，编者每用黄连、炉甘石为末扑之有效，预后多良。

小　结

痈肿，一般以证候的寒热虚实，分痈和疽两类；大抵焮肿色赤，痛剧热甚，其皮薄亮，其脓易化，疮口易敛的为痈，平塌白陷，坚硬木痛，皮色不变，按之不热，化脓收口迟缓的为疽；痈属阳症，多为风火热毒所致；疽属阴症，多因寒湿凝滞而成。本篇所论，系指阳性痈肿而言，至于阴疽，则未论及。痈肿初起，多见脉象浮数，自觉恶寒的表征，但有局部固定的痛处，与外感的一身尽疼不同。辨别痈肿的化脓与否，可用手按其肿上，热者为有脓，不热者为无脓；后世医家，又从痈肿的软硬、陷起、疼痛、颜色等各方面分别进行诊察，这是在《金匮》的基础上进一步的补充和发展。

肠痈，系内痈之一。《巢源》说:“肠痈者，由寒温不适，喜怒无度，使邪气与营卫相干，在于肠内，遇热加之，血气蕴积，结聚成痈；热积不散，血肉腐坏，化而为脓”；可知肠痈的发生，是因邪气与营卫相干，血气蕴积而成。本篇分别论述了肠痈脓未成的和脓已成的证治；脓未成的，临床表现为少腹肿痞，按之即痛，时时发热汗出恶寒，脉多迟紧；脓已成的，临床表现为腹皮急，按之濡软，其身甲错无热，脉多洪数；其治疗：脓未成的可下，脓已成的不可下；脓未成的用大黄牡丹汤行瘀活血；脓已成的，用薏苡附子败酱散解毒排脓。

金疮，即金刃创伤。本书首篇，列金刃所伤为不内外因，《巢源》论金疮病诸候，有二十三候。本篇仅大体上提出寸口脉浮微而涩，为失血或汗多的脉象，因血与汗皆属阴液，即《内经》所谓夺血者无汗，夺汗者无血的道理。王不留行散，功能消瘀止血镇痛，小创可外敷之，大创可内服之，是治疗外伤的有效方剂。

浸淫疮，即湿热成疮之浸润蔓延者，与今之湿疹相似，小儿患者较多。《千金》说："浸淫疮者，浅搔蔓延长不止，搔痒者，初如芥，搔之转生汁相连者是也。"本篇指出浸淫疮从口起流向四肢者，为病邪外出，易治；从四肢流来入口者，为病邪内侵，难治；这也是疾病发展的一般规律。黄连粉方未见，可能是黄连一味为粉，外扑疮上，取其苦以燥湿，寒以除热。《千金》载有治湿疹外用的黄连胡粉散，为黄连胡粉、水银三味组成，可备临床选用。

又，篇中排脓散、排脓汤两方，均未载明主治；排脓汤，即《肺痈篇》的桔梗汤加生姜、大枣，大抵适用于肺痈之化脓者；排脓散，即《产后篇》的枳实芍药散加桔梗、鸡子黄，大抵适用于肠痈之化脓者；但两方都是以排脓为目的，亦可不拘何种痈脓，灵活加减使用。

总之，本篇的条文虽较简单，但对痈肿、肠痈、创伤、浸淫疮等外科疾患的诊断和治疗，都作了原则性的提示。后世医家的外科专著甚多，如《外科准绳》、《金鉴·外科》、《疡医大全》、《外科正宗》、《外科全生集》等，均可作为学习外科的参考。

附：本篇内容归纳表：

- 痈肿
  - 初起 (1)
    - 脉象——浮数
    - 证状——当发热，而反洒淅恶寒，有痛处
    - 病变——当发其痈
  - 触诊——以手掩肿上 (2)
    - 热者——为有脓
    - 不热者——为无脓
- 肠痈
  - 慢性 (3)
    - 脉证——其身甲错，腹皮急，按之濡如肿状，腹无积聚，身无热，脉数
    - 病机——肠内有痈脓
    - 治疗——薏苡附子败酱散(解毒排脓)
  - 急性 (4)
    - 证状——少腹肿痞，按之即痛如淋，时时发热，自汗出恶寒
    - 脉诊
      - 迟紧——脓未成，可下之，当有血
      - 洪数——脓已成，不可下
    - 治疗——脓未成——大黄牡丹汤(行瘀活血)
- 金疮
  - 诊断 (5)
    - 脉象——寸口脉浮微而涩
      - 亡血
      - 汗出
    - 辨证——设不汗出，若身有疮，被刀斧所伤——亡血
  - 治疗——王不留行散(止血镇痛) (6)
- 浸淫疮
  - 预后 (7)
    - 从口起流向四肢者——易治
    - 从四肢流来入口者——难治
  - 治疗——黄连散(燥湿除热) (8)
- 排脓通用方（两方都以排脓为目的，可灵活使用）
  - 排脓散——适用于肠痈之化脓者
  - 排脓汤——适用于肺痈之化脓者

趺蹶手指臂肿转筋阴狐疝蚘虫病脉证治第十九

论一首　脉证一条　方五首

本篇是论述趺蹶、手指臂肿、转筋、阴狐疝、蚘虫等五种疾患的脉证和治疗。“趺”，徐、沈注本及《金鉴》，均作“跌”；方五首，赵刻本作四首，如将藜芦甘草汤方计算在内，实为五首。

趺蹶，是指足部僵硬，运动障碍的疾患；手指臂肿，是指由于风痰所致者而言；转筋，是指腓肠肌痉挛掣痛，也包括手臂肌肉转筋在内；阴狐疝，俗名偏坠，与今之小肠脱出相似；蚘虫，即蛔虫，是常见的肠寄生虫病之一。魏念庭说：“仲景叙男子杂证，因收罗细碎，诸篇未及者历言之”；可见上述五者，由于条文奇零，不能各自成篇，所以合在一起讨论。

【原文】

1. 师曰：病趺蹶①，其人但能前，不能却，刺腨②入二寸，此太阳经伤也。

【校勘】

“趺”：徐、沈注本及《金鉴》作“跌”。

【注释】

①趺蹶：是指足部僵硬，运动障碍的疾患。

②腨（chuǎi 音揣）：指腨肠，亦即腓肠肌，俗称小腿肚。

【浅述】

本条论述趺蹶的病因和证治。

人身经络，阳明行身之前，太阳行身之后，太阳经伤，故其人能前行不能后退；腨，即腓肠肌部，因太阳经脉下贯腨内，故宜刺之，使太阳与阳明的经气相通，则前后运动自如了。

【按语】

关于刺腨入二寸的穴位和深浅问题，注家认为承筋于法禁刺，当刺合阳、承山等穴，一般只刺八分至一寸，原文入二寸，可能是古今的尺寸不同。

【原文】

2. 病人常以手指臂肿动，此人身体瞤瞤者，藜芦甘草汤主之。

藜芦甘草汤方：（原注：方未见）

【浅述】

本条论述手指臂肿动的证治。

湿痰凝滞关节则肿，风邪袭伤经络则动，故病人手指臂肿动；风痰在膈，攻走流窜，故身体瞤瞤而动。藜芦甘草汤方阙，可能是藜芦、甘草二味组成，取其涌吐膈上风痰，故主治之。

【按语】

本条从药测证，可知为风痰阻膈，攻走流窜所致；但临床时，仍须结合其他脉证，才能得出确诊。后世医家对此等证，每用指迷茯苓丸（茯苓、半夏、枳壳、风化硝、生姜汁），或配合针灸治疗，效果较好，可作临床参考。

【治例】

李时珍："我朝荆和王妃刘氏，年七十，病中风不省人事，牙关紧闭，群医束手。先考太医吏目月池翁诊视，药不能入，自午至子，不获已，打去一齿，浓煎藜芦汤灌之，少顷噫气一声，遂吐痰而苏，调理而安。"（录自《本草纲目》藜芦条）

【原文】

3. 转筋①之为病，其人臂脚直，脉上下行，微弦，转筋入腹②者，鸡屎白散主之。

鸡屎白散方：

鸡屎白

右一味为散，取方寸匕，以水六合，和，温服。

【校勘】

此条，《脉经》载于《霍乱篇》末。

【注释】

①转筋：俗称抽筋。通常指小腿腓肠肌痉挛。

②转筋入腹：指小腿腓肠肌痉挛，影响腹部拘急难受。

【浅述】

本条论述转筋入腹的证治。

转筋之证，有因风热耗伤津液，筋脉失其濡养而致者；《内经》说：诸暴强直，皆属于风；诸转反戾，皆属于热。故其人臂脚强直，脉长而弦，直上下行；转筋甚者，上入少腹，可能还有大小便秘之证。鸡屎白散：鸡为风禽，其屎性寒，功能祛风除热，通利大小便，故主治之。

【按语】

转筋之证，由于风热伤津者，宜用鸡屎白散；由于阳虚血少者，宜用当归四逆汤；由于霍乱吐泻，水份脱失过多者，热霍乱则宜王氏蚕矢汤（晚蚕沙、生苡仁、大豆黄卷、陈木瓜、川连、法夏、黄芩、通草、焦栀、陈吴萸）；寒霍乱则宜理中四逆辈加吴萸木瓜等治疗。

【原文】

4. 阴狐疝气者，偏有小大，时时上下，蜘蛛散主之。

蜘蛛散方：

蜘蛛十四枚，熬焦　桂枝半两

右二味，为散，取八分一匕，饮和服，日再服；蜜丸亦可。

【浅述】

本条论述阴狐疝气的证治。

阴狐疝气；与今之小肠脱出相似；其病多由扛举重物，或努力叫喊，以致腹内压力增加，小肠自腹股沟脱出；偏于左，则左大而右小；偏于右，则右大而左小；平卧时，能从阴囊还纳于腹内，劳动时，又从腹内下坠于阴囊。因其或上或下，出没无时，如受寒湿，则发疝痛，故名阴狐疝气。蜘蛛散：蜘蛛有毒，能令人利，桂枝辛温，入阴逐寒，故主治之。

【按语】

本篇所论的狐疝，与睾九肿大的癞疝不同，癞疝虽亦偏有大小，但不时上时下；与前《腹满病篇》的寒疝亦不同，寒疝则小肠不脱出，睾丸不肿大，而以小腹疝痛为主征。又狐疝甚者，则成肠嵌顿，须用外科手术治疗；蜘蛛散疗效如何，未曾经用，不便妄揣。

【治例】

曹颖甫："蜘蛛破瘀消肿，昼隐夜出，为阴类之虫，取其下入阴部；桂枝通阳宣郁，能达肝胆沦陷之气，破瘀则寒湿不凝，通阳则郁热外散，而偏坠可愈矣。予昔在同仁辅元堂、改散为煎，治愈二人，用桂枝三钱，蜘蛛一枚炙存性，一人二剂愈，一人一剂愈。乙亥重九日，有倪姓来诊，其证时发时止，今以遇寒而发，偏坠微痛，夜有寒热，睡醒汗出，两脉迟滑，亦用大蜘蛛一枚炙过，川桂枝四钱，一剂即愈。"（录自《金匮发微》）

【原文】

5. 问曰：病腹痛有虫，其脉何以别之？师曰：腹中痛，其脉当沉若弦，反洪大，故有蚘①虫。

【注释】

①蚘（huí 音回）：本作"蛕"，亦作"蛔"。

【浅述】

本条论述腹痛有虫的脉象。

腹痛有寒，其脉当沉；若见弦脉，则为肝木乘脾引起的腹痛；今不沉不弦，而反洪大，这是蚘动不安的现象，故主有蚘虫。

【按语】

腹痛有热，脉亦洪大，临床时，不可一见洪大的脉象，便断为有虫，必须结合其他证状，如心痛吐涎，发作有时，面色萎黄而有白色斑点，鼻痒齘齿，舌苔崩剥，或喜食生米、茶叶、泥炭等物；如条件许可，最好检查大便有无虫卵，才能作出确诊。

【原文】

6. 蚘虫之为病，令人吐涎，心痛发作有时；毒药不止者，甘草粉蜜汤主之。

甘草粉蜜汤方：

甘草二两　粉一两　蜜四两

右三味，以水三升，先煮甘草，取二升，去滓，内粉蜜搅令和，煎如薄粥，温服一升，差即止。

【浅述】

本条论述蚘虫病毒药不止的治疗。

蚘虫之病，蚘上入膈，故心痛吐涎：蚘饱则静，蚘饥则动，故发作有时；毒药，指各种杀虫药，为虫所抗拒，故蚘动不安，痛亦不止。甘草粉蜜汤，功能解毒安中，故主治之。

【按语】

关于甘草粉蜜汤的粉，究系何物，注家意见极不一致，有的认为是铅粉，有的认为是米粉；从原文毒药不止一句来看，既用毒药不止，则不当更用铅粉；再从方后煎如薄粥一句来看，则粉为米粉，更为明显。但临床应用时，如因过服杀虫药而有中毒现象的，当用米粉，借以保护脾胃；如虫未杀死而无中毒现象的，则用铅粉杂于甘草白蜜之中诱而杀之，亦无不可。

【治例】

曹颖甫：“先母侍婢曾患此，始病吐蚘，一二日后，暴厥若死，治以乌梅丸，入口即吐。予用甘草五钱，先煎去滓，以铅粉二钱，白蜜一两调饮之，半日许，下蚘虫如拇指大者九条，其病乃愈。”（录自《金匮发微》）

【原文】

7. 蚘厥者，当吐蚘；今病者静而复时烦，此为藏寒，蚘上入膈，故烦，须臾复止，得食而呕，又烦者，蚘闻食臭出，其人当自吐蚘。

8. 蚘厥者，乌梅丸主之。

乌梅丸方：

乌梅三百个　细辛六两　干姜十两　黄连一斤　当归四两　附子六两，炮　川椒四两，去汗　桂枝六两　人参　黄柏各六两

右十味，异捣筛，合治之，以苦酒渍乌梅一宿，去核，蒸之五升米下，饭熟，捣成泥，和药令相得，内臼中，与蜜杵二千下，丸如梧子大，先食饮服十丸，日三服，稍加至二十丸，禁生冷滑臭等物。

【校勘】

此两条并见于《伤寒论·厥阴病篇》，系合为一条。条首有“伤寒脉微而厥，至七八日，肤冷，其人躁，无暂安时者，此为藏厥，非蚘厥也”二十八字；“主之”下有“又主久利”四字。“令”，《玉函》作“今”。

【浅述】

此两条论述蚘厥寒热错杂的证治。

心痛吐蚘，手足逆冷，名为蚘厥；脏寒腑热，故静而复烦；蚘上入膈，故得食而呕；蚘闻食臭出，故其人吐蚘；此属厥阴寒热错杂之证。乌梅丸：乌梅、川椒，止呕杀虫，人参、当归，补气行血，附子、细辛，温经散寒，干姜、桂枝，健胃通阳，黄柏、黄连，清热除烦，使蚘得酸则止，得苦则安，得辛则伏，故主治之。

【按语】

本条的蚘厥，与伤寒的藏厥不同，脏厥则脉微而厥，肢冷烦躁，无暂安时，为孤阳将绝之候，宜四逆、白通加猪胆汁之类急救之；蚘厥则吐蚘，手足厥冷，静而复烦，得食而呕，为寒热错杂之证，故宜复方乌梅丸主治之。

【治例】

编者治验：吴某，女，32岁。于一天前起病，开始呕吐清涎，继而呕吐苦水，并吐出蛔虫一条，上腹中部突然阵发剧痛，满头大汗，四末不温，舌苔白薄，脉象沉紧，经某医院诊断为胆道蛔虫病，嘱住院手术治疗。因患者系在长沙作客，带钱不多，无法缴费，就诊于我，脉证如上，此为脏寒，蚘上入膈所致，拟温脏安蛔法，用乌梅丸：党参12克，当归10克，乌梅3个，川椒3克，细辛2克，附片10克，桂枝10克，干姜3克，黄连3克，黄柏6克，嘱作汤剂，分小量多次服，一剂呕痛即止，后用枸橼酸哌哔嗪驱蛔，以竟全功。

小　结

趺蹶，注家的解释不一，程云来说：“趺，足背也，趺蹶，即痹厥之属”；沈明宗说：“趺而致蹶者，足不能行也”；丹波元简据杨子方言：趺，蹶也，说文：蹶，僵也，认为趺当作跌，程注恐非。蹶，即因跌仆而致足部僵硬之患，主要表现为病者但能前行而不能后退，这是太阳经脉受伤所致。在治法上，原文指出刺腨入二寸，腨肠本属阳明部位，因太阳经脉下贯腨内，故宜针刺腨部合阳、承山等穴，使太阳与阳明经气相通，则前后运动自如；至于针刺的深度，只宜八分至一寸，原文入二寸，可能是古今尺寸不同的缘故。

手指臂肿动，由风热湿痰所致。湿痰凝滞关节则肿，风热袭伤筋脉则动，风痰在膈，攻走流窜，则身体瞤瞤而动。藜芦甘草汤，取其涌吐膈上风痰，故病可愈。后世每用指迷茯苓丸，配合针灸治疗，效果较好，可备参考。

转筋，包括手臂与小腿部肌肉痉挛掣痛，《脉经》将霍乱转筋合为一篇，《巢源》列转筋于霍乱病诸候；可知转筋多见于霍乱。徐灵胎说：“转筋之证不一，有平时常转筋者，有霍乱而转筋者，并有转筋入腹者，当用木瓜、吴茱萸等药，及外治烫熨之法。”本篇所论臂脚强直，脉象长弦，甚则转筋入腹，系指风热伤津，筋脉失养所致者而言，故用鸡矢白散，祛风除热，通利二便为治；如系霍乱吐下，水液脱失所致，热霍乱则宜王氏蚕矢汤，寒霍乱则宜理中、四逆辈加木瓜、吴萸等治疗；此外还有用白酒外擦，或炒盐温熨等治法，亦可配合使用。

阴狐疝，与今之腹股沟疝相似。张子和《儒门事亲》说：“狐疝者，其状如瓦，卧者入小腹，行立则出小腹入囊中，狐昼则出穴而溺，夜则入穴而不溺，此疝出入上下往来，正与狐相类也。”其病多由努力举重，或跳跃叫号，以致腹内压力增加，小肠自腹股沟脱出，平卧则从阴囊还纳于腹内，劳动时又从腹内下坠于阴囊，因而或左或右，大小不同，或上或下，出没无时。蜘蛛散，功能通利温散，近人曹颖甫谓本方治偏坠胀痛，确有疗效。

蛔虫即蛔虫，因饮食不洁，误食虫卵所致。本篇提出心痛吐涎，发作有时，及腹痛脉反洪大为蛔虫病的主要脉证，但临床时还应结合其他证状，如面色苍白或萎黄而有白色斑点；或鼻内作痒，唇内生疮；或舌苔崩剥，睡时龄齿；或食欲异常，喜食生米、茶叶、泥炭等物；或腹部按之有索状物等，全面进行诊察。治疗一般以杀虫为主，如用各种杀虫药而病不愈的，则宜甘草粉蜜汤解毒安中；如蛔厥吐蛔，手足逆冷，静而复烦，得食即吐，可用乌梅丸止呕安蛔。

总的说来，本篇所列病证虽有五种，但重点是讨论蛔虫病的证治，其余则比较简略，所举治转筋的鸡矢白散，治狐疝的蜘蛛散，又非常用方剂，均有待进一步研究。

附：本篇内容归纳表

- 趺蹶 (1)
  - 病因——太阳经伤
  - 证状——其人但能前，不能却
  - 治法——刺腨入二寸
- 手指臂肿 (2)
  - 证状——常手指臂肿动，身体瞤瞤
  - 治疗——藜芦甘草汤(涌吐风痰)
- 转筋 (3)
  - 脉证——其人臂脚直，脉上下行，微弦
  - 治疗——转筋入腹——鸡屎白散(祛风除热)
- 阴狐疝 (4)
  - 证状——偏有小大，时时上下
  - 治疗——蜘蛛散(通利温散)
- 蚘虫病
  - 诊断——腹中痛，其脉当沉弦；反洪大，有蚘虫 (5)
  - 证治
    - 吐涎心痛，发作有时，毒药不止者——甘草粉蜜汤(解毒安中) (6)
    - 蚘厥吐蚘，静而时烦，得食而呕——乌梅丸(止呕杀虫) (7)(8)

卷下

妇人妊娠病脉证并治第二十

证三条　方九首

本篇论述妇人妊娠常见病的脉证和治疗。证三条，当作二条；方九首，赵刻本作八首。《隋书·经籍志》载有“张仲景方十五卷，疗妇人方二卷”，本篇及以下妇人产后、妇人杂病等三篇，可能就是仲景疗妇人方之文，为后人所编入者。

本篇对妊娠的早期诊断，胎与癥的鉴别，及妊娠呕吐、妊娠下血、妊娠腹痛、妊娠小便不利、妊娠养胎等各方面，都作了扼要的论述；但重点在于腹痛和下血。因为妊娠腹痛、下血，均能影响胎儿的发育，甚则导致流产，所以在这方面的论述比较具体。后世医家对妊娠病的诊断和治疗，积累了不少经验，医者在学习本篇的同时，还须参考后世有关妇科专著，则认识更为全面了。

【原文】

1. 师曰：妇人得平脉，阴脉①小弱，其人渴，不能食，无寒热，名妊娠，桂枝汤主之。(原注：方见下利中) 于法六十日当有此证，设有医治逆者，却一月加吐下者，则绝之②。

【校勘】

《脉经》:“师曰”下，有“脉”字；“名妊娠”，作“名为躯”；“当有此证”，作“当有娠”；“绝之”下，有“方在伤寒中”五字。

【注释】

①阴脉：指尺脉。

②绝之：一般作停止服药解。

【浅述】

本条论述妊娠恶阻的脉证和治法。

妇人得平脉，为无病之脉；尺脉稍弱，为胎元未盛；呕吐伤津，故其人渴；恶心阻食，故不能食；病非外感，故无寒热；这是妊娠恶阻的现象。桂枝汤：功能调和阴阳气血，故主治之。妊娠恶阻，于法六十日左右当有此证，若医者不知是孕，误治致逆，却一月即见此证，而更加吐下者，则当停止服药，以饮食消息止之。

【按语】

原文“绝之”二字，注家有的作断绝服药解，有的作断绝病根解，有的作胎元将绝解；根据文义，以前一种解释比较恰当。

【原文】

2. 妇人宿有癥[①]病，经断未及三月，而得漏下不止，胎动在脐上者，为癥痼害。妊娠六月动者，前三月经水利时，胎也；下血者后断三月，衃[②]也；所以血不止者，其癥不去故也，当下其癥，桂枝茯苓丸主之。

桂枝茯苓丸方：

桂枝　茯苓　牡丹去心　桃仁去皮尖，熬　芍药各等分。

右五味，末之，炼蜜和丸，如兔屎大，每日食前服一丸，不知，加至三丸。

【校勘】

《脉经》：从“妇人”至“妊娠”三十字，作“妇人妊娠，经断三月而得漏下，下血四十日不止，欲胎动，在于脐上，此为妊娠。”“血不止”作“下血不止”。赵刻本：“妊娠”上，有一圈，表示另作一条；无“胎也”之“也”字，“衃”，作“不血”二字，并非。

【注释】

①癥：与今之肿瘤相似，这里是指瘀血成块之有形可徵者。

②衃（pēi 音胚）：即瘀血之成块者。

【浅述】

本条论述癥病与妊娠的鉴别和治疗。

妇人妊娠，一般来说，是不漏下的，胎动也是在小腹的部位，并且要到六个月左右的时间才会胎动；今经断未及三月，即得漏下不止，动在脐上者，这是癥痼为害而非胎动。癥病与妊娠的鉴别：凡前三月经水通利，后断经的为胎；前三月下血，后断经的为衃，衃就是成块的瘀血，亦即癥痼之所由成，其癥不去，则下血不止，故当下其癥。桂枝茯苓丸：桂枝通阳活血，茯苓导利下行，丹皮、桃仁，破瘀消癥，芍药和血除痹，故主治之。

【按语】

本条有的注家认为是妇人宿有癥病，又怀有孕，桂枝茯苓丸，是根据《内经》有故无殒的道理而用的；但宿有癥病的妇人，虽然有时也可能怀孕，毕竟是极个别的，编者认为本条的主要精神，是说明癥病与妊娠的鉴别和治疗，比较恰当。

【治例】

《续建殊录》：“一妇人，身体羸瘦，腹中挛急，经水少而不绝，上逆目眩，饮食如故，大便秘结，唇口干燥，乃用桂枝茯苓汤，兼用䗪虫丸，经日而诸证愈。”（《金匮今释》引）

【原文】

3. 妇人怀娠六七月，脉弦发热，其胎愈胀，腹痛恶寒者，

少腹如扇[①]，所以然者，子脏开[②]故也；当以附子汤温其脏。（原注：方未见）

【校勘】

“愈胀”：《脉经》作“踰腹”；日医尾台氏作“愈张”，并云此二字殆“翕张”之误。《脉经》：“恶寒”下，更有一“寒”字；“如扇”下，有“之状”二字。

【注释】

①少腹如扇：形容少腹阵阵作冷，习习如扇风的样子。

②子脏开：子脏，即子宫；开，作虚冷解。

【浅述】

本条论述子脏虚寒胎胀腹痛的证治。

妇人怀妊六七月，其脉当滑而不发热，今脉弦、发热，为阴盛于内、格阳于外之象；脏寒生满病，故其胎愈胀；子脏虚寒，故腹痛恶寒；风冷袭于胞门，故少腹习习如扇；附子汤功能补虚回阳，故当用之以温其脏。

【按语】

附子汤方未见，恐即《伤寒论·少阴病篇》中的附子汤，方由附子、人参、白术、茯苓、芍药等味组成，功能补虚温脏；但附子辛温有毒，为一般妊娠所忌，若非确系子脏虚寒之证，未可轻试，医者慎之。

【原文】

4. 师曰：妇人有漏下者，有半产后因续下血都不绝者，有妊娠下血者；假令妊娠腹中痛，为胞阻[①]；胶艾汤主之。

芎归胶艾汤方：（原注：一方加干姜一两，胡洽治妇人胞动，无干姜）

芎䓖　阿胶　甘草各二两　艾叶　当归各三两　芍药四两　干地黄六两

右七味，以水五升，清酒三升合煮，取三升，去滓，内胶令消尽，温服一升，日三服，不差更作。

【校勘】

《脉经》:“半产”作“中生”;“胞阻”作“胞漏”,细注云:“一云‘阻’”。

【注释】

①胞阻:亦作胞漏;妊娠下血腹中痛,称为胞阻。

【浅述】

本条论述妊娠下血、腹痛胞阻的证治。

妇人子宫出血,有经水漏下淋漓不净者,有小产后继续下血不止者,有妊娠非因癥病下血者,这都是由于冲任脉虚、不能摄血的缘故。若妊娠腹中痛下血者,名为胞阻;胞阻,即胞脉阻滞,血虚而气不行的意思。胶艾汤:胶、艾止血温经,地、芍补血镇痛,归、芎行血中之气滞,甘草和诸药而安中,故主治之。

【按语】

胶艾汤为温经止血补血镇痛的方剂,但归、芎、艾叶,究属辛温气胜之品,唯血虚气寒者宜之;若血分有热,漏下不止,或肝火过旺,妊娠下血者,则非所宜,医者审之。

【治例】

《丁甘仁医案》:“唐(右),腰为肾府,胎脉亦系于肾,肾阴不足,冲任亦亏,妊娠四月,忽然腹痛坠胀,腰痠漏红,脉细小而弦,胎气不固,营失维护,虑其胎堕,急拟胶艾四物汤,养血保胎;阿胶珠二钱,生白术一钱五分,厚杜仲二钱,大白芍一钱五分,广艾炭八分,炒条芩一钱五分,川断肉三钱,苎麻根二钱,白归身二钱,生地炭四钱,桑寄生二钱。”

【原文】

5. 妇人怀娠,腹中㽲痛①,当归芍药散主之。

当归芍药散方:

当归三两　芍药一斤　茯苓四两　白术四两　泽泻半斤　芎䓖半斤,一作三两右六味，杵为散，取方寸匕，酒和，日三服。

【校勘】

“娠”：赵刻本作“妊”，徐、沈、尤注本同。

【注释】

①疞痛：疞（jiǎo 音绞），即疝；说文：疝，腹中急也。疞痛，是指腹中拘急而痛。

【浅述】

本条论述妊娠腹痛、脾虚湿郁的证治。

妇人怀妊，腹中拘急作痛，这是脾虚湿郁，而为肝木所乘的缘故；当归芍药散：归、芎和血，芍药止痛，苓、泽利水，白术健脾，故主治之。

【按语】

本条只说妇人怀妊，腹中疞痛，叙证简略；但从药测证，必系脾虚湿困而为肝木所乘的腹痛。当归芍药散，芍药用量最重，取其平肝止痛，与小建中汤重用芍药治腹中急痛的意义相同。又此方亦见于《妇人杂病篇》，主妇人腹中诸疾痛，《脉经》细注：一云治怀妊腹中疼痛，宜参。

【治例】

编者治验：朱某，女，34岁。患痛经已年余，每次月经将来之时，腹痛腹泻，经来量少，过两天后，经行始畅，痛泻才止，平日胃纳较差，腰痛，有白带，脉象左弦右缓，此肝脾失调之候，宜调理肝脾为治。前医曾用逍遥散、归芍六君之类，于法颇相近似，惜少利经之药，而服药又在经行之后，所以无效。乃用当归芍药散：当归10克、白芍10克、川芎5克、白术10克、茯苓10克、泽泻10克，加陈皮6克，共研为末，嘱于每月经来之前服之，每日三次，每次10克，白酒调下。三个月后，经行正常，白带亦止。

【原文】

6. 妊娠，呕吐不止，干姜人参半夏丸主之。

干姜人参半夏丸方：

干姜人参各一两　半夏二两

右三味，末之，以生姜汁糊为丸，如梧子大，饮服十丸，日三服。

【浅述】

本条论述妊娠恶阻胃寒挟饮的证治。

妊娠到两三个月的时候，往往恶心呕吐，这种现象，称为恶阻。呕吐轻微的，是妊娠的一般反应，可以不治自愈；若呕吐剧烈，经久不止，则须寻找其他原因，审系由于胃寒挟饮所致者，宜干姜人参半夏丸：干姜温胃，人参补虚，半夏止呕，姜汁为丸以主治之。

【按语】

干姜人参半夏丸，只适宜于胃寒挟饮而致呕吐不止者；陈修园说："半夏得人参，不唯不碍胎，且能固胎"，但这只是一个方面，如系由于胃热气逆所致者，则以采用前《呕吐哕篇》橘皮竹茹汤治疗为宜。

【治例】

《橘窗书影》："一妇人，年二十余，产后胃中不和，时时吐饮食，羸瘦极，遂发大呕吐，药食不能入口，脉微细，四肢微冷，口干燥，欲冷水，医束手无可如何；余诊之，作半夏干姜人参丸料，煎为冷服，令时时饮少许，又以冷水送下乌梅丸，药始下咽，呕吐止，经二三日，啜稀粥，胃气渐复，用前方月余，肌肉肥胖，遂得全愈。"（《金匮今释》引）

【原文】

7. 妊娠小便难，饮食如故，当归贝母苦参丸主之。

当归贝母苦参丸方：（原注：男子加滑石半两）

当归　贝母　苦参各四两

右三味末之，炼蜜丸如小豆大，饮服三丸，加至十丸。

【校勘】

《脉经》:“饮”下，无“食”字；赵刻本:“如故”下。作“归母苦参丸主之”。

【浅述】

本条论述妊娠血虚有热小便涩难的证治。

妊娠小便涩难，饮食如故，则病不在中焦而在下焦；又无身重恶寒头眩等证，则病非水气而为血虚有热可知；当归贝母苦参丸；当归补血，贝母散结，苦参清热，故主治之。

【按语】

《金匮要略简释》:“小便难而饮食照常的，用当归贝母苦参来治疗，很难理解；……近得金华沈介业中医师来信，指正这条小便难当作大便难，经他祖父五十年的经验和他自己试用，当归贝母苦参丸治疗孕妇习惯性便闭，效验非凡。”其说亦可参考。

【治例】

编者治验：唐某，女，38岁。患慢性肾盂肾炎急性复发。患者本人是医务工作者，据云：三年前曾患急性肾盂肾炎，经部队医院给服呋喃呾啶、肌注庆大霉素等治愈。此次复发已一星期，再用上药疗效不显。其症腰痠胀痛，尿频尿急，排尿点滴，灼热刺痛，伴有低烧，身体疲乏，食欲减退，舌苔黄腻，脉象濡数。此湿热之邪流注下焦所致，宜清热利湿，解毒排脓为治。用当归贝母苦参丸改作汤剂：当归10克、浙贝10克、苦参10克、加黄芪15克、银花10克、连翘6克、赤小豆15克、鱼腥草15克、车前子10克、地龙10克、草梢10克，连服二十多剂，诸症消失，尿常规正常，尿培养阴性。

【原文】

8. 妊娠有水气，身重，小便不利，洒淅恶寒，起即头眩，葵子茯苓散主之。

葵子茯苓散方：

葵子一斤　茯苓三两

右二味，杵为散，饮服方寸匕，日三服，小便利则愈。

【浅述】

本条论述妊娠有水气小便不利的证治。

妊娠有水气，则身体肿重，水气不化，则小便不利；卫阳被郁，故洒淅恶寒；清阳不升，故起即头眩。葵子茯苓散：葵子通窍，茯苓利水，水气去则阳气自通，故主治之。

【按语】

上条为血虚有热而小便涩难的证治，本条为水气不化而小便不利的证治，一虚一实，宜对比参看。又葵子滑利通窍，若系体质虚弱的妊妇，则当慎用，后世医家对此等证，每用五皮饮加紫苏治疗，效果良好，可备临床参考。

【原文】

9. 妇人妊娠，宜常服当归散主之。

10. 妊娠养胎，白术散主之。

当归散方：

当归　黄芩　芍药　芎䓖各一斤　白术半斤

右五味，杵为散，酒饮服方寸匕，日再服，妊娠常服即易产，胎无苦疾，产后百病，悉主之。

白术散方：（原注：见《外台》）

白术　芎䓖　蜀椒去汗　牡蛎各三分

右四味，杵为散，酒服一钱匕，日三服，夜一服。但苦痛，加芍药；心下毒痛，倍加芎䓖；心烦吐痛，不能食饮，加细辛一两，半夏大者二十枚；服之后，更以醋浆水服之；若呕，以醋浆水服之；复不解者，小麦汁服之；已后渴者，大麦粥服之；病虽愈，服之勿置。

【校勘】

《脉经》:“当归散”下，无“主之”二字，有“即易产无疾苦”六字。

【浅述】

此两条论述妊娠养血安胎的方剂。

胎本先天之精气而生，尤赖后天之谷气以养之，故养血安胎，总以健脾为主，但须分别寒热虚实，进行不同的处理。如血虚有热、而胎动不安者，则宜当归散：芎、归和血，芍药养阴，黄芩清热，白术健脾以主治之；如阳虚有寒、而胎气不长者，则宜白术散：白术健脾，蜀椒温寒，川芎和血，牡蛎固脱以主治之。

【按语】

后世医家，在《金匮》的基础上，又制订了泰山磐石饮（人参、黄芩、当归、续断、黄芪、熟地、川芎、白芍、白术、甘草、砂仁、糯米）为养血安胎的方剂；所以载丸（白术、人参、桑寄生、茯苓、杜仲、大枣）为预防小产的方剂；保产无忧散（当归、川芎、菟丝子、荆芥、白芍、川贝、黄芪、厚朴、艾叶、羌活、枳壳、甘草、生姜）为预防难产的方剂；临床时，可根据具体病情，斟酌选用。

【治例】

《古今医案按》："丹溪治一妇，年三十余，或经住、或成形未具，其胎必堕。察其性急多怒、色黑气实，此相火太盛，不能生气化胎，反食气伤精故也；因令住经第二月，用黄芩、白术、当归、甘草，服至三月尽止药，后生一子。"

徐忠可："予治迪可弟妇，未孕即痰嗽见血，既孕而不减，人瘦；予以此方（白术散）治之，因其腹痛，加芍药，两大剂而痰少嗽止，人爽胎安。"

【原文】

11. 妇人伤胎怀身，腹满不得小便，从腰以下重，如有水气状。怀身七月，太阴当养不养①，此心气实，当刺泻劳宫及关元②，小便微利则愈。（原注：见《玉函》）

【校勘】

《玉函》、《脉经》、《千金翼》："伤胎"，均作"伤寒"；无

“微利”之“微”字。“关元”:《玉函》作“小肠之募”;“不得小便”下,《脉经》、《千金翼》,有“加”字。

【注释】

①太阴当养不养:《脉经》、《巢源》、《千金》,均有“妊娠七月,手太阴脉养之”的记载。

②劳宫、关元:穴名。劳宫在手掌中,为手厥阴心包经之荥穴;关元在脐下三寸,为任脉穴,亦即小肠之募。

【浅述】

本条论述妊娠心气实不得小便的证治。

妇人怀妊七月,正当手太阴肺经养胎之时,由于心气实,金被火乘,以致太阴当养不养,胎气受伤。肺不能通调水道,下输膀胱,故腹满不得小便,从腰以下重,如有水气状;劳宫主烦满溺赤,关元主胞闭小便不通,故当刺之,以泻心气而行水气,使小便微利则愈。

【按语】

程云来说:“劳宫穴在手心,厥阴心包穴也,泻之则火不乘金矣;关元穴在脐下,为小肠之募,泻之则小便通利矣;此穴不可妄用,刺之能落胎”;其说当参。

小　　结

妊娠诊法,《内经》早有记载,《素问·平人气象论》说:“妇人手少阴脉动甚者,妊子也”;《腹中论》说:“何以知怀子之且生也?曰:身有病而无邪脉也”。本篇所论:“妇人得平脉,阴脉小弱,其人渴,不能食,无寒热”,为六十日左右的早孕现象,可用桂枝汤调和气血;若不知是孕,误治致逆,却一月即见此证而加吐下,则当停药以饮食消息止之。又妊娠与癥病,每相疑似,应善为鉴别,其要点是:妊娠前三月经水正常,经断以后不会漏下,六个月左右在小腹部有胎动;癥病则断经前三月已有不调,经断后未及三月又漏下不止,自觉

“胎动”在脐上。因癥由瘀血而成，故宜以桂枝茯苓丸破瘀消癥为治。

妊娠呕吐，亦称恶阻。《巢源》说：“恶阻病者，心中愦闷，头眩，四肢烦疼，懈惰不欲执作，恶闻食臭，欲噉酸咸果实，多睡少起；此由妇人元本虚羸，血气不足，肾气又弱，兼当风冷太过，心下有痰水挟之；而有娠也，经血既闭，水渍于藏，藏气不宣通，故心烦愦闷气逆而呕吐也。”一般而言，恶阻呕吐轻微者，可不治自愈；若呕吐剧烈，经久不止，则须审察病因，服药调理，胃寒挟饮者，用干姜人参半夏丸，温胃止呕；胃热气逆者，以橘皮竹茹汤清胃降逆为宜。

妊娠下血，又名胎漏，《巢源》名漏胞，谓：“漏胞者，妊娠数月，而经水时下。”本病与月经淋漓不断的漏下，及半产后继续下血不止，都是由于冲任脉虚，不能摄血所致，胶艾汤温经摄血，对以上三病，皆有很好疗效；但因血分有热而漏下不止，或肝火过旺而妊娠下血者，则非所宜。

妊娠腹痛，致病原因不一，本篇所论，除胞阻腹痛外，由于脾虚湿郁而为肝木所乘的，临床表现为腹中拘急作痛，宜当归芍药散健脾止痛；由于子脏虚寒而阴盛于内的，临床表现为胎胀腹痛恶寒，少腹如扇，当以附子汤温脏止痛。但附子辛温有毒，为一般妊娠所忌，若非审证确凿，不可轻投。

妊娠小便不利，本篇分血虚有热、水气不化、心气实等三类。由于血虚有热而小便涩难，但饮食如故者，用当归贝母苦参丸补血清热；由于水气不化而身重头眩，洒淅恶寒，小便不利者，用葵子茯苓散利水通阳；由于心气实而腰以下重，如有水状，腹满不得小便者，当刺劳宫及关元，泻心气而行水邪。但以上方治，葵子滑利通窍，体弱妊妇则非所宜；关元误刺能堕胎，更宜慎用。

妊娠养胎，是指保护胎元，使其正常发育，足月易产的方法。孕妇体健，则不须服药；如有胎动不安，胎气不长，或有习惯性流产史者，则须服药调养。养胎之要，首重肝脾，如血虚有热而胎动不安，宜当归散养血清热，以治肝为主；如阳虚有寒而胎气不长，则宜白术散建中温寒，以治脾为主。后世泰山磐石饮等方，亦可斟酌选用。

总之，产前诸病的治疗，不但应以去病为目的，并须照顾母体的安全和胎儿的正常发育。徐忠可说：“仲景《妊娠篇》凡十方，（包括桂枝汤在内）而丸散居七，汤居三，盖汤者荡也，妊娠当以安胎为主，则攻补皆不宜骤，故缓以图之耳；若药品无大寒热，亦不取泥膈之药，盖安胎以养阴调气为急也”；确是经验之谈，当参。

附：本篇内容归纳表

- 妇人妊娠
  - 早期诊断 (1)
    - 脉象——妇人得平脉，阴脉小弱
    - 证状——其人渴，不能食，无寒热，名妊娠。于法六十日当有此证
    - 治疗——桂枝汤(调和阴阳气血)
    - 误治——却一月加吐下者，则绝之(停止服药，以饮食消息止之)
  - 与癥病的鉴别 (2)
    - 癥病证状——经断未及三月，漏下不止，胎动在脐上
    - 胎与衃的鉴别
      - 妊娠——妊前三月，经水通利——胎
      - 癥病——前三月下血，后断经——衃
    - 治疗——桂枝茯苓丸(破瘀消癥)
  - 恶阻——胃寒挟饮 (6)
    - 证状——妊娠呕吐不止
    - 方剂——干姜人参半夏丸(温胃止呕)
  - 下血 (4)
    - 证状
      - 漏下——平时经水淋漓不净
      - 半产——半产后续下血不绝
      - 胞阻——妊娠下血，腹中痛
    - 方剂——胶艾汤(止血镇痛)
  - 腹痛
    - 子藏虚寒 (3)
      - 脉证——怀娠六七月，脉弦发热、胎胀、腹痛、恶寒、少腹如扇
      - 方剂——附子汤(温藏止痛)
    - 脾虚湿郁 (5)
      - 证状——妇人怀娠，腹中疞痛
      - 方剂——当归芍药散(健脾止痛)

- 证治
  - 小便难
    - 血虚有热
      - 证状——妊娠小便难，饮食如故
      - 方剂——当归贝母苦参丸(补血清热)　(7)
    - 水气不化
      - 证状——身重、(肿)小便不利、洒淅恶寒、起即头眩
      - 方剂——葵子茯苓散(通窍利水)　(8)
    - 心火气实
      - 证状——腹满不得小便，从腰以下重，如有水气状
      - 病机——怀身七月，太阴当养不养，此心气实
      - 治法——刺泻劳宫及关元，小便微利则愈　(11)
  - 养胎
    - 血虚有热，胎动不安——当归散(养血清热)　(9)
    - 阳虚有寒，胎气不长——白术散(健脾温寒)　(10)

妇人产后病脉证治第二十一

论一首　证六条　方八首

本篇是论述妇人产后几种常见疾病的脉证和治疗。证六条，当作五条；方八首，赵刻本作七首，如将重出的小柴胡汤、大承气汤、当归生姜羊肉汤计算在内，实为十首。

本篇内容，包括产后病痉、产后郁冒、产后大便难三病，及产后腹痛、产后中风、产后呕逆、产后下利等。产后三病，都是由于亡血伤液所致；产后腹痛，分血虚、气滞、瘀血、胃实四者；产后中风，即产后感受风邪的病证；产后呕逆，多属虚热扰胃；产后下利，多致阴血虚极。当然产后并不止这几种病，但对产后常见疾病的证治，已作了扼要的论述，这对进一步研究产后各病的诊断和治疗，是有很大启发的。

【原文】

1. 问曰：新产妇人有三病，一者病痓，二者病郁冒①，三者大便难，何谓也？师曰：新产血虚，多汗出，喜中风，故令病痓；亡血复汗，寒多，故令郁冒；亡津液，胃燥，故大便难。

【校勘】

《脉经》：此条并下两条为一条，“一者病痓”下，细注云:“一作‘痉’”。“血虚”上，有“亡”字。“痓”沈、尤、陈注及《金鉴》，均作“痉”，是。

【注释】

①郁冒：指郁闷昏冒。

【浅述】

本条论述产后三种常见病症的原因。

新产妇人，有三种常见的病症，一是以项背强直为主征的痉病，二是郁闷昏冒的郁冒，三是大便困难。其发生的原因，都是由于亡血、多汗所致。血虚则筋脉失养，汗多则风邪易入，故令病痉；亡血复汗，寒多阳虚，故令郁冒；血与汗皆属阴液，阴液内伤，则胃肠枯燥，故大便困难。

【按语】

业师孙鼎宜说：“新产，即产后也，非谓初次生子者；产后多此三证，非谓止有此三病；本条是言痉与郁冒、大便难，皆因产后亡其津液，而有风、寒、燥之不同”；其说宜参。

【原文】

2. 产妇郁冒，其脉微弱，呕不能食，大便反坚，但头汗出；所以然者，血虚而厥，厥而必冒，冒家欲解，必大汗出，以血虚下厥，孤阳上出，故头汗出；所以产妇喜汗出者，亡阴血虚，阳气独盛，故当汗出，阴阳乃复。大便坚，呕不能食，小柴胡汤主之（原注：方见呕吐中）。

【校勘】

赵刻本：接上条为一条；“微弱”下，无“呕”字。

【浅述】

本条论述产妇郁冒大便坚的脉证和治疗。

产妇血虚，故令郁冒；亡血复汗，故脉微弱；胃失和降，则呕不能食；胃肠干燥，则大便反坚；血虚下厥，孤阳上出，故头汗出；亡阴血虚，阳气独盛，故当汗出，令阳与阴相配，阴阳乃得平复。小柴胡汤，功能和解表里，使上焦得通，津液得下，胃气因和，则大便坚，呕不能食之证自愈，故主治之。

【按语】

《金鉴》说：“大便坚、呕不能食，用小柴胡汤，必其人舌有苔，身无汗，形气不衰者始可，故病得解，自能食也；若有汗当减柴胡，无热当减黄芩，呕则当倍姜、半，虚则当倍人参，又在临证之变通也”；其说当参。

【原文】

3. 病解能食，七八日更发热者，此为胃实，大承气汤主之。(原注：方见痉病中)

【校勘】

"胃实"：《脉经》作"胃热气实"。程本及《金鉴》，并接前条为一条。

【浅述】

本条论述郁冒解后转为胃实的证治。

郁冒已解，呕止能食，但大便坚，至七八日更发潮热者，此为胃实，实则宜下，大承气汤功能通下实热，故主治之。

【按语】

《金鉴》说："大便坚，七八日更发热，用大承气汤，亦必其形气俱实，胃强能食者始可也；若气弱液干，因虚致燥，难堪攻下者，则又当内用元明粉以软坚燥，外用诸导法以润广肠，缓缓图之也"；宜参。

【原文】

4. 产后腹中疞痛，当归生姜羊肉汤主之；并治腹中寒疝，虚劳不足。(原注：方见寒疝中)

【浅述】

本条论述产后血虚气寒腹痛的证治。

产后血虚，寒气搏结，故腹中拘急作痛。当归生姜羊肉汤：当归温血，生姜散寒，羊肉补虚，故主治之；此即《内经》所谓"形不足者，温之以气；精不足者，补之以味"的道理。并治腹中寒疝，虚劳不足。

【按语】

产后腹中疞痛，与妊娠腹中疞痛不同，彼则脾虚湿郁而为肝木所乘，故宜当归芍药散养血健脾；此为产后血虚，寒气搏结，故宜当归生姜羊肉汤补血温寒。

【治例】

《谢映庐医案》："冬月产后，少腹绞痛，诸医称为儿枕之患。去瘀之药，屡投愈重，乃至手不可触，痛甚则呕，二便紧急，欲解不畅，且更牵引腰胁俱痛，势颇迫切。急延二医相商，咸议当用峻攻，庶几通则不痛；余曰：形羸气馁，何胜攻击，乃临产胎下，寒入阴中，攻逐作痛，故亦拒按，与中寒腹痛无异，然表里俱虚，脉象浮大，法当托里散邪，表药既不可用，而腹痛拒按，补剂亦难遽投，仿仲景寒疝例，与当归生姜羊肉汤，因兼呕吐，略加陈皮、葱白，一服微汗而愈。"

【原文】

5. 产后腹痛，烦满不得卧，枳实芍药散主之。

枳实芍药散方：

枳实烧令黑，勿太过　芍药等分

右二味，杵为散，服方寸匕，日三服；并主痈脓，以麦粥下之。

【浅述】

本条论述产后气滞血凝腹痛的证治。

产后腹痛，有因气滞血凝而致者，故其证烦满不得卧。枳实芍药散：枳实烧黑入血行滞，芍药和血止痛，大麦粥护胃安中，故主治之。本方即前《疮痈篇》排脓散，去桔梗，不用鸡子黄而用大麦粥，方意相近，故并主痈脓。

【按语】

本条产后烦满腹痛，与上条产后腹中疞痛不同，彼为血虚气寒所致，故宜当归生姜羊肉汤补血温寒；此为气滞血凝所致，故宜枳实芍药散行滞止痛；医者注意比较区别。

【原文】

6. 师曰：产妇腹痛，法当以枳实芍药散，假令不愈者，此为腹中有干血着脐下，宜下瘀血汤主之；亦主经水不利。

下瘀血汤方：

大黄三两　桃仁二十枚　䗪虫二十枚，熬，去足

右三味，末之，炼蜜和为四丸，以酒一升，煎一丸，取八合，顿服之，新血下如豚肝。

【浅述】

本条论述产后瘀血内结腹痛的证治。

产后腹痛，由于气滞血凝而致者，法当以枳实芍药散行滞止痛；假令不愈者，此为腹中有瘀血着于脐下，枳实芍药散药轻不能胜病，故宜下瘀血汤：大黄通下，桃仁行瘀，䗪虫破血以主治之。用蜜为丸，取其缓攻，酒煮顿服，以助药力，故亦主经水不利；服后新血下如猪肝色状，新血当作瘀血，下如猪肝，即瘀血下行之验。

【按语】

产后腹痛，不能因为枳实芍药散服之不效，即断为腹中有瘀血着于脐下。必须有瘀血的确证可凭，如小腹硬痛，目呈紫蓝色，舌质紫黯，或有瘀斑，脉象迟紧沉结或涩等，才可用下瘀血汤逐瘀止痛，医者审之。

【治例】

《成绩录》："一妇人，月经过度，或月再见，肩背强，腹中挛急，或鞕满，饮食能进，大便秘结，阴门时痒，患之数年，未得治效，先生与当归芍药散，兼用下瘀血丸，宿疴遂全治"。(《金匮今释》引)

【原文】

7. 产后七八日，无太阳证，少腹坚痛，此恶露不尽。不大便，烦躁发热，切脉微实，再倍发热，日晡时烦躁者，不食，食则谵语，至夜即愈，宜大承气汤主之；热在里，结在膀胱也。(原注：见痉病中)

【校勘】

《脉经》："恶露不尽"下，作"不大便四五日，趺阳脉微实再倍，其人发热，日晡所烦躁者，不能食，谵语，利之则愈，宜承气汤，以热在里，结在膀胱也"。

【浅述】

本条论述阳明里实与瘀血腹痛的鉴别和治疗。

产后七八日，无太阳头痛恶寒之表证，而有少腹坚痛之里证，这是恶露不尽，瘀热在里，结在脐下膀胱部位。若不大便，烦躁发热，脉象浮取则微，沉取则实，则非膀胱蓄血之症，而为阳明里实之候；阳明旺于申酉，故傍晚时更显得发热烦躁；阳明胃实，故不食；食入助热，故谵语；昼为阳，夜为阴，病在阳而不在阴，故至夜则谵语自止，此与昼日明了，暮则谵语，热入血室之证不同，故宜大承气汤攻下实热以主治之。

【按语】

《金鉴》说：“‘热在里，结在膀胱也’之八字，当在本条上文‘恶露不尽’之下，未有大承气汤下膀胱血之理，必是传写之讹；‘再倍’二字，当是衍文”；按“再倍发热”一句，当在“日晡时”下，“再倍”二字，即更加的意思。

【治例】

肖琢如：“古人谓产前责实，产后责虚，未必尽然。王氏妇年三十，产后四五日，患外感，寒热往来，余以小柴胡汤二剂愈之；厥后七八日，疾复作，他医进四物汤加味，益剧，复求示方；脉之沉实，日晡发热烦躁谵语，大便难，腹痛拒按。疏方用大承气汤，病家疑之。……主人曰：即去购药，请留驾少待何如？余应之曰：可。顷之购药者返，时正午，即嘱煎好，计一时服一茶碗，至二时又服一茶碗，迄三时，大便行，甚黑而臭，腹痛减，日晡时但微热，不复谵语矣。次晨，见脉证已十愈八九，乃用大柴胡汤去大黄加当归、生地、桃仁，二剂，平复如初”。（录自《遯园医案》）

【原文】

8. 产后风，续之数十日不解，头微痛，恶寒，时时有热，心下闷，干呕汗出，虽久阳旦证[①]续在耳，可与阳旦汤。（原注：即桂枝汤，方见下利中。）

【校勘】

《脉经》：“产后风”，作“妇人产得风”；“心下闷”，作

"心下坚"。条末云："方在伤寒中，桂枝汤是也"。徐、沈注本："产后"下，有"中"字；"续之"，作"续续"。

【注释】

①阳旦证：即桂枝汤证。

【浅述】

本条论述产后中风持续不解的证治。

产后中风，持续数十日不解，而头痛，恶寒、发热、汗出、心闷、干呕等证，延续时间虽久，仍宜解肌。阳旦汤，依原注即桂枝汤，功能调和荣卫，祛风解肌，故可与之。

【按语】

尤在泾说："夫审证用药，不拘日数，表里既分，汗下斯判；上条里热成实，虽产后七八日，与大承气汤而不伤于峻，此条表邪不解，虽数十日之久，与阳旦汤而不虑其散，非通于权变者，未足以语此也"；其说精辟，当参。

【原文】

9. 产后中风，发热面正赤，喘而头痛，竹叶汤主之。

竹叶汤方：

竹叶一把　葛根三两　防风　桔梗　桂枝　人参　甘草各一两　大枣十五枚　生姜五两　附子一枚，炮

右十味，以水一斗，煮取二升半，分温三服，温复使汗出。颈项强，用大附子一枚，破之如豆大，前药扬去沫，呕者加半夏半升，洗。

【校勘】

"喘而"：《千金》、《千金翼》，作"喘气"。"头痛"：《圣济》作"头目昏痛"。

【浅述】

本条论述产后中风正虚邪盛的证治。

产后血虚汗多，易中风邪，风邪外乘，故发热头痛；面赤而喘。竹叶汤：竹叶、葛根，清热生津；桂枝、防风，祛风防

痉；人参、附子，补虚护阳；桔梗、甘草，开利肺气；生姜、大枣，调和荣卫，故主治之。一说附子是方后所加，与呕者加半夏同，此说待考。

【按语】

陈修园说："此为产后中风，正虚邪盛者，而出其补正散邪之方也；方中以竹叶为君者，以风为阳邪，不解即变为热，热甚则灼筋而成痉，故于温散药中，先以此而折其势，即杜渐防微之道也"；其说可参。

【治例】

编者治验：宁某，女，26岁。产后十余日，恶露已净。因洗澡受凉，致发热恶寒，头痛项强，身疼无汗，舌质淡、苔薄白，脉象浮紧无力。此正气内虚，风寒外束，宜解肌祛邪，益气扶正。用《金匮》竹叶汤：竹叶6克、党参15克、附片5克、葛根10克、防风10克、桂枝6克、桔梗6克、甘草3克、生姜3片、大枣3枚，服二剂，汗出热退，头身痛止。

【原文】

10. 妇人乳中[①]虚，烦乱呕逆，安中益气，竹皮大丸主之。

竹皮大丸方：

生竹茹二分　石膏二分　桂枝一分　甘草七分　白薇一分

右五味，末之，枣肉和丸弹子大，以饮服一丸，日三夜二服。有热者倍白薇，烦喘者加柏实一分。

【校勘】

"乳中"：《脉经》作"产中"。

【注释】

①乳中：指产褥期间。

【浅述】

本条论述产后虚热烦乱呕逆的证治。

妇人在产褥期间，由于津气虚弱，胃热上扰，而致烦乱呕逆者，法宜安中益气。竹皮大丸：竹茹止呕、石膏除烦，白薇清热，甘草安中，枣肉补虚，桂枝护阳，有热者倍白薇以清浮热，烦喘者加柏实以养心气，故主治之。

【按语】

《济阴纲目》说："中虚者不可用石膏，烦乱不可用桂枝"；编者曾遇此证，用竹叶石膏汤，疗效颇佳，可供临床参考。

【原文】

11. 产后下利虚极，白头翁加甘草阿胶汤主之。

白头翁加甘草阿胶汤方：

白头翁　甘草　阿胶各二两　秦皮　黄连　柏皮各三两

右六味，以水七升，煮取二升半，内胶令消尽，分温三服。

【校勘】

《脉经》：作"妇人热利重下，新产虚极，白头翁加甘草汤主之"；细注云："《千金方》又加阿胶"。《千金》："虚极"上，有"兼"字。

【浅述】

本条论述产后下利虚极的证治。

产后血虚，又加热利下重，则阴血虚极。白头翁汤清热坚阴以止利，加甘草、阿胶，安中止血以补虚，故主治之。

【按语】

唐容川说："此下利，是言痢疾便脓血也；仲景此数节，或言产后伤寒，或言产后中风，此又言产后或得痢疾，仍当照法用白头翁汤，唯系产后血虚之极，故宜加补血之品；此仲景举例以见其概，非谓产后仅此一方，又非谓虚寒洞泻而下利亦用是方也"；其说宜参。

【治例】

黄仲权："阎氏妇，年二十四岁。夏月感受暑湿，至秋分娩时，恶露太多，膜原伏暑，又从下泄而变痢。痢下红白，里急后重，日夜四十余次，腹痛、甚则发厥，口极苦而喜饮，按其胸腹灼手。脉象细数，细为阴虚，数则为热，此张仲景所谓热利下重者，白头翁汤主之是也”。然此症在产后，本妇又每日厥十余次，症已棘手。然诊右脉尚有神，或可挽救。姑仿仲景经方以消息之。亟命脱去重棉，用湿布敷心部，干则易之。方用大剂白头翁汤加味，苦寒坚阴以清热为君，甘咸增液以润燥为臣，佐以酸苦泄肝，使以清芬透暑，力图挽回于万一。白头翁四钱，北秦皮二钱，炒黄柏二钱，金银花六钱，川雅连一钱（盐炒），生炒杭芍各三钱，益元散三钱，陈阿胶一钱，（烊冲）淡条芩二钱，鲜荷叶一张。次日复诊，痛厥已除，痢亦轻减，遂以甘凉濡润，如鲜石斛、鲜生地、鲜藕肉、鲜莲子，甘蔗等味，连服五剂，倖收全功”。（录自《全国名医验案汇编》）

【原文】

附方：

《千金》三物黄芩汤：治妇人在草蓐，自发露得风，四肢苦烦热，头痛者，与小柴胡汤；头不痛但烦者，此汤主之。

黄芩一两　苦参二两　干地黄四两

右三味，以水六升，煮取二升，温服一升，多吐下虫。

【按语】

此方，《千金》载于第三卷妇人中风门，治妇人在蓐得风，盖四肢苦烦热，皆自发露所为；若头痛，与小柴胡汤；头不痛，但烦热，与三物黄芩汤。其方黄芩用二两，余与此同。煮取二升下，作去滓，适寒温服一升，日二，多吐下虫；未说是仲景方。徐彬说：“在草蓐，是未离产所也；自发露得风，是揭盖衣被，稍有不慎而暂感之也”。

【原文】

《千金》内补当归建中汤：治妇人产后，虚羸不足，腹中刺痛不止，吸吸少气，或苦少腹中急摩痛引腰背，不能食饮；产后一月，日得服四五剂为善，令人强壮宜。

当归四两　桂枝三两　芍药六两　生姜三两　甘草五两　大枣十二枚

右六味，以水一斗，煮取三升，分温三服，一日令尽。若大虚加饴糖六两，汤成内之于火上，暖令饴消。若去血过多，崩伤内衄不止，加地黄六两，阿胶二两，合八味，汤成内阿胶。若无当归，以芎䓖代之；若无生姜，以干姜代之。

【按语】

此方，《千金》载于第三卷产后心腹痛门，“治”下无“妇人”二字；“刺痛”作“疞痛”；“中急”作“拘急”；无“摩”字；“食饮”作:“饮食”；“强壮”作“丁壮”；“宜”作“方”。生姜用六两，大枣用十枚，余与此同。煮服法，“三升”下，有“去滓”二字；“内衄”作“内竭”；“干姜”下，有“三两”二字。丹波元简说:“内衄、《千金》作内竭，非也；《千金翼》与本条同。《巢源》云：吐血有三种，一曰内衄，出血如鼻衄，但不从鼻孔出，或去数升乃至斛，是也”。《千金翼》第六卷妇人虚损门亦载此方，少腹中急摩痛，作小腹拘急挛痛，是。

【治例】

编者治验：郑某，女，35 岁。患经后腹痛。月经周期 35 天，量少色淡，三天即净，净后少腹疞痛，需用热水袋温按，痛可稍减，患者食纳较差，面色不华，舌淡苔薄，脉象沉细而弦。此中焦营气虚寒，肝脉失其温养所致，宜温肝逐寒，补虚建中。用当归建中汤：当归 12 克、桂枝 10 克、白芍 20 克、甘草 3 克、生姜 5 片、大枣 5 枚、饴糖 90 克蒸兑，加吴萸 3 克，嘱温服五剂，并于下月经净再服五剂，尔后月经正常，腹痛未发，身体亦较前健壮。

小　　结

新产妇人有痉、郁冒、大便难三种常见病证，其发生的原因，主要是因亡血伤津所致。产后病痉，本篇所论，比较简略，因前《痉湿暍篇》对痉病的证治，已作了详细的论述；

但产后病痉，与前《痉湿暍篇》的痉病，见证虽同，病因各异，在治疗上，除参照痉病的一般治则外，还须照顾产后血虚的特点，以养阴镇痉为主。产后郁冒，与后世所说的产后血晕不同；产后血晕，有因去血过多而致者属气脱，其证多眼合口开，手撒肢冷，六脉微细或虚浮；有因恶露不下而致者，属血逆，其证多胸腹胀痛，气粗，两手握拳，牙关紧闭；两证一虚一实，必须分辨清楚。本篇所论的郁冒，是因产后血虚所致；其证郁闷昏冒，但头汗出。其治疗：如大便坚，呕不能食的，用小柴胡汤和解表里；如郁冒已解，呕止能食，但大便坚，至七八日更发潮热的，用大承气汤攻下实热。产后大便难，一般可用脾约丸，或外用诸导法，润肠通便为治。

产后腹痛的原因很多，本篇所论，分血虚气寒、气滞血凝、瘀血内结、阳明胃实四者。在治法上，由于血虚气寒，证见腹中拘急作痛的，用当归生姜羊肉汤补血温寒；由于气滞血凝，证见烦满腹痛不得卧的，用枳实芍药散理气和血；由于瘀血内结，证见少腹坚痛的，用下瘀血汤逐瘀止痛；由于阳明胃实，证见不大便，发热烦躁谵语的，用大承气汤攻下实热。产后中风，即产后感受风邪的病证，与前《中风历节病篇》的中风不同；如产后中风，持续数十日不解，而头痛恶寒、发热汗出，心闷、干呕等证继续存在的，宜阳旦汤（即桂枝汤）调和荣卫，祛风解肌；如产后中风，邪盛正虚，发热面赤、喘而头痛的，用竹叶汤表里兼治，补正祛邪。又产后虚热烦乱呕逆的，用竹皮大丸除烦止呕；产后热痢阴血虚极的，用白头翁加甘草阿胶汤补虚止利。此外、《千金》三物黄芩汤为产后清热除烦的方剂；内补当归建中汤为产后补血建中的方剂；临床时，亦可根据病情，斟酌选用。

总的说来，妇人产后，由于亡血伤液，机体抵抗力减低，容易引起外感及其他疾患；治疗时，既要根据辨证论治的精神，又要照顾产后体质虚弱的特点；如里热燥实的，虽产后七八日，亦可用大承气汤；表邪不解的，虽数十日之久，仍可用阳旦汤，这是重在祛邪；又如治热利下重的白头翁汤加甘草，阿胶，治中风发热的竹叶汤用人参、附子，则是兼顾补正。《金鉴》说:“古云胎前无不足，产后无有余，此其常也；然胎前虽多有余之证，亦当详察其亦有不足之时，产后虽多不足之病，亦当详审其每挟有余之证也”；其说当参。

附：本篇内容归纳表

- 妇人产后
  - 新产三病
    - 痉病——新产血虚、多汗出、喜中风，故病痉
    - 郁冒
      - 原因——亡血复汗，寒多，故令郁冒 (1)
      - 脉证——产妇郁冒、脉微弱、呕不能食、大便坚、头汗出
      - 机转——血虚而厥、厥而必冒，冒家欲解、必大汗出 (2)
      - 治疗
        - 大便坚，呕不能食——小柴胡汤(和解表里)
        - 病解能食，七八日更发热者，为胃实——大承气汤(攻下实热) (3)
    - 大便难——亡津液、胃燥，故大便难
  - 腹痛
    - 血虚气寒——产后腹中疞痛——当归生姜羊肉汤(温补气血) (4)
    - 气滞血凝——产后腹痛、烦满不得卧——枳实芍药散(理气和血) (5)
    - 瘀血内结——腹中有干血着脐下——下瘀血汤(逐瘀止痛) (6)
    - 阳明里实 (7)
      - 瘀血与里实的鉴别
        - 恶露不尽——产后七八日，无太阳证，少腹坚痛
        - 阳明里实——不大便、烦躁发热，日晡时剧，切脉微实，不食、食则谵语
      - 里实的治疗——大承气汤(攻下实热)
  - 中风
    - 表邪不解 (8)
      - 证状——产后风，持续数十日不解，头微痛、恶寒、时时有热、心下闷、干呕汗出
      - 治疗——可与阳旦汤——即桂枝汤(祛风解肌)
    - 正虚邪盛 (9)
      - 证状——产后中风，发热面正赤，喘而头痛
      - 治疗——竹叶汤(补正散邪)
  - 呕逆——妇人乳中虚，烦乱呕逆——竹皮大丸(安中益气) (10)
  - 下利——热利下重，虚极——白头翁加甘草阿胶汤(补虚止利) (11)

妇人杂病脉证并治第二十二

论一首　脉证合十四条　方十四首

本篇是论述妇人杂病的脉证及其治疗。脉证十四条，当作十条；方十四首，赵刻本作十六首，俞桥本作十三首，如将重出的小柴胡汤、小青龙汤、泻心汤、当归芍药散、小建中汤、膏发煎等方计算在内，实为二十首。

关于妇人妊娠及产后的病证，已在前两篇作了扼要的论述，本篇是以讨论妇人常见的杂病为主。除在总的方面提示了妇人杂病的原因、证候和诊疗外，并分别论述了热入血室、经水不利、白带、漏下、腹痛、脏躁、转胞、阴吹、阴中生疮及咽中如有炙脔等不同的证治。后世医家，对妇人杂病的种类和治法，虽有较多的补充，但都是在本篇的基础上进一步发展起来的。

【原文】

1. 妇人中风七八日，续来寒热，发作有时，经水适断，此为热入血室①，其血必结，故使如疟状，发作有时，小柴胡汤主之。（原注：方见呕吐中。）

【校勘】

此条及以下二条，并见于《伤寒论·太阳病篇》。“续来”：《伤寒论》作“续得”，《脉经》作“续有”；《伤寒论》、《脉经》：“适断”下，均有“者”字。

【注释】

①血室：指子宫。亦有认为血室是指冲脉或肝者。

【浅述】

本条论述妇人中风热入血室的证治。

妇人中风七八日，寒热已止而续来，经水适行而即断，此非风寒重感，而为热入血室；热与血结，邪正相争，故使如疟状；寒热往来，发作有时，则柴胡证已具，故宜小柴胡汤和解寒热之邪以主治之。

【按语】

本条及以下三条，已见于《伤寒论》，惟个别字句稍有出入。这四条都是讨论热入血室的证治，与妇人杂病有关，故并及之。

【原文】

2. 妇人伤寒，发热，经水适来，昼日明了，暮则谵语，如见鬼状者，此为热入血室，治之无犯胃气及上二焦①，必自愈。

【校勘】

《脉经》:“明了”、作“了了”，无“治之”二字；“及”作“若”；“自愈”上，有“当”字；条后细注云:“‘二’字疑”。

【注释】

①上二焦：指上、中二焦。

【浅述】

本条论述妇人伤寒热入血室的证治。

妇人伤寒发热，经水适来，表热乘虚而入血室，血为阴，暮亦为阴，故昼日明了，暮则谵语；如见鬼状，即形容神志不清的样子。治之者不可因其谵语，误为邪入阳明而用下剂，以犯中焦而伤其胃气；亦不可因其发热，误为表邪未解而用汗剂，以犯上焦而伤其卫气；此因经水适来而未断，其血不结，但治其下焦，使热随血去，必将自愈。

【按语】

本条证与上条证不同；上条热入血室，经水适来而即断，其血必结，故当和解表里；本条热入血室，经水适来而未断，其血未结，故当治其下焦。

【治例】

《本事方》:“小柴胡加地黄汤：治妇人室女伤寒发热，或发寒热，经水适来或适断，昼则明了，夜则谵语、如见鬼状，亦治产后恶露方来，忽尔断绝”（即小柴胡汤加生干地黄）。“学官王仲礼，其妹病伤寒，发寒热，遇夜则如有鬼物所凭，六七日，忽昏塞涎响如引锯，牙关紧闭，瞑目不知人，疾势极危，召余视之。予曰：得病之初，曾值月经来否？其家云：月经方来，病作而经遂止，得一二日，即发寒热，昼虽静，夜则有鬼祟，从昨日来，涎生不省人事。余曰：此热入血室之证也；仲景云：妇人中风，发热恶寒，经水适来，昼则明了，暮则谵语，如见鬼状，发作有时，此名热入血室，医者不晓，以刚剂与之，遂致胸膈不利，涎潮上脘，喘急息高，昏冒不知人，当先化其涎，后除其热，予急以一呷散（天南星制剂）投之，两时顷涎下得睡，即省人事；次授以小柴胡加地黄汤，三服而热除，不汗而自解矣”。

【原文】

3. 妇人中风，发热恶寒，经水适来，得七八日，热除脉迟身凉和，胸胁满如结胸状，谵语者，此为热入血室也；当刺期门[①]，随其实而取之。

【校勘】

《伤寒论》:“得”下，有“之”字；“身凉”下，无“和”字；“胸胁满”，作“胸胁下满”；《脉经》同。“随其”下，《脉经》有“虚”字。

【注释】

①期门：肝经募穴，在乳直下二肋下缘，不容穴旁一寸五分处。

【浅述】

本条论述妇人中风热入血室的刺法。

妇人中风，表证未解，故发热恶寒；经水适来，至七八日，表热乘虚而入血室，故热除、脉迟、身凉和；肝藏魂而主血，其脉布胁肋上贯膈，血热入肝，故胸胁满如结胸状，暮则谵语。期门为肝之募穴，故当刺之，以泻其血分之热。

【按语】

陈修园说："此承本篇第一节而言中风热入血室之证治也；但第一节言寒热已除而续来，此言寒热方盛而并发；前言经水已来而适断，此言方病经水之适来；前言血结而如疟，此言胸胁满如结胸；前无谵语，而此有谵语，以此为别"；宜参。

【治例】

《本事方》："一妇人患热入血室证，医者不识，用补血调气药，涵养数日，遂成血结胸，或劝用前药；予曰：小柴胡用已迟，不可行也，无已则有一焉，刺期门穴斯可矣，予不能针，请善针者治之，如言而愈。或者问曰：热入血室，何为而成结胸也？予曰：邪气传入经络，与正气相搏，上下流行，或遇经水适来适断，邪气乘虚而入血室，血为邪迫，上入肝经，肝受邪则谵语而见鬼，复入膻中，则血结于胸也。何以言之？妇人平居，水当养于木，血当养于肝也；方未受孕，则下行以为月水；既妊娠，则中蓄之以养胎，及已产，则上壅之以为乳，皆血也；今邪逐血，并归肝经，聚于膻中，结于乳下，故手触之则痛，非汤剂可及，故当刺期门也。"

【原文】

4. 阳明病，下血谵语者，此为热入血室，但头汗出，当刺期门，随其实而泻之，濈然汗出[①]者愈。

【校勘】

此条，并见于《伤寒论·阳明病篇》，“头汗出”下，有“者”字，无“当”字；“者愈”，作“则愈”。《脉经》：“下血”下，有“而”字；“愈”上，有“则”字。

【注释】

①濈然汗出：濈（jī 音即）。濈然汗出，即周身微微汗出的意思。

【浅述】

本条论述阳明病热入血室的刺法。

阳明病，热入血室，迫血下行，故下血谵语；邪热郁蒸，故但头汗出，其病虽由阳明而起，然热已入血，故当刺期门以泻血室之热，使邪热得以外泄，则通身濈然汗出而愈。

【按语】

陈修园说："此言阳明病亦有热入血室者，不必拘于经水之来与断也，但其证下血头汗出之独异也；盖阳明之热，从气而之血，袭入胞宫，即下血而谵语，不必乘经水之来，而后热邪得以入之；彼为血去，而热乘其虚而后入，此为热入，而血有所迫而自下也"；其说宜参。

【原文】

5. 妇人咽中，如有炙脔①，半夏厚朴汤主之。

半夏厚朴汤方：（原注：《千金》作胸满心下坚，咽中帖帖，如有炙肉，吐之不出，吞之不下。）

半夏一升　厚朴三两　茯苓四两　生姜五两　干苏叶二两

右五味，以水七升，煮取四升，分温四服，日三夜一服。

【校勘】

"炙脔"：《脉经》作"炙腐状"。

【注释】

①炙脔：炙（zhì 音质）；脔（luán 音挛）。炙脔，即烤熟的肉块。

【浅述】

本条论述妇人咽中如有炙脔的证治。

妇人咽中如有炙脔，吞之不下，吐之不出，俗名梅核气；此证多由七情郁结，痰气阻滞咽中所致。半夏厚朴汤：半夏、茯苓以利痰气，厚朴、苏叶以解郁气，生姜以散结气，故主治之。

【按语】

本条叙证简略；王硕《易简方》:“四七汤：（即半夏厚朴汤）治喜怒悲恐惊之气，结成痰涎，状如破絮，或如梅核，在咽喉之间，咯不出，咽不下，此七气之所为也；或中脘痞满，气不舒快；或痰涎壅盛，上气喘急，或因痰饮中阻，呕吐恶心，并宜服之”；当参。

【治例】

编者治验：郑某，女，50岁。自觉胸闷不适，咽中梗塞，吞之不下，吐之不出，患者怀疑为心脏病、食道癌，思想包袱很重，常欲痛哭一场才快，经某军医院钡餐照片，心电图检查，食道、心脏均正常，诊断为癔病。据其家属称，患者平时或因劳累，或受刺激则加重，甚或晕倒，舌苔白滑，脉象弦缓。此情志抑郁，痰气阻滞所致，用半夏厚朴汤：半夏10克、厚朴6克、茯苓10克、生姜3片、苏叶3克，加枳壳6克、栝蒌10克、郁金5克、射干10克、枇杷叶10克，嘱服三剂，咽中梗塞较好；后用解肝煎加枳壳、栝蒌、郁金，胸闷亦除。

【原文】

6. 妇人藏躁，喜悲伤欲哭，象如神灵所作，数欠伸，甘麦大枣汤主之。

甘草小麦大枣汤方：

甘草三两　小麦一升　大枣十枚

右三味，以水六升，煮取三升，温分三服；亦补脾气。

【校勘】

“藏躁”:《脉经》、《衍义》及徐、沈、尤、朱注本，均作“藏燥”，实误。《脉经》:“数欠”下，无“伸”字，作“甘草小麦汤主之”。

【浅述】

本条论述脏躁的证状和治疗。

脏躁相当于今之癔病，患者女性多于男性，本病是因脏阴不足，虚热躁扰所致。临床表现：主要为精神失常，悲伤欲哭，或周身不适，频频欠伸，甚或癫痫样痉挛发作，象如神灵所作。甘麦大枣汤，功能缓急安中，养心宁神，故主治之。

【按语】

脏躁原文未明指何脏，注家解说不一，如《金鉴》认为脏即心脏；曹颖甫认为脏指肺脏；沈明宗、尤在泾、唐容川等，认为脏是子脏；陈修园则认为五脏属阴，不必拘于何脏。编者认为：藏躁病证见多端，总因脏阴不足，虚热躁扰所致，以陈说不拘何脏为是。

【治例】

《古今医案按》："一妇无故悲泣不止，或谓之有祟，祈禳请祷不应。许学士曰:《金匮》云：妇人藏躁，喜悲伤欲哭，象如神灵所作，数欠伸者，甘麦大枣汤主之，用其方十四帖而愈。盖悲属肺；经云：在脏为肺，在志为悲，又曰精气并于肺则悲是也；此方补脾而能治肺病者，虚则补母之义也"。

【原文】

7. 妇人吐涎沫，医反下之，心下即痞；当先治其吐涎沫，小青龙汤主之；涎沫止，乃治痞，泻心汤主之。

小青龙汤方：（原注：见肺痈中）

泻心汤方：（原注：见惊悸中）

【校勘】

《千金》霍乱门载有此条。"妇人"下，有"霍乱呕逆"四字；"先治其"下，无"吐"字；"乃治痞"，作"次治其痞"；"泻心汤"、作"甘草泻心汤"。

【浅述】

本条论述妇人吐涎沫误下致痞的证治。

妇人吐涎沫，是上焦有寒饮，法当温寒逐饮，医反下之，致胃中不和，故心下痞；如涎沫不止，则当先用小青龙汤，治其寒饮；俟涎沫止，再用泻心汤以治其痞。

【按语】

泻心汤，原注见惊悸中；丹波元简按："惊悸所载，即三黄泻心汤，此恐不然，据《千金》，当是甘草泻心汤"；魏念庭说："泻心汤，在《伤寒论》中，为方不一，亦当合《伤寒论》中痞证诸条参观之而求其治法"；编者认为魏说比较客观。

【原文】

8. 妇人之病，因虚积冷结气，为诸经水断绝，至有历年；血寒积结，胞门①寒伤，经络凝坚。在上呕吐涎唾，久成肺痈②，形体损分。在中盘结，绕脐寒疝，或两胁疼痛，与藏相连；或结热中，痛在关元，脉数无疮，肌若鱼鳞，时著男子，非止女身。在下未多，经候未匀，令阴掣痛，少腹恶寒；或引腰脊，下根气街③，气冲急痛，膝胫疼烦；奄忽眩冒④，状如厥癫⑤；或有忧惨，悲伤多嗔；此皆带下⑥，非有鬼神；久则羸瘦，脉虚多寒。三十六病⑦，千变万端，审脉阴阳，虚实紧弦，行其针药，治危得安，其虽同病，脉各异源，子当辨记，勿谓不然。

【校勘】

"未多"：程、尤本及《金鉴》，作"来多"；《金鉴》云："'在下来多'之'来'字，当是'未'字"；赵刻及《正脉》本，作"未多"；徐忠可说："'未多'之'未'字，疑误"。"未匀"：赵刻及诸本，作"不匀"；"令阴"：赵刻本作"冷阴"，非。"肺痈"：《金匮发微》改作"肺痿；丹波元坚说："先兄曰，'痈'当作'痿'，字之误也"，宜从。

【注释】

①胞门：指子宫。

②肺痈：丹波元坚说："痈，当作痿，字之误也"。宜从。

③气街：穴名，在左右腹角鼠蹊上一寸。

④奄忽眩冒：即突然眩晕昏冒。

⑤状如厥癫：形容像尸厥癫痫一样。

⑥带下：一般是指赤白带下；但这里是泛指妇人带脉以下的病证。《史记·扁鹊列传》："昔扁鹊过邯郸，闻赵贵妇人，即为带下医"。

⑦三十六病：详见《巢源》妇人带下三十六疾候。

【浅述】

本条论述妇人杂病的原因证候和诊疗。

妇人之病，虽很复杂，但概括起来，不外身体虚弱、受寒积冷、七情郁结三者，为诸经水断绝的原因；及至经年累月，血寒积结，胞门寒伤，经络凝涩，则变生以下各种病证：在上部则肺胃受病，呕吐涎唾，久则津液枯燥而成肺痿，形体亦受损害。在中部则肝脾受病，如寒结于中，则绕脐疝痛，或两胁疼痛，与脏相连；如热结于中，则痛在脐下关元，脉虽数而身无疮，肌肤粗糙如鱼鳞之交错；以上诸证，有时亦著男子，非止妇女患之。在下部则冲任受病，经水愆期，经候不调，阴部掣痛，少腹恶寒；或引腰脊，下连气街，气冲急痛，膝胫疼烦；或忽然眩冒，状如尸厥癫痫；或悲伤多嗔，发为脏躁；凡此皆属带脉以下的病证，并非鬼神所作，久则身体羸瘦，脉虚多寒。妇人三十六病，千变万端，总宜审其脉之阴阳虚实，紧则积冷，弦则气结，或行针灸，或用汤药，使其转危为安；其病虽同为带下，而脉各有异，故当详为辨析，不得疏忽。

【按语】

本条当分五段读，自"妇人之病"至"经络凝坚"为第一段，说明妇人杂病的原因及其病机；自"在上"至"形体损分"为第二段，说明虚冷结气在上部的病证；自"在中盘结"至"非止女身"为第三段，说明虚冷结气在中部的病证；自"在下未多"至"脉虚多寒"为第四段，说明虚冷结气在下部的病证；自"三十六病"至末句为第五段，说明妇人杂病的诊法和治则。

【原文】

9. 问曰：妇人年五十所[①]，病下利数十日不止；暮即发热，少腹里急，腹满，手掌烦热，唇口干燥，何也？师曰：此病属带下。何以故？曾经半产，瘀血在少腹不去。何以知之？其证唇口干燥，故知之；当以温经汤主之。

温经汤方：

吴茱萸三两　当归　芎䓖　芍药各二两　人参　桂枝　阿胶　牡丹皮去心　生姜　甘草各二两　半夏半升　麦门冬一升，去心

右十二味，以水一斗，煮取三升，分温三服。亦主妇人少腹寒，久不受胎，兼取崩中去血，或月水来过多及至期不来。

【校勘】

《脉经》："里急"下，有"痛"字；"手掌"下，无"烦"字；"不去"上，有"中"字。

【注释】

①所：作许字解，与日晡所之所义同。年五十所，即年五十左右的意思。

【浅述】

本条论述妇人血寒积结漏下不止的证治。

妇人年五十许，七七之期已过，冲任脉虚，天癸已竭；今病下利数十日不止，下利的"利"字，当是"血"字之误，此属带脉以下之病，而非血多有余之证。由于曾经半产，瘀血在少腹不去，故少腹里急；脏寒生满病，故腹满；瘀血不去，则新血不生，阴不涵阳，故暮即发热，手掌烦热；血不润燥，故唇口干燥。温经汤：归、胶、芎、芍，补血和血；丹、桂、姜、茱，行瘀温经，参、麦、夏、草，补虚安胃，因本方具有温经补虚，去瘀生新之效，故主治之。

【治例】

编者治验：郭某，女，45岁。近年以来，月经愆期，两三个月一次，色黑量多，旬日不净，小腹隐痛，白带清稀，甚以为苦。经某医院妇科检查，诊断为慢性盆腔炎，由友人介绍来我处就诊，患者面色不华，自觉下腹如扇冷风，饮食二便尚可，舌苔薄白，脉象沉细尺弱。此子脏虚寒所致，治以温经摄血为法，用温经汤：西党15克、当归10克、川芎3克、白芍10克、桂枝10克、吴萸3克、丹皮6克、法夏10克、麦冬10克、阿胶10克、生姜3片、甘草3克，连服二十余剂，月经基本正常，惟白带未净；继用六君子加鹿角霜、煅牡蛎、乌贼骨、炒白芷等味，健脾止带以善其后。

【原文】

10. 带下，经水不利，少腹满痛，经一月再见者，土瓜根散主之。

土瓜根散方：（原注：阴㿗肿，亦主之）

土瓜根　芍药　桂枝　䗪虫各三分

右四味，杵为散，酒服方寸匕，日三服。

【校勘】

《脉经》：条首有“妇人”二字。丹波元简按：“《本草纲目》土瓜条，‘经’下，补‘或’字，义尤明；《金鉴》改作‘不’字，非。”

【浅述】

本条论述妇人经水不利少腹满痛的证治。

妇人带下，经水不利，瘀血内阻，故少腹满痛；经行复止，止而复来，故一月再见。土瓜根散：土瓜根即王瓜根，主瘀血经闭，芍药除血痹止痛，䗪虫破血通瘀，桂枝温经行血，故主治之。

【按语】

上条是瘀血在少腹不去，下血数十日不止，实中夹虚，故宜寓攻于补；本条是瘀血内阻，经水不利，一月再见，实而不虚，故宜通经行瘀；医者宜比较参看。

【原文】

11. 寸口脉弦而大，弦则为减，大则为芤；减则为寒，芤则为虚，寒虚相搏，此名曰革；妇人则半产漏下，旋覆花汤主之。

旋覆花汤方：

旋覆花三两　葱十四茎　新绛少许

右三味，以水三升，煮取一升，顿服之。

【校勘】

此条，并见于《伤寒论·辨脉法》及本书《虚劳篇》与《惊悸吐衄篇》。《虚劳篇》：条首无“寸口”二字；“寒虚”作“虚寒”；《吐衄篇》：“相搏”作“相击”。“旋覆花汤主之”六字，《虚劳篇》作“男子则亡血失精”七字，《吐衄篇》作“男子则亡血”五字。《辨脉法》所载，与《虚劳篇》同。

【浅述】

本条论述寒虚相搏半产漏下的证治。

本条已见于前《虚劳篇》、《惊悸吐衄篇》、及《伤寒论·辨脉篇》。此去“男子亡血失精”六字，加“旋覆花汤主之”一句；因半产漏下，亦属妇人杂病，故重出于此。唯旋覆花汤主之，与本条脉证不合，恐有错误。

【按语】

旋覆花汤，功能疏肝散结，活血通络，为治肝着的方剂，用治寒虚相搏之半产漏下，断不相宜。根据本条脉证，以《妇人妊娠篇》的胶艾汤主之，较为适合。

【原文】

12. 妇人陷经，漏下黑不解，胶姜汤主之。（原注：臣亿等校诸本，无胶姜汤方，想是妊娠中胶艾汤。）

【浅述】

本条论述妇人陷经漏下黑血的证治。

妇人虚寒内陷，经水不固，所以漏下黑血不解，法当温经摄血；胶姜汤方未见，可能即胶艾汤加干姜，取其温经补血止漏，故主治之。

【按语】

胶姜汤，林亿等谓即前《妊娠篇》中的胶艾汤；楼英《医学纲目》云：即芎归胶艾汤，一云加干姜一两；宜参。

【治例】

陈修园："宋妇，产后三月余，夜半腹痛发热，经血暴下鲜红，次下黑块，继有血水，崩下不止，约有三四盆许；不省人事，牙关紧闭，挽余诊之，时将五鼓矣。其脉似有似无，身冷面青，气微肢厥。余曰：血脱当益阳气，用四逆汤及胶艾汤加干姜，均不差，沉思良久，方悟前方用干姜，守而不走，不能导血归经也；乃用生姜一两，阿胶五钱，大枣四枚，服半时许，腹微响，四肢头面有微汗，身渐温，须臾苏醒，自道身中疼痛，乃与米汤一杯，又进前方，血崩立止，脉复厥回。大约胶姜汤，则生姜、阿胶二味也。"

【原文】

13. 妇人少腹满，如敦①状；小便微难而不渴；生后者，此为水与血俱结在血室也；大黄甘遂汤主之。

大黄甘遂汤方：

大黄四两　甘遂二两　阿胶二两

右三味，以水三升，煮取一升，顿服之，其血当下。

【校勘】

《脉经》："如敦状"、作"如敦敦状"，细注："《要略》云：'满而热'"；"生后"下，细注云："'生后'疑"。徐、沈注本，"生"改作"经"，亦不可从。

【注释】

①敦（dūn 音墩）：厚也，地高堆者为敦。

【浅述】

本条论述妇人产后水与血结的证治。

妇人产后，少腹胀满，有形高厚如敦阜状，若系单纯的血结胞门，则小便当利；若系单纯的水蓄膀胱，则口中当渴；今小便微难而不渴，此为水与血俱结在血室。大黄甘遂汤：大黄下血，甘遂逐水，阿胶养血护正，故主治之。

【按语】

尤在泾说："敦，音对；按《周礼》注：盘以盛血，敦以盛食，盖古器也"；唐容川说："敦、古之盛黍稷器，所谓朱盘玉敦也，与今之碗相似"；二说俱本于《周礼》，亦通。

【治例】

《成绩录》："一妇人，产后烦闷，二便秘闭，少腹硬满，不可近手，两足洪肿，不可屈伸，干呕短气，命迫旦夕。先生诊之，投桃仁承气汤，兼以大黄甘遂汤，二便快利，小便昼夜六七行，恶露续下，少腹满去，按之不痛，经日足肿未除，更用木防己加茯苓汤，诸证全愈"。(《金匮今释》引)

【原文】

14. 妇人经水不利下，抵当汤主之。(原注：亦治男子膀胱满急，有瘀血者。)

抵当汤方：

水蛭三十个，熬　虻虫三十枚，熬，去翅足　桃仁二十个，去皮尖　大黄三两，酒浸

右四味，为末，以水五升，煮取二升，去滓，温服一升。

【浅述】

本条论述妇人经闭不利中有干血的证治。

本条"妇人经水不利下，抵当汤主之"，病轻药重，必有简错；编者认为：下条"妇人经水闭不利，脏坚癖不止，中有干血"，三句，当是本条之文。抵当汤：水蛭、虻虫，破瘀攻坚；桃仁、大黄，活血通经，故主治之。

【按语】

抵当汤为攻下瘀血的峻剂，若非经闭不利，子脏坚癖不散，中有干血；或少腹硬痛，小便利，大便黑，如狂善忘，形气俱实者，断不可投，医者审之。

【治例】

曹颖甫:“按此证少腹必结痛，大便必黑，要以小便利为不易之标准。予昔在同仁辅元堂，治周姓十七岁少女，时经停五月矣，以善堂忌用猛药，每日令服大黄䗪虫丸，不应；后病者至江阴街寓所求诊，月事不行，已抵七月，予用虻虫、水蛭各一钱，大黄五钱，桃仁五十粒，下之；下后以四物加参芪善后，凡二剂。十年来，于江阴街遇之，始知其嫁于小西门朱姓，已生有二子矣”。(录自《金匮发微》)

【原文】

15. 妇人经水闭不利，藏坚癖不止，中有干血，下白物，矾石丸主之。

矾石丸方：

矾石三分烧　杏仁一分

右二味，末之，炼蜜和丸枣核大，内藏中，剧者再内之。

【浅述】

本条论述妇人经水不利带下白物的证治。本条“妇人经水闭不利，藏坚癖不止，中有干血”三句，当是上条抵当汤的主疗；编者认为上条“妇人经水不利下”，“下”字是衍文，此句，当移本条“下白物”上。矾石丸，功能却水止带，故用作坐药以主治之。

【按语】

矾石丸治妇人经水不利，下白物，杏仁当用桃仁，才能兼收利经止带之效；若经闭不利，子脏坚癖不散，中有干血者，则非矾石丸所能胜任，医者注意及之。

【原文】

16. 妇人六十二种风，及腹中血气刺痛，红蓝花酒主之。

红蓝花酒方：（原注：疑非仲景方）

红蓝花一两

右一味，以酒一大升，煎减半，顿服一半，未止再服。

【浅述】

本条论述妇人腹中血气刺痛的证治。

妇人六十二种风，今无可考；腹中血气刺痛，恐系风冷客于胞内，血凝气滞所致。红蓝花酒，功能通经活血，行气破滞，故主治之。

【按语】

本条说妇人六十二种风，而红蓝花酒方中，并无治风之药，殆即所谓“治风先治血，血行风自灭”的道理。

【原文】

17. 妇人腹中诸疾病，当归芍药散主之。

当归芍药散方：（见前妊娠中）

【浅述】

本条论述妇人腹中诸疾痛的治疗。

妇人腹中诸疾痛，殆指脾虚湿郁，肝木乘脾所致的腹痛。当归芍药散，功能健脾祛湿，养血平肝，故主治之。

【按语】

当归芍药散，亦主妊娠腹中㽲痛。后世方逍遥散，即从本方化裁而出，用于月经不调及痛经等证，疗效颇好，可备临床参考。

【治例】

《续建殊录》：“一妇人，足指疼痛，不得步行，一日，腹中挛急，上冲心，绝倒不省人事，手足温，脉数，两便不通，则与当归芍药散，尔后小便快利，色如血，诸证顿除”。（《金匮今释》引）。

【原文】

18. 妇人腹中痛，小建中汤主之。

小建中汤方：（见前虚劳中）

【浅述】

本条论述妇人虚寒里急腹痛的证治。

本条的妇人腹中痛，是指虚寒里急腹痛而言；观《伤寒论》："阳脉涩，阴脉弦，法当腹中急痛"可知。小建中汤，功能补虚缓急，建立中气，故主治之。

【按语】

妇人腹痛的原因很多，由于血凝气滞者，宜红蓝花酒活血行滞；由于脾虚湿郁者，宜当归芍药散健脾祛湿；由于虚寒里急者，宜小建中汤补虚缓急；医者注意分别施治。

【原文】

19. 问曰：妇人病，饮食如故，烦热不能卧，而反倚息者，何也？师曰：此名转胞[①]，不得溺也，以胞系了戾，故致此病，但利小便则愈，宜肾气丸主之。

肾气丸方：

干地黄八两　薯蓣四两　山茱萸四两　泽泻三两　茯苓三两　牡丹皮三两　桂枝　附子炮各一两

右八味，末之，炼蜜和丸，梧子大，酒下十五丸，加至二十五丸，日再服。

【校勘】

《脉经》：作"问曰：有一妇人病，饮食如故，烦热不得卧，而反倚息者，何也？师曰：得病转胞，不得溺也。何以故？师曰：此人故肌盛，头举身满，今反羸瘦，头举中空感（一作减），胞系了戾，故致此病，但利小便则愈，宜服肾气丸，以中有茯苓故也。方在虚劳中"。

【注释】

①转胞：指小便不通，多伴有小腹部胀痛急迫感。

【浅述】

本条论述妇人转胞不得小便的证治。

胞，是指尿脬，亦即膀胱；胞系，指膀胱之系，殆即今之输尿管；了戾，了同缭，戾同捩，即缭绕转捩的意思。下焦当膀胱上口，肾阳不振，水气不化，故胞系了戾，不得小便，此名转胞。病不在中焦而在下焦，所以饮食如故；虚热上浮，水气上逆，故烦热不得卧而反倚息。肾气丸，功能引火下行，振奋肾阳，蒸化水气，通利小便，故主治之。

【按语】

转胞之证，《巢源》有妇人杂病胞转候，又有小便病胞转候，其因不一。或胞为热迫，或强忍小便，或饱食走马，或忍尿入房，皆令胞转；其证小腹急痛，小便不通，并有致死者，当随证治之。如因肾阳不振，胞系不固者，用肾气丸；如因胎气不举，压迫膀胱者，朱丹溪用补中益气汤，程钟龄用茯苓升麻汤，均可参考。

【治例】

萧琢如："周姓妇，年三十余，产后已逾两月，忽心中烦热，气短，不能安枕，欲小便不得，腹胀满；杂治半月，益剧。幸饮食如常，脉之弦缓。一医欲与五苓散；余曰，当用肾气丸，《金匮》云：妇人烦热不得卧，反倚息，此名转胞，不得溺也，肾气丸主之。主人正检前方中有五苓散，即疏肾气丸与之，一服知，二服愈"。（录自《遯园医案》）

【原文】

20. 妇人阴寒，温中坐药[①]，蛇床子散主之。

蛇床子散方：

蛇床子仁

右一味，末之，以白粉少许，和合相得，如枣大，绵裹内之，自然温。

【校勘】

赵刻及《正脉》本，均作"蛇床子散方，温阴中坐药"。今据《脉经》、《衍义》、徐、程、魏、尤、陈注及《金鉴》

改正。

【注释】

①坐药：指纳药阴中，或肛门。此处指纳药阴中。

【浅述】

本条论述妇人阴中寒冷的证治。

妇人胞门寒伤，故阴中寒冷；病在阴部，非关脏腑，故宜蛇床子散，兴奋强壮，作温中坐药以主治之。

【按语】

关于方中白粉的问题，有的注家认为是米粉，有的注家认为是铅粉；编者认为本条只说妇人阴寒，并无其他证状，当用米粉与蛇床末和合相得为是；若兼阴痒而有滴虫者，亦可改用铅粉杀虫止痒。

【原文】

21. 少阴脉滑而数者，阴中即生疮；阴中蚀疮烂者，狼牙汤洗之。

狼牙汤方：

狼牙三两

右一味，以水四升，煮取半升，以绵缠箸[①]如茧，浸汤沥阴中，日四遍。

【校勘】

《脉经》：作两条，自“阴中蚀疮”以下，另作一条，条首有“妇人”二字。另有一条云：“少阴脉数，则气淋，阴中生疮”。

【注释】

①箸（zhù 音著）即筷子。

【浅述】

本条论述妇人阴中生疮的证治。

少阴肾脉，滑则多湿，数则多热，湿热下注，故阴中生疮，甚则浸蚀糜烂；狼牙苦能除湿，寒能清热，主疥瘙恶疮，去白虫，故用作汤洗涤之。

【按语】

妇人阴中生疮，可用狼牙汤洗阴道；阴中寒冷，用蛇床子散作坐药；若带下白物，则用矾石丸纳阴中；这都是妇人阴部疾患的外治法。

【原文】

22. 胃气下泄，阴吹[①]而正喧，此谷气之实也，膏发煎导之。

膏发煎方：（见黄疸中）

【校勘】

《脉经》：条首有“师曰”二字；“吹”上，无“阴”字。

【注释】

①阴吹：指女子阴中出气有声。

【浅述】

本条论述妇人阴中失气的证治。

阴吹——是由于谷气实，大便燥结，胃气下泄所致，故阴吹而喧然有声。膏发煎功能润燥通幽，故主治之。

【按语】

阴吹之证，由于胃气下泄者，可用本方；由于气虚下陷者，则宜补中益气汤；临床时，须分别虚实，进行治疗。

【治例】

余无言：“二十八年，夏四月，有李君之夫人，年二十三岁，已有一子，有阴吹之疾，不肯求医；适李君患温病，延余往治，不旬日而安，李君因令其妻亦就余治，余即告以膏发煎方，令其如法服之，数服而痊。阴吹以膏发煎润肠而即愈，则因谷气之实而发生，确然有可信之道矣”。（录自《金匮要略新义》）

【原文】

小儿疳虫蚀齿方：（原注：疑非仲景方）

雄黄　葶苈

右二味，末之，取腊日猪脂熔，以槐枝绵裹头四五枚，点药烙之。

【按语】

宋刘昉《幼幼新书》引此方，“葶苈”下，有“各少许”三字；“腊日”作“腊月”；“熔”上、有“和”字。《本草纲目》引此方，作“二味等分”；“日”、亦作“月”。程云来说:“小儿胃中有疳热，则虫生而牙龈蚀烂，雄黄味辛，葶苈味苦，辛苦能杀虫故也。按张仲景有口齿论一卷，今未之见，岂彼处简脱于此耶？而妇人方后不应有小儿方也”。按张仲景《口齿论》一卷，见《宋史·艺文志》。

小　结

妇人杂病，其病因概括起来，以身体虚弱，受寒积冷，七情郁结为主。其病证多端，涉及机体上、中、下各部，但以经带诸疾最为常见，总宜审察脉象的阴阳虚实，进行辨证治疗。热入血室，是妇人经水适来或经水适断，邪热乘虚袭入子宫血分所引起的病证；如中风七八日，经水适断，而见寒热往来，发作有时的，用小柴胡汤和解表里；如伤寒发热，经水适来，而见昼日明了，暮则谵语的，治之无犯胃气及上二焦，必将自愈；如中风发热恶寒，经水适来，而见谵语胸胁满如结胸状，或阳明热重，而见下血谵语头汗出的，均当刺肝之募穴期门，以泄其热。经水不利，多系瘀血为患，由于瘀血内结，少腹满痛，经一月再见的，用土瓜根散行瘀止痛；由于水与血结，少腹满如敦状，小便微难不渴的，用大黄甘遂汤下血逐水；由于中有干血，经闭不利，子脏坚癖不散的，用抵当汤攻坚破瘀；如系内有湿热，经水不利，而见带下白物的，用矾石丸祛水止带。漏下，即经水淋漓不断的病证，由于瘀血在少腹不去，证见里急腹满，手掌烦热，唇口干燥的，宜温经汤补血行瘀；由于气血凝滞，而致半产漏下的，宜旋覆花汤散结通阳；由于虚寒内陷，经水不固，而漏下黑血不解的，宜胶姜汤补血止漏。妇人腹痛，一般是指月经前后的腹痛而言，由于风冷客于胞内，腹中血气刺痛的，用红蓝花酒通经活血，由于脾虚湿郁，而为肝木所乘的，用当归芍药散健脾祛湿；由于虚寒里急、而腹中痛的，用小建中汤补虚建中。

脏躁，多因肾阴不足，心火亢盛所致，其证悲伤欲哭，善伸数欠，宜甘麦大枣汤缓急安中。转胞，多因肾阳不振，水气不化所致，其证烦热不得卧，倚息不得溺，宜肾气丸振奋肾阳。阴吹，多因谷气实，胃气下泄所致，其证阴中失气，喧然有声，宜膏发煎润燥通便。阴寒、即胞门寒伤，阴中寒冷，宜蛇床子散作温中坐药。阴疮，即湿热下注，阴中蚀烂，宜狼牙汤洗涤阴道。又，咽中如有炙脔，俗名梅核气，多因七情郁结，痰气阻滞所致，宜半夏厚朴汤化痰理气；上焦有寒饮，吐涎沫，误下致痞的，当先用小青龙汤治其寒饮，再以泻心汤治其痞。

此外，关于妇人三十六病，本书凡两见，一见于首篇第十三条，再见于本篇第八条，但究竟是指哪几种病，未作具体说明。《巢源》带下三十六疾候:“诸方说三十六疾者，是十二瘕、九痛、七害、五伤，三痼；……而张仲景所说三十六种疾，皆由子脏冷热劳损而挟带下，条目混漫，与诸方不同”；据此，则仲景的三十六病，似系专指妇女带脉以下的疾患。吾湘徐季含老医师说:“妇人三十六病，即在本书妇人病三篇之内；《妊娠篇》十一条，除去末一条见《玉函》为针治外，实为十条；《产后篇》十一条，除去末二条为后人附方外，实为九条；《杂病篇》二十二条，除去前四条见《伤寒论》，及第八条为总纲外，实为十七条；三篇合为三十六条，都有证有方”；其说亦可参考。

附：本篇内容归纳表

- 妇人杂病
  - 杂病总纲 (8)
    - 原因——虚、积冷、结气、为诸经水断绝
    - 病机——血寒积结，胞门寒伤，经络凝坚
    - 证候
      - 在上(肺胃受病)——呕吐涎唾、久成肺痈(痿)
      - 在中(肝脾受病)
        - 寒结——绕脐寒疝，或两胁疼痛，与脏相连
        - 热结——痛在关元，脉数无疮，肌若鱼鳞
      - 在下(冲任受病)
        - 经候未匀，阴部掣痛，少腹恶寒，或引腰脊，下根气街，气冲急痛、膝胫疼烦
        - 奄忽眩冒，状如厥癫，或有忧惨、悲伤多嗔。久则羸瘦，脉虚多寒
    - 诊疗
      - 诊法——审脉阴阳，虚实紧弦
      - 治则——行其针药，治危得安
      - 其虽同病，脉各异源
  - 热入血室
    - 中风
      - 经水适断 (1)
        - 证状——妇人中风七八日，续来寒热，发作有时，经水适断
        - 治疗——小柴胡汤(和解表里)
      - 经水适来 (3)
        - 证状——妇人中风，发热恶寒，经水适来，得之七八日，热除脉迟身凉和。胸胁满如结胸状，谵语
        - 治疗——当刺期门，随其实而取之
    - 伤寒——经水适来 (2)
      - 证状——妇人伤寒，发热、经水适来，昼日明了，暮则谵语，如见鬼状
      - 治疗——治之无犯胃气及上二焦，必自愈
    - 阳明——血热妄行 (4)
      - 证状——阳明病，下血谵语，但头汗出
      - 治疗——当刺期门，濈然汗出者愈
  - 经水不利
    - 瘀血内阻——少腹满痛，经一月再见——土瓜根散(通瘀止痛) (10)
    - 水与血结——少腹满如敦状，小便微难不渴，生后者——大黄甘遂汤(下血逐水) (13)
    - 中有干血——经闭不利，子脏坚癖不止——抵当汤(攻坚破瘀) (14)
  - 白带 (15)
    - 证状——经水不利、下白物
    - 治疗——矾石丸(却水止带)

- 证治
  - 漏下
    - 血寒积结 (9)
      - 证状——妇人年五十所，下血数十日不止，暮即发热，少腹里急，腹满，手掌烦热，唇口干燥
      - 病机——曾经半产，瘀血在少腹不去
      - 治疗——温经汤(行瘀补血)
    - 气血凝滞——半产漏下——旋覆花汤(散结通阳) (11)
    - 陷经漏下——漏下黑不解——胶姜汤(补血止漏) (12)
  - 腹痛
    - 血气刺痛——红蓝花酒(通经活血) (16)
    - 脾虚湿郁——当归芍药散(健脾祛湿) (17)
    - 虚寒里急——小建中汤(补虚建中) (18)
  - 梅核气——咽中如有炙脔——半夏厚朴汤(开郁散结) (5)
  - 脏躁——喜悲伤欲哭，数欠伸——甘麦大枣汤(缓急安中) (6)
  - 寒饮 (7)
    - 病情——妇人吐涎沫，医反下之，心下即痞
    - 治疗
      - 先治其吐涎沫——小青龙汤
      - 涎沫止乃治痞——泻心汤
  - 转胞 (19)
    - 证状——饮食如故，烦热不能卧，倚息，不得溺
    - 病因——以胞系了戾，故致此病
    - 治法——但利小便则愈
    - 方剂——肾气丸(通利小便)
  - 阴寒——蛇床子散(温中坐药) (20)
  - 阴疮 (21)
    - 脉证——少阴脉滑数，阴中生疮，蚀烂
    - 治疗——狼牙汤(洗涤阴部)
  - 阴吹 (22)
    - 原因——谷气实，胃气下泄
    - 证状——阴吹而正喧
    - 治疗——膏发煎(润导大便)

杂疗方第二十三

论一首　证一条　方二十二首

本篇是论述杂疗方治的专篇，其内容包括卒死、尸蹶、缢死、暍死、溺死及跌伤等的急救方治。本篇及以下两篇，《衍义》本及魏、尤、朱、黄等注本，均删节未载；徐、沈、程、陈、高注、《金鉴》及丹波氏《辑义》本，则仍附于卷末。

陈修园说："按《金匮》自二十三篇至二十五篇，前贤断为后人所续，删之不使朱紫之混，确有卓识；然竟删之，恐嗜古者有阙而不全之憾，不如姑存其说，以供参考"。今从实际内容来看，本篇的急救方治，均为医者所宜熟悉，以下两篇的饮食禁忌，亦为卫生保健所应注意，故本书仍按原来的面目保留下来，以备学者参考；但不作浅述，示与以前各篇有所区别。

【原文】

1. **退五藏虚热，四时加减柴胡饮子方：**

冬三月加柴胡八分　白术八分　大腹槟榔四枚，并皮子用　陈皮五分　生姜五分　桔梗七分

春三月加枳实　减白术共六味

夏三月加生姜三分　枳实五分　甘草三分，共八味

秋三月加陈皮三分，共六味

右各㕮咀，分为三贴，一贴以水三升，煮取二升，分温三服。如人行四五里，进一服。如四体壅，添甘草少许。每贴分作三小贴，每小贴以水一升，煮取七合温服，再合滓为一服，重煮，都成四服。（原注：疑非仲景方）

2. **长服诃梨勒丸方：**（原注：疑非仲景方）

诃梨勒　陈皮　厚朴各三两

右三味，末之，炼蜜丸如梧子大，酒饮服二十丸，加至三十丸。

3. **三物备急丸方：**（原注：见《千金》。司空裴秀：为散用亦可，先和成汁，乃倾口中，令从齿间得入，至良验）

大黄一两　干姜一两　巴豆一两，去皮心，熬，外研如脂

右药各须精新，先捣大黄、干姜为末，研巴豆内中，合治一千杵，用为散，蜜和丸亦佳，密器中贮之，莫令歇。

主心腹诸卒暴百病，若中恶客忤，心腹胀满，卒痛如锥刺，气急口噤，停尸卒死者，以暖水若酒，服大豆许三四丸；或不下，捧头起，灌令下咽，须臾当差；如未差，更与三丸，当腹中鸣，即吐下便差。若口噤，亦须折齿灌之。

4. **治伤寒令愈不复，紫石寒食散方：**（原注：见《千金翼》）

紫石英　白石英　赤石脂　钟乳碓炼　栝蒌根　防风　桔梗　文蛤　鬼臼各十分　太一余粮十分，烧　干姜　附子炮，去皮　桂枝去皮，各四分

右十三味，杵为散，酒服方寸匕。

5. **救卒死方：**

薤捣汁，灌鼻中。

又方：雄鸡冠割取血，管吹内鼻中。

猪脂如鸡子大，苦酒一升，煮沸灌喉中。

鸡肝及血，涂面上，以灰围四旁，立起。

大豆二七粒，以鸡子白并酒和，尽以吞之。

6. **救卒死而壮热者方：**

矾石半斤，以水一斗半，煮消，以渍脚，令没踝。

7. **救卒死而目闭者方：**

骑牛临面；捣薤汁灌耳中；吹皂荚末鼻中；立效。

8. **救卒死而张口反折者方：**

灸手足两爪后十四壮了，饮以五毒诸膏散。（原注：有巴豆

者。)

9. 救卒死而四肢不收，失便者方：

马屎一升，水三斗，煮取二斗以洗之；又取牛洞（原注：稀粪也）一升，温酒灌口中。灸心下一寸，脐上三寸，脐下四寸，各一百壮差。

10. 救小儿卒死而吐利，不知是何病方：

狗屎一丸，绞取汁以灌之；无湿者，水煮干者取汁。

11. 尸蹶，脉动而无气，气闭不通，故静而死也，治方：

菖蒲屑，内鼻两孔中，吹之，令人以桂屑著舌下。（原注：脉证见上卷）

又方：剔取左角发方寸，烧末，酒和，灌令入喉，立起。

12. 救卒死客忤死，还魂汤主之方：（原注：《千金方》云，主卒忤鬼击飞尸，诸奄忽，气绝无复觉，或已无脉，口噤拗不开，去齿下汤，汤下口不下者，分病人发左右，捉搶肩引之，药下，复增取一升，须臾立苏）

麻黄三两，去节，一方四两　杏仁去皮尖，七十个　甘草一两，炙（原注：《千金》用桂心二两）

右三味，以水八升，煮取三升，去滓，分令咽之，通治诸感忤。

又方：

韭根一把　乌梅二七个　吴茱萸半升，炒

右三味，以水一斗煮之，以病人栉内中，三沸，栉浮者生，沉者死，煮取三升，去滓，分饮之。

13. 救自缢死，旦至暮，虽已冷，必可治；暮至旦，小难也；恐此当言忿气盛故也，然夏时夜短于昼，又热，犹应可治。

又云：心下若微温者，一日以上犹可治之方：徐徐抱解，不得截绳，上下安被卧之；一人以脚踏其两肩，手少挽其发，常弦弦勿纵之；一人以手按据胸上，数动之；一人摩捋臂胫屈伸之；若已殭，但渐渐强屈之，并按其腹；如此一炊顷，气从口出，呼吸眼开，而犹引按莫置，亦勿苦劳之。须臾可少桂汤及粥清含与之，令濡喉，渐渐能咽，及稍止。若向冷两人以管吹其两耳罙好，此法最善，无不活者。

14. 凡中暍死，不可使得冷，得冷便死，疗之方：

屈草带，绕暍人脐，使三、两人溺其中，令温。亦可用热泥和屈草；亦可扣瓦碗底按及车缸，以著暍人，取令溺，须得流去。此谓道路穷卒无汤，当令溺其中，欲使多人溺，取令温；若汤便可与之。不可泥及车缸，恐此物冷；暍既在夏月，得热泥土、暖车缸，亦可用也。

15. 救溺死方：

取灶中灰两石余以埋人，从头至足，水出七孔即活。

16. 右疗自缢溺暍之法，并出自张仲景为之，其意殊绝，殆非常情所及，本草所能关，实救人之大术矣。伤寒家数有暍病，非此遇热之暍。（原注：见《外台》、《肘后》目）

17. 治马坠及一切筋骨损方：（原注：见《肘后》方）

大黄一两，切，浸，汤成下　绯帛如手大，烧灰　发如鸡子大，烧灰用　久用炊单布一尺，烧灰　败蒲一握三寸　桃仁四十九个，去皮尖熬　甘草如中指节，炙，剉

右七味，以童子小便，量多少，煎汤成，内酒一大盏，次下大黄，去滓，分温三服，先剉败蒲席半领，煎汤浴，衣被盖覆，斯须通利数行，痛楚立差；利及浴水赤，勿怪，即瘀血也。

禽兽鱼虫禁忌并治第二十四

论辩二首　合九十法　方二十一首

本篇是论述禽、兽、鱼、虫的禁忌及食物中毒的方治。丹波元简按：九十法，当八十六法；方二十一首，当二十六首。今据篇内实有条文，共计为一百另四条。

《汉书·艺文志》，载有《神农黄帝食禁》十二卷；此下两篇所载，多见于《千金》引黄帝云，及《外台》引《肘后》，其中部分可能是《黄帝食禁》的遗文。禽兽鱼虫，种类既多，性味各异，若食用不慎，偶犯禁忌，即有中毒的危险，自宜引起高度的注意。本篇内容，包括五藏病食禁，四时食忌，冷热食忌，妊娠食忌，及合食禁忌等各方面，虽所列禁忌，有验有不验，亦有涉及怪异，不足置信者，但绝大部分是古人在长期生活实践中积累下来的经验，对卫生保健，仍具有一定的指导意义。

【原文】

1. 凡饮食滋味，以养于生，食之有妨，反能为害；自非服药炼液，焉能不饮食乎？切见时人，不闲调摄，疾疢竞起；若不因食而生，苟全其生，须知切忌者矣。所食之味，有与病相宜，有与身为害，若得宜则益体，害则成疾，以此致危，例皆难疗。凡煮药饮汁以解毒者，虽云救急，不可热饮；诸毒病得热更甚，宜冷饮之。

2. 肝病禁辛，心病禁咸，脾病禁酸，肺病禁苦，肾病禁甘。春不食肝，夏不食心，秋不食肺，冬不食肾，四季不食脾。辩曰：春不食肝者，为肝气王，脾气败，若食肝则又补肝，脾气败尤甚，不可救；又肝王之时，不可以死气入肝，恐伤魂也；若非王时，即虚，以肝补之佳；余藏准此。

3. 凡肝藏自不可轻噉，自死者弥甚。

4. 凡心皆为神识所舍，勿食之；使人来生复其报对矣。

5. 凡肉及肝，落地不著尘土者，不可食之。

6. 猪肉落水浮者，不可食。

7. 诸肉及鱼，若狗不食，鸟不啄者，不可食。

8. 诸肉不干，火炙不动，见水自动者，不可食。

9. 肉中有如朱点者，不可食之。

10. 六畜肉，热血不断者，不可食之。

11. 父母及身本命肉，食之令人神魂不安。

12. 食肥肉及热羹，不得饮冷水。

13. 诸五藏及鱼，投地尘土不污者，不可食之。

14. 秽饭、馁肉、臭鱼，食之皆伤人。

15. 自死肉，口闭者，不可食之。

16. 六畜自死，皆疫死，则有毒，不可食之。

17. 兽自死，北首及伏地者，食之杀人。

18. 食生肉饱饮乳，变成白虫。（原注：一作血蛊）

19. 疫死牛肉，食之令病洞下，亦致坚积，宜利药下之。

20. 脯藏米瓮中有毒，及经夏食之，发肾病。

21. 治自死六畜肉中毒方：

黄柏屑，捣服方寸匕。

22. 治食郁肉漏脯中毒方：（原注：郁肉，密器盖之，隔宿者是也；漏脯，茅屋漏下沾著者是也。）

烧犬屎，酒服方寸匕。每服人乳汁，亦良。饮生韭汁三升，亦得。

23. 治黍米中藏干脯，食之中毒方：

大豆浓煮汁，饮数升即解。亦治狸肉漏脯等毒。

24. 治食生肉中毒方：

掘地深三尺，取其下土三升，以水五升，煮数沸，澄清汁，饮一升即愈。

25. 治六畜鸟兽肝中毒方：

水浸豆豉，绞取汁，服数升愈。

26. 马脚无夜眼者，不可食之。

27. 食酸马肉，不饮酒，则杀人。

28. 马肉不可热食，伤人心。

29. 马鞍下肉，食之杀人。

30. 白马黑头者，不可食之。

31. 白马青蹄者，不可食之。

32. 马肉、㹠肉共食饱，醉卧，大忌。

33. 驴、马肉，合猪肉食之，成霍乱。

34. 马肝及毛，不可妄食，中毒害人。

35. 治马肝毒，中人未死方：

雄鼠屎二七粒，末之，水和服，日再服。（原注：屎尖者是）

又方：人垢取方寸匕，服之佳。

36. 治食马肉中毒欲死方：

香豉二两　杏仁三两

右二味，蒸一食顷，熟杵之服，日再服。

又方：煮芦根汁饮之良。

37. 疫死牛，或目赤或黄，食之大忌。

38. 牛肉共猪肉食之，必作寸白虫。

39. 青牛肠，不可合犬肉食之。

40. 牛肺，从三月至五月，其中有虫如马尾，割去勿食，食则损人。

41. 牛、羊、猪肉，皆不得以楮木、桑木，蒸炙食之，令人腹内生虫。

42. 啖蛇牛肉杀人，何以知之？啖蛇者，毛发向后顺者是也。

43. 治啖蛇牛肉，食之欲死方：

饮人乳汁一升，立愈。

又方：以泔洗头，饮一升愈。

牛肚细切，以水一斗，煮取一升，暖饮之，大汗出者愈。

44. **治食牛肉中毒方：**

甘草，煮汁饮之即解。

45. 羊肉，其有宿热者，不可食之。

46. 羊肉，不可共生鱼、酪食之，害人。

47. 羊蹄甲中，有珠子白者，名羊悬筋，食之令人癫。

48. 白羊黑头，食其脑，作肠痈。

49. 羊肝，共生椒食之，破人五脏。

50. 猪肉，共羊肝和食之，令人心闷。

51. 猪肉，以生胡荽同食，烂人脐。

52. 猪脂，不可合梅子食之。

53. 猪肉和葵食之，少气。

54. 鹿肉，不可和蒲白作羹食之，发恶疮。

55. 麋脂及梅李子，若妊妇食之，令子青盲，男子伤精。

56. 麞肉，不可合虾及生菜、梅、李果食之，皆病人。

57. 痼疾人，不可食熊肉，令终身不愈。

58. 白犬自死，不出舌者，食之害人。

59. 食狗鼠余，令人发瘘疮。

60. **治食犬肉不消，心下坚，或腹胀，口干大渴，心急发热，妄语如狂，或洞下方：**

杏仁一升，合皮熟，研用

以沸汤三升，和取汁，分三服，利下肉片，大验。

61. 妇人妊娠，不可食兔肉、山羊肉及鳖、鸡、鸭，令子无声音。

62. 兔肉，不可合白鸡肉食之，令人面发黄。

63. 兔肉，著干姜食之，成霍乱。

64. 凡鸟自死，口不闭，翅不合者，不可食之。

65. 诸禽肉，肝青者，食之杀人。
66. 鸡有六翮四距者，不可食之。
67. 乌鸡白首者，不可食之。
68. 鸡不可共葫蒜食之，滞气。（原注：一云鸡子。）
69. 山鸡，不可合鸟兽肉食之。
70. 雉肉，久食之令人瘦。
71. 鸭卵不可合鳖肉食之。
72. 妇人妊娠，食雀肉，令子淫乱无耻。
73. 雀肉，不可合李子食之。
74. 燕肉勿食，入水为蛟龙所啖。
75. 鸟兽有中毒箭死者，其肉有毒，解之方：
大豆煮汁，及盐汁，服之解。
76. 鱼头正白如连珠，至脊上，食之杀人。
77. 鱼头中无腮者，不可食之，杀人。
78. 鱼无肠胆者，不可食之，三年阴不起，女子绝生。
79. 鱼头似有角者，不可食之。
80. 鱼目合者，不可食之。
81. 六甲日，勿食鳞甲之物。
82. 鱼不可合鸡肉食之。
83. 鱼不得合鸬鹚肉食之。
84. 鲤鱼鲊，不可合小豆藿食之；其子不可合猪肝食之，害人。
85. 鲤鱼，不可合犬肉食之。
86. 鲫鱼，不可合猴雉肉食之；一云，不可合猪肝食。
87. 鳀鱼，合鹿肉生食，令人筋甲缩。
88. 青鱼鲊，不可合生葫荽及生葵，并麦酱食之。
89. 鳝鳝，不可合白犬血食之。
90. 龟肉，不可合酒果子食之。
91. 鳖目凹陷者，及厌下有王字形者，不可食之。

92. 其肉不得合鸡、鸭子食之。

93. 龟、鳖肉，不可合苋菜食之。

94. 虾无须，及腹中通黑，煮之反白者，不可食之。

95. 食脍饮乳酪，令人腹中生虫为瘕。

96. 鲙，食之在心胸间不化，吐复不出，速下除之，久成癥病，治之方：

橘皮一两　朴硝二两　大黄二两

右三味，以水一大升，煮至小升，顿服即消。

97. 食鲙多不消，结为癥病，治之方：

马鞭草

右一味，捣汁饮之。或以姜叶汁，饮之一升，亦消。又可服吐药吐之。

98. **食鱼后食毒，两种烦乱，治之方：**

橘皮，浓煎汁，服之即解。

99. **食鯸鮧鱼中毒方：**

芦根，煮汁服之，即解。

100. 蟹目相向，足斑目赤者，不可食之。

101. **食蟹中毒，治之方：**

紫苏，煮汁，饮之三升。紫苏子捣汁饮之，亦良。

又方：冬瓜汁，饮二升。食冬瓜亦可。

102. 凡蟹未遇霜多毒，其熟者乃可食之。

103. 蜘蛛落食中，有毒，勿食之。

104. 凡蜂、蝇、虫、蚁等，多集食上，食之致瘘。

果实菜谷禁忌并治第二十五

本篇是论述果实菜谷的禁忌及食物中毒的方治。篇名下，诸本均未标论若干条，方若干首，恐系阙漏；今据篇内实有条文，共计为八十九条。

《素问·脏气法时论》:“五谷为养，五果为助，五畜为益，五菜为充，气味合而服之，以补精益气”；《六节藏象论》:“天食人以五气，地食人以五味，五味入口，藏于肠胃，味有所藏，以养五气”；《生气通天论》:“阴之所生，本在五味，阴之五宫，伤在五味”；可见祖国医学对饮食卫生，早就十分重视。本篇内容，包括各月食忌，冷热食忌，妊娠食忌，饮酒食忌，药物食忌等各方面；与以上两篇同样，是日常生活中所应注意的，且其中方剂，多具有一定的实用价值，故本书仍将原文保留下来，以成全璧。

【原文】

1. 果子生食，生疮。

2. 果子落地经宿，虫蚁食之者，人大忌食之。

3. 生米停留多日，有损处，食之伤人。

4. 桃子多食，令人热；仍不得入水浴，令人病淋沥寒热病。

5. 杏酪不熟，伤人。

6. 梅多食，坏人齿。

7. 李不可多食，令人胪胀。

8. 林檎，不可多食，令人百脉弱。

9. 橘柚多食，令人口爽，不知五味。

10. 梨不可多食，令人寒中；金疮，产妇，亦不宜食。

11. 樱桃、杏，多食伤筋骨。

12. 安石榴，不可多食，损人肺。

13. 胡桃，不可多食，令人动痰饮。

14. 生枣多食，令人热渴气胀寒热，羸瘦者弥不可食，伤人。

15. **食诸果中毒，治之方：**

猪骨烧过

右一味，末之，水服方寸匕。亦治马肝、漏脯等毒。

16. 木耳赤色及仰生者勿食。菌仰卷及赤色者，不可食。

17. **食诸菌中毒，闷乱欲死，治之方：**

人粪汁饮一升。土浆饮一二升。大豆浓煮汁饮之。服诸吐利药，并解。

18. **食枫柱菌而笑不止，治之以前方。**

19. **误食野芋，烦毒欲死，治之方：**（原注：以前方）

20. **蜀椒闭口者有毒，误食之，戟人咽喉，气病欲绝，或吐下白沫，身体痹冷，急治之方：**

肉桂煎汁饮之。多饮冷水一二升。或食蒜。或饮地浆。或浓豆豉汁饮之。并解。

21. 正月勿食生葱，令人面生游风。

22. 二月勿食蓼，伤人肾。

23. 三月勿食小蒜，伤人志性。

24. 四月、八月，勿食胡荽，伤人神。

25. 五月勿食韭，令人乏气力。

26. 五月五日，勿食一切生菜，发百病。

27. 六月、七月，勿食茱萸，伤神气。

28. 八月、九月，勿食姜，伤人神。

29. 十月勿食椒，损人心，伤心脉。

30. 十一月、十二月，勿食薤，令人多涕唾。

31. 四季勿食生葵，令人饮食不化，发百病。非但食中，药中皆不可用，深宜慎之。

32. 时病差未健，食生菜，手足必肿。

33. 夜食生菜，不利人。

34. 十月勿食被霜生菜，令人面无光，目涩，心痛腰疼，或发心疟，疟发时，手足十指爪皆青，困委。

35. 葱、韭初生芽者，食之伤人心气。

36. 饮白酒，食生韭，令人病增。

37. 生葱不可共蜜食之，杀人；独颗蒜弥忌。

38. 枣合生葱食之，令人病。

39. 生葱，和雄鸡、雉、白犬肉食之，令人七窍经年流血。

40. 食糖、蜜后，四日内食生葱、韭，令人心痛。

41. 夜食诸姜、蒜、葱等，伤人心。

42. 芜菁根，多食令人气胀。

43. 薤，不可共牛肉作羹食之，成瘕病；韭亦然。

44. 蓴多食，动痔疾。

45. 野苣，不可同蜜食之，作内痔。

46. 白苣，不可共酪同食，作䘌虫。

47. 黄瓜，食之发热病。

48. 葵心不可食，伤人，叶尤冷；黄背赤茎者，勿食之。

49. 胡荽，久食之，令人多忘。

50. 病人不可食胡荽及黄花菜。

51. 芋，不可多食，动病。

52. 妊妇食姜，令子余指。

53. 蓼多食，发心痛。

54. 蓼和生鱼食之，令人夺气，阴核疼痛。

55. 芥菜，不可共兔肉食之，成恶邪病。

56. 小蒜多食，伤人心力。

57. **食躁或躁方：**

豉，浓煮汁饮之。

58. 钩吻，与芹菜相似，误食之杀人，解之方：（原注：《肘后》云、与茱萸食芹相似。）

荠苨八两

右一味，水六升，煮取二升，分温二服。（原注：钩吻生地，傍无他草，其茎有毛，以此别之）

59. 菜中有水莨菪，叶圆而光，有毒，误食之，令人狂乱，状如中风，或吐血，治之方：

甘草，煮汁服之即解。

60. 春秋二时，龙带精入芹菜中，人偶食之为病，发时手青，腹满痛不可忍，名蛟龙病，治之方：

硬糖二三升

右一味，日两度服之，吐出如蜥蜴三五枚差。

61. 食苦瓠中毒，治之方：

黍穰，煮汁，数服之解。

62. 扁豆，寒热者不可食之。

63. 久食小豆，令人枯燥。

64. 食大豆屑，忌噉猪肉。

65. 大麦久食，令人作癖。

66. 白黍米，不可同饴蜜食，亦不可合葵食之。

67. 莜麦面，多食之，令人发落。

68. 盐多食，伤人肺。

69. 食冷物，冰人齿。

70. 食热物，勿饮冷水。

71. 饮酒食生苍耳，令人心痛。

72. 夏月大醉汗流，不得冷水洗著身及使扇，即成病。

73. 饮酒大忌灸腹背，令人肠结。

74. 醉后勿饱食，发寒热。

75. 饮酒食猪肉，卧秫稻穰中，则发黄。

76. 食饴，多饮酒，大忌。

77. 凡水及酒，照见人影动者，不可饮之。

78. 醋合酪食之，令人血瘕。

79. 食白米粥，勿食生苍耳，成走疰。

80. 食甜粥已，食盐即吐。

81. 犀角筯搅饮食，沫出，及浇地坟起者，食之杀人。

82. **饮食中毒烦满，治之方：**

苦参三两　苦酒一升半

右二味，煮三沸，三上三下，服之吐食出即差，或以水煮亦得。

又方：犀角汤亦佳。

83. **贪食、食多不消，心腹坚满痛，治之方：**

盐一升　水三升

右二味，煮令盐消，分三服，当吐出食，便差。

84. 矾石，生入腹，破人心肝，亦禁水。

85. 商陆，以水服，杀人。

86. 葶苈子傅头疮，药成入脑杀人。

87. 水银入人耳及六畜等皆死；以金银著耳边，水银则吐。

88. 苦楝，无子者，杀人。

89. **凡诸毒，多是假毒以投，无知时，宜煮甘草荠苨汁饮之，通除诸毒药。**